JN496391

최신 가철식 교정치료학

3rd edition

Contemporary Removable Orthodontics

최신 가철식 교정치료학

연세대학교 치과대학 교정학교실

백형선·황충주·김경호·유형석·김태경·김성진

대한나래출판사

머리말

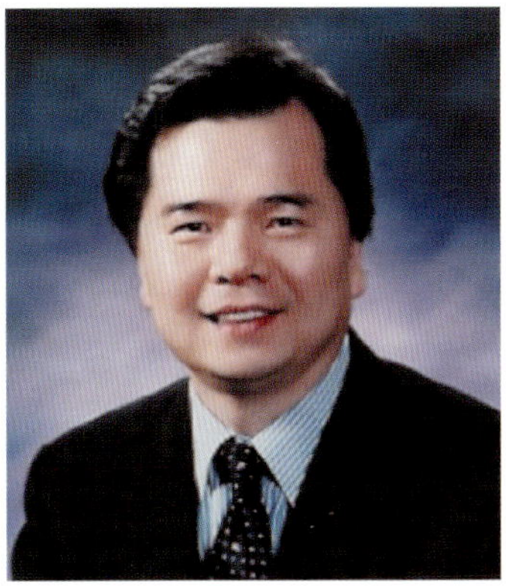

최근 교정치료는 진단과 치료를 위한 새로운 장비, 테크닉 및 재료 등이 개발·발전되어 치과의사들은 더 쉽게 치료하고, 환자들은 편안하게 치료를 받을 수 있게 되었습니다. 또한 치료기간도 단축되면서 양호하게 개선되는 치료가 가능해졌습니다. 얼마나 감사한 일인지 모릅니다. 새롭고 효과적인 술식을 임상 교정에 적용하는 것은 바람직하더라도 교정치료의 가장 기본적인 것들을 습득하고 이해하는 것은 필요하고 귀한 일입니다.

유럽에서 시작·발전되어 널리 사용되고 있는 가철식 교정장치도 마찬가지입니다. 가철식 교정장치가 아니더라도 부정교합 상태를 개선할 수 있는 다양한 방법들이 있지만, 과거부터 사용하고 있는 가철식 교정장치들의 종류와 그 원리들을 이해하는 것 또한 필수적이라 할 수 있습니다.

1999년 6월 초판을 내고, 이어 9월에 재판을 인쇄하면서 부족한 부분을 보강하였고, 2003년 2판을 내면서 좀 더 보강을 하였으며, 이번 3판을 출판하면서 일부 더 보강을 하였습니다. 부족함에도 불구하고 이제까지 많은 임상가들, 수련의들, 치과대학 학생들, 교정전문 치과기공사들, 치과위생사들이 보여 주신 성원에 감사를 드립니다.

2001년 7월에 치과의료 선교를 위하여 키르기즈스탄을 가던 중 우즈베키스탄의 타슈켄트에서 교정학 강의를 하면서 그곳 치과의사들도 이 책을 교정학 교과서로 사용하고 있다는 것을 알고 감사했습니다.

아직 아쉽고 부족한 점들이 있지만 다양한 가철식 교정장치를 임상에 적용하고 있는 분들과 가철식 교정장치의 디자인과 제작에 관심이 있는 분들에게 보탬이 되기를 진심으로 바랍니다.

바쁜 중에도 자료 정리를 위하여 수고한 분들과 도움을 주신 TP교정치과기공소의 주동천 소장님과 이 책의 출판을 맡아 주신 대한나래출판사의 최용원 사장님께 감사를 드립니다.

2015년 5월

연세대학교 치과대학 교정학교실

교수 박형순

목차

목차

제10장

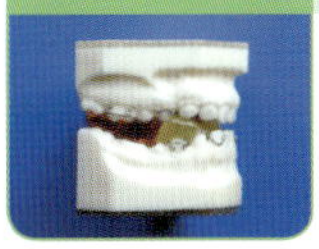

제11장

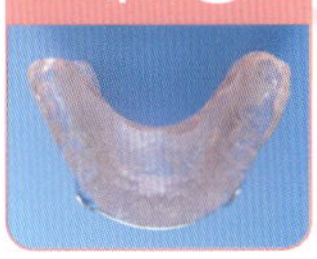

제12장

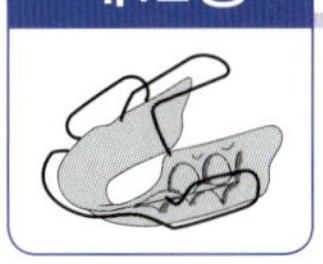

제13장

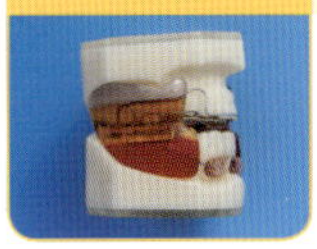

제14장

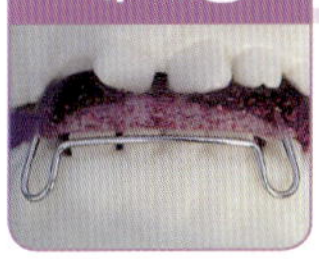

Contemporary Removable Orthodontics

제 1 장

가철식 교정장치의 역사

Contemporary Removable Orthodontics

제1장 가철식 교정장치의 역사

교정장치는 환자 스스로 장치를 철거할 수 있는지의 여부에 따라 가철식 교정장치와 고정식 교정장치(그림 1-1)로 나누어 볼 수 있다. 초기의 교정장치는 대부분 의치(denture) 형태의 가철식 교정장치였으며(그림 1-2), 가철식 교정장치는 screw나 spring 등에 의한 힘을 치아의 이동에 이용하는 active plate(그림 1-3)와 근육의 힘을 교정력으로 이용하는 악기능장치(functional appliance)(그림 1-4)로 구분할 수 있다.

현대 교정학에서의 가철식 교정장치

교정학의 초창기인 1920년대 말부터 1960년대 후반까지 유럽에서는 부정교합의 치료에 악기능장치를 이용한 기능적 접근 방법을 모색하였고, 미국에서는 개개 치아 위치의 정확한 조절을 목표로 하여 고정식 교정장치를 이용한 치료가 발전되어 왔다. 이러한 상반된 흐름은 부정교합에 대한 치료 철학뿐만 아니라 당시의 시대적 상황과도 밀접하게 연관되어 있다. 미국에서는 Edward Hartley Angle과 그의 치료 철학이 교정학의 주된 흐름이었다. Angle은 치아가 적절한 교합관계를 유지한다면 정상적인 기능이 수반되고 지지골에 의하여 치아가 그 자리에서 유지된다고 생각했다. 따라서 미국에서는 부정교합의 기능적, 생물학적 관점보다는 불규칙적인 치아의 배열을 우선시하였고, 정확한 치아의 배열을 위한 고정식 교정장치가 발전하게 되었다. 그러나 유럽에서는 생리적인 치아의 이동이 강조되었고 Angle의 영향을 받지 않았을 뿐 아니라 당시의 고정식 장치 제작에 필수적인 귀금속을 구하기도 어려웠기 때문에 가철식 장치가 많이 사용되었다. 2차 세계대전 이후에도 사회보장 제도의 급속한 확산으로 인하여 비교적 저렴한 가격의 가철식 교정장치가 주로 사용되었다. 그러나 1960년대 후반 이후 미국에서는 가철식 교정장치, 특히 악기능장치의 치료 효과에 대하여 인식하게 되었고 또한 유럽에서도 가철식 교정장치를 이용한 치아 이동의 한계를 인식하게 되었다. 따라서 현대 교정학에서는 최적의 치료 결과를 얻기 위하여 고정식과 가철식 교정장치를 함께 이용하고 있으며, 가철식 교정장치는 주로 성장의 조절, 사춘기 전 아동의 초기 치료, 성인의 보조 치료 및 보정(retention)에 사용되고 있다.

가철식 교정장치의 역사

Active plate

초기의 가철식 교정장치는 주로 총생을 해소하기 위한 악궁 확대를 목적으로 사용되었다. 1881년 Coffin은 피아노줄로 만든 Coffin spring이 있는 장치로 악궁 확대를 시도하였다(그림 1-2). Pierre Robin(1902)은 screw가 포함된 split plate를 사용하였고, 1911년 영국의 J. H. Badcock은 자신이 고안한 screw가 포함된 장치를 이용하여 악궁의 확대를 시도하였다. 1929년 Netherlands의 Nord는 Heidelberg에서 열린 European Orthodontic Society에서 단순한 형태의 split plate를 소개하였으나 주목을 끌지 못하였고, 1936년에는 M. Tischler가 잘 고안된 active plate를 소개하였다. 2년 후인 1938년에는 A. M. Schwarz가 다양한 형태의 screw가 포함된 split plate를 소개한 저서를 출간하였고, 이 책에 소개된 장치들은 약간의 변형과 개선이 있었지만 현재에도 널리 사용되고 있다(그림 2-3 참조). 그후 Belfast의 Philip Adams에 의하여 Adams clasp가 소개되어 널리 이용되고 있다(그림 2-13 참조).

이상에서 살펴본 바와 같이 다양한 형태의 장치 발전이 있었지만 현대적 장치의 출현에는 재료학적 발전도 기여한 바가 크다. 초기의 장치들은 resin이나 stainless steel이 없었기 때문에 경질고무(vulcanite base)와 귀금속, nickel-silver wire 등으로 제작되었다.

악기능장치의 역사

1879년 Norman Kingsley는 하악이 후퇴된 환자에서 최종 교합 지점으로 생각한 곳까지 하악골을 이동, 유지하기 위하여 경질고무로 된 inclined anterior bite plate(그림 4-9C 참조)와 유사한 장치를 이용하였다. 지속적으로 하악골을 전방에 유지하기 어려워 계속 사용되지는 않았지만 그가 사용하였던 'jumping the bite'라는 용어와 개념은 현재에도 계속되며 Kingsley의 생각은 기능적 악교정 치료의 발전에 영향을 미쳤다. Angle도 같은 목적으로 plane & spur retention appliance를 사용하였다. 1902년 France의 Pierre Robin은 Pierre Robin syndrome 환자가 설하수(glossoptosis)로 인하여 질식사 하는 것을 방지하기 위하여 monobloc을 사용하였다. Monobloc은 기도 확보를 위하여 하악골이 전방 위치하도록 제작되었고 activator와 유사한 형태를 지니고 있었다. 최초의 악기능장치는 Norway에서 교정학을 가르쳤던 Denmark 사람 Viggo Andresen의 activator(그림 1-4)이다. Andresen은 구강주위근육의 기능이 악골의 성장과 치아의 위치에 중요한 역할을 한다고 생각하여 주위 근

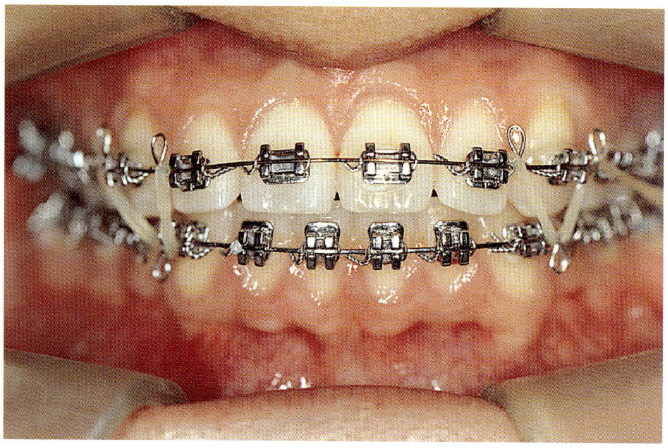

그림 1-1. 환자 자신이 스스로 철거할 수 없는 고정식 교정장치.

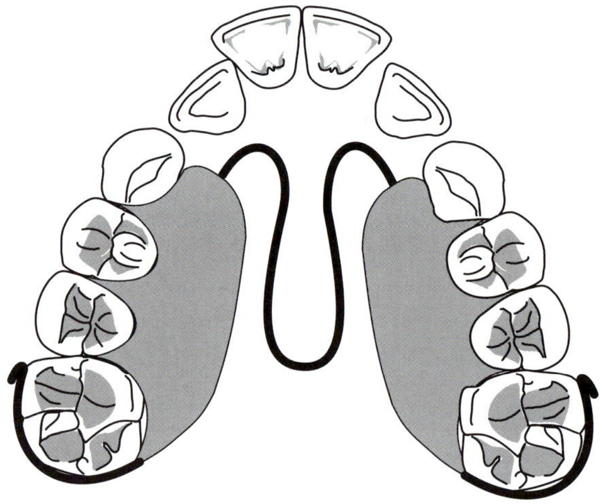

그림 1-2. 상악궁 확장을 위한 Coffin type vulcanite plate. 초창기의 형태는 clasp가 없고 vulcanite가 교합면을 덮고 있는 형태였다. 이러한 형태의 장치는 현재에도 구개열 환자의 악궁을 확장하기 위하여 사용되기도 한다.

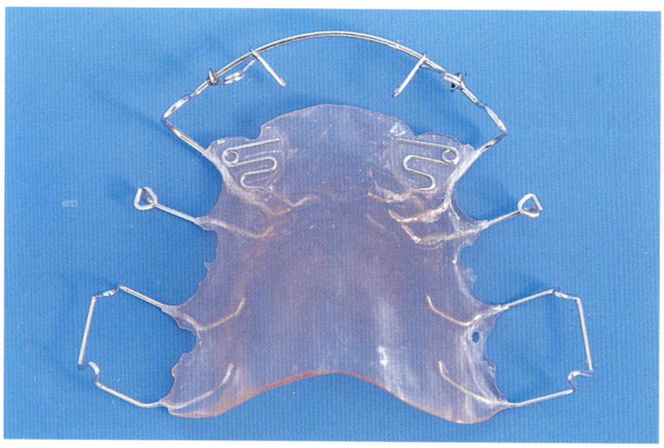

그림 1-3. Active plate. 치아 이동을 위한 spring을 포함하고 있다.

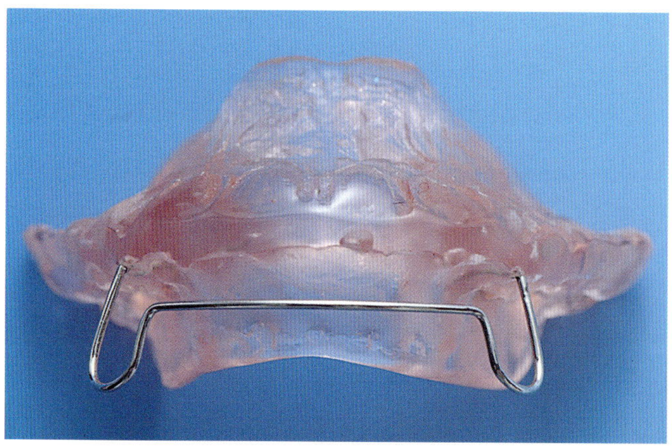

그림 1-4. 근육의 힘을 교정력으로 이용하는 대표적 악기능장치인 activator.

육에 새로운 reflex를 만들어 줌으로써 악골의 성장과 치아의 이동을 도모할 수 있다고 생각하였다. 그 후 Andresen은 같은 대학의 치주과 교수이자 병리학자였으며 activator의 치아지지조직에 대한 영향에 관심을 가졌던 독일인 Karl Häupl과 함께 악기능장치에 대한 이론적 토대를 마련하여 이를 FKO(Funktion kiefer orthopädie; functional jaw orthopedics)라 하였다. 이후 악골의 성장에 미치는 기능의 역할에 대한 다양한 이론이 대두하였고 이에 기반을 둔 다양한 형태의 악기능장치가 출현하여 오늘에 이르고 있다.

제 2 장

가철식 장치의 분류 및 기본 요소

최신 가철식 교정치료학

Contemporary Removable Orthodontics

제2장 가철식 장치의 분류 및 기본 요소

가철식 장치의 분류

역사적 고찰에서 살펴본 대로 가철식 교정장치는 장치에서 발생하는 힘을 이용하는 active plate와 근육의 힘을 교정력으로 이용하는 악기능장치로 나누어 볼 수 있다. 악기능장치는 또 oral screen(제6장 참조)이나 inclined plane(제3장 참조)처럼 근육의 힘을 직접 치아에 전달하는 장치, activator(제10장 참조)류의 장치들 그리고 작용 부위가 치열궁 외측의 구강전정(vestibule)인 Fränkel의 Functional Regulator(제12장 참조)로 세분할 수도 있다. 그러나 악기능장치에도 screw나 spring 등 교정력을 직접 발생시키는 요소가 첨가될 수도 있다(그림 2-1). 그 외에 active plate의 형태를 지니나 교정력을 발생시키는 요소가 없이 단지 수동적으로 치아의 이동만을 막아 주는 간격유지장치(그림 2-2)나 보정장치(제7장 참조) 등도 있다.

가철식 장치의 장점과 단점

가철식 장치의 장점

고정식 장치에 비하여 제작이 간편하고 장치 조절을 위한 시간(chair time)이 짧으며 근육의 힘 등을 교정력으로 활용하므로 더욱 생리적인 치아 이동과 치료 중의 성장 촉진 효과도 기대할 수 있다. 그리고 고정식 교정장치에 비하여 심미적이고 구강위생을 더 잘 유지할 수 있으며 저렴하다.

가철식 장치의 단점

가철식 장치의 가장 큰 단점은 치료의 성공이 환자의 협조에 따라 좌우된다는 것이다. 장치가 크고 불편한 경우 환자의 협조를 얻기가 쉽지 않고, 이러한 경우 치료의 실패로 이어질 가능성이 크다. 그리고 치아를 정교하게 이동시키기 어려워 치료의 마지막 단계에서 고정식 장치의 사용이 불가피한 경우가 많으며 상대적으로 치료 기간이 길어질 수 있다.

따라서 현대 교정학에서 가철식 교정장치는 혼합치열기에서의 성장조절, 악궁의 확대나 개개 치아의 이동 등 제한된 치아의 이동, 치료 후 보정의 경우에 주로 사용된다.

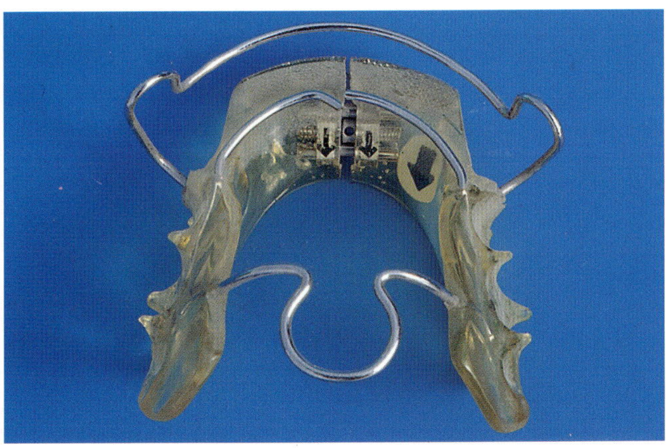

그림 2-1. 악궁 확대를 위한 screw가 포함된 악기능장치.

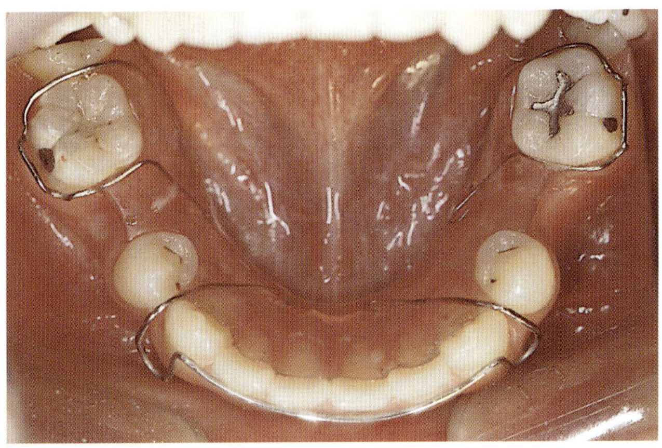

그림 2-2. 간격유지장치. 선천적으로 결손된 소구치의 간격 유지를 위하여 사용하였다.

가철식 장치의 기본 요소

다양한 형태의 악기능장치를 각각의 구성 요소로 분리하는 것은 바람직하지 못하며, 개개의 악기능장치에 대한 부분에서 각 요소에 대하여 언급될 것이다. 따라서 여기에서는 active plate를 구성하는 요소에 대하여 살펴보자. Active plate는 다음의 세 가지 구성 요소로 이루어진다(그림 2-3A, B).

1. Base plate
2. Retentive component
3. Active component

Base plate

가철식 장치의 가장 큰 부분은 acrylic resin으로 된 base plate이다(그림 2-5). Base plate는 세 가지의 기능이 있다. 그 첫 번째는 clasp나 spring 등 다른 구성 요소들을 수용하는 것이며, 두 번째는 치아의 이동 시 반작용에 대한 고정원의 역할(그림 2-67 참조)을 하는 것이다. 따라서 다른 구성 요소들을 수용할 만큼 충분히 두꺼워야 하나 지나치게 두꺼우면 환자의 협조를 얻기가 어려우므로 장치의 다른 요소를 포함하면서 파절이 일어나지 않을 정도의 두께로 이물감도 최소가 되도록 해야 한다. 보통 상악에서는 1~2mm 정도 또는 base plate wax 1장 정도의 두께가 적당하고(그림 2-4), 하

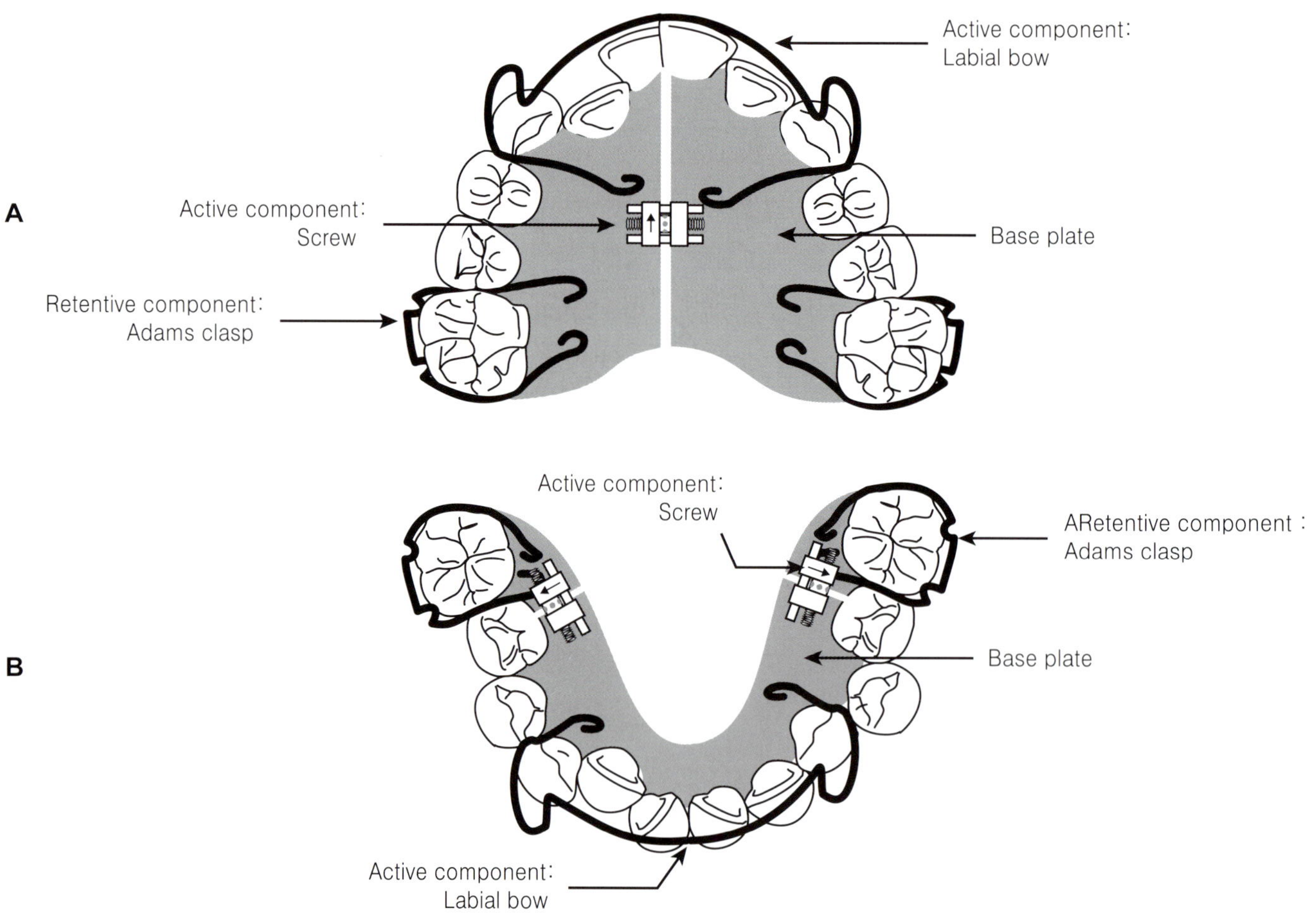

그림 2-3. A, 장치의 유지력을 위한 retentive component인 Adams clasp, 악궁의 확대를 위한 active component인 screw 그리고 이들을 수용하는 base plate로 구성된 상악의 가철식 장치 median screw. labial bow는 장치의 유지에도 기여한다. B, 하악의 distal screw. 혀가 위치될 공간 때문에 base plate는 'U'자 형태이다.

악에서는 혀의 공간을 제외한 'U'자 형태가 되므로 좀 더 두꺼워야 한다(그림 2-6).

Base plate는 치아가 이동되거나 맹출하는 부분에서는 충분히 삭제해서(그림 2-7) 치아의 이동과 맹출이 가능해야 하고, 그 밖의 부위에서는 치경부에 밀접하게 접촉하여 고정원으로서 작용하여야 한다.

마지막으로 base plate는 교합면 쪽으로 연장되어 anterior bite plate나 posterior bite plate로 사용되어 그 자체가 active component의 기능을 할 수 있다(그림 2-8).

Retentive component

유지력이 좋은 장치는 여러 가지 장점이 있다. 구성 요소들이 정확히 위치되므로 최대의 효과를 얻을 수 있고 환자가 장치에 적응하기가 용이하며 장치가 치조점막에 잘 적합되므로 고정원을 최대로 할 수 있다.

Base plate에 의하여 약간의 유지력을 얻을 수는 있으나 충분하지 못하며 가철식 교정장치에서는 여러 형태의 clasp가 사용된다. Clasp에 의한 유지력은 치아의 최대 풍융부 하방의 undercut에서 얻어진다. 그림 2-9에서는 유지력을 얻을 수 있는 undercut의 부위를 표시하였다. 혼합치열기 환자에서 치아가 완전히 맹출하지 않은

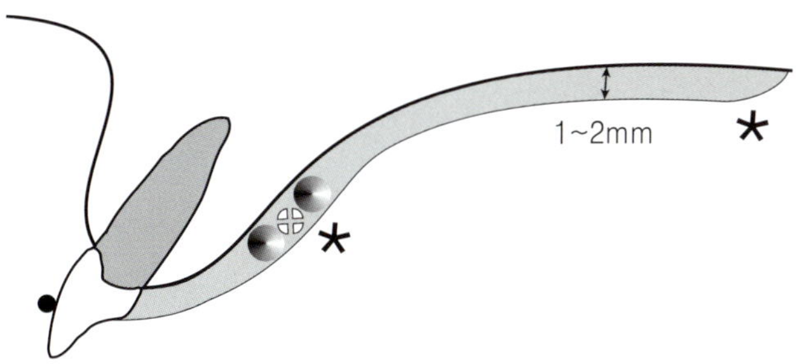

그림 2-4. 상악 가철식 장치의 단면 모식도. 상악의 base plate는 1~2mm의 두께로 제작하나 screw가 있는 부위(* 표시)는 이를 수용할 만큼 두껍게 하고, 구개로 이행되는 부위(* 표시)는 이물감을 최소로 하기 위하여 점차 얇게 제작한다.

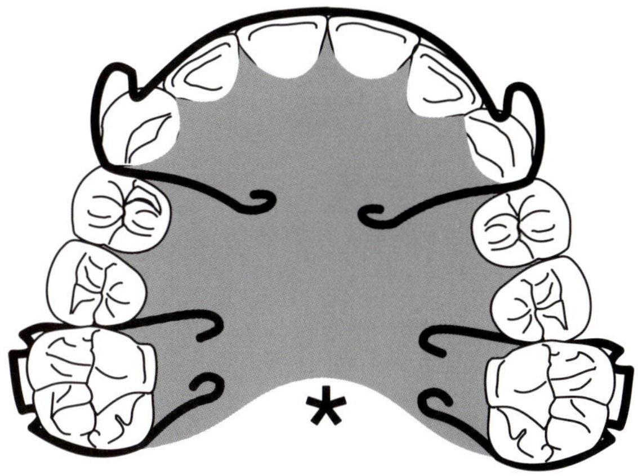

그림 2-5. Base plate는 보통 최후방 구치까지 연장하며 후방 경계는 gag reflex를 최소화하기 위하여 활 모양(* 표시)의 부드러운 곡선을 이루도록 한다.

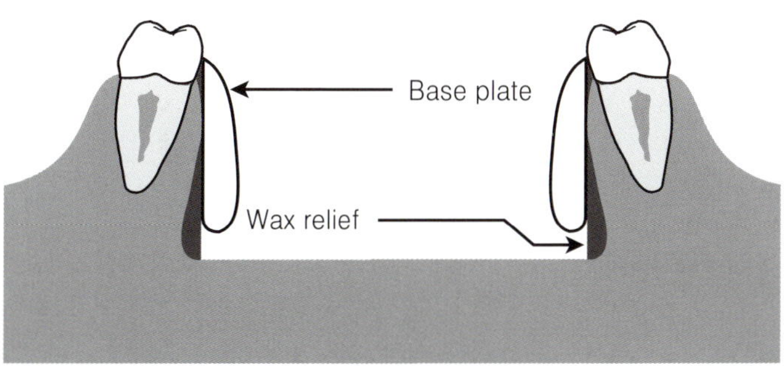

그림 2-6. 하악 가철식 장치의 단면 모식도. 소구치와 대구치 부위에 undercut이 존재하므로 장치의 삽입 철거를 용이하게 하기 위하여 wax relief한 후 장치를 제작한다. Base plate는 상악보다 두껍게 제작한다.

A

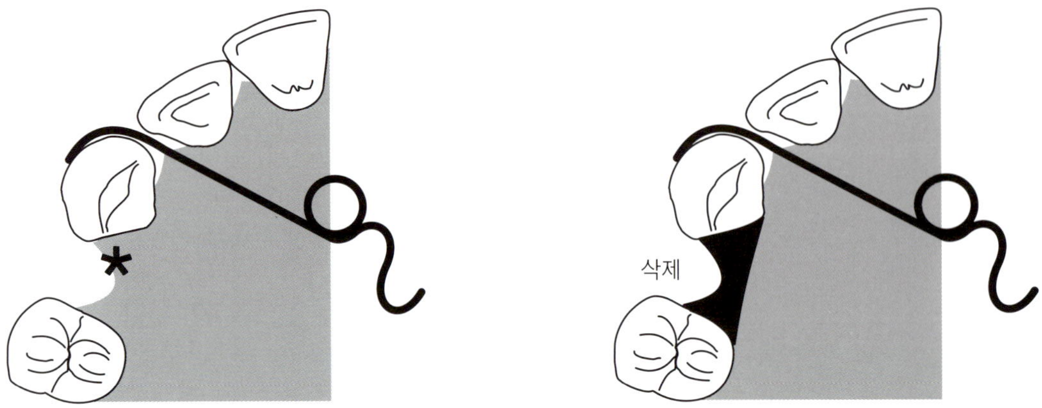

B

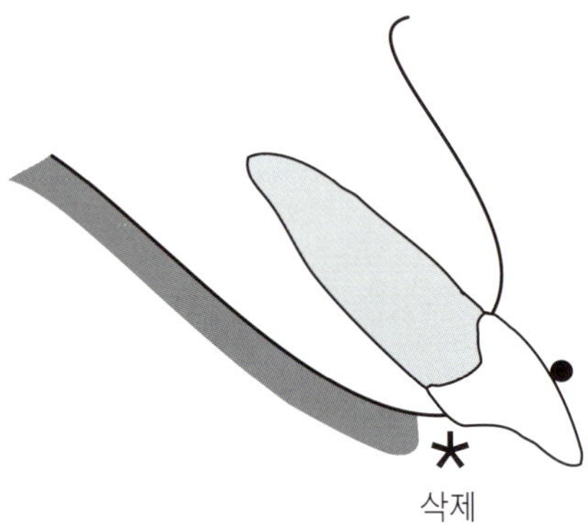

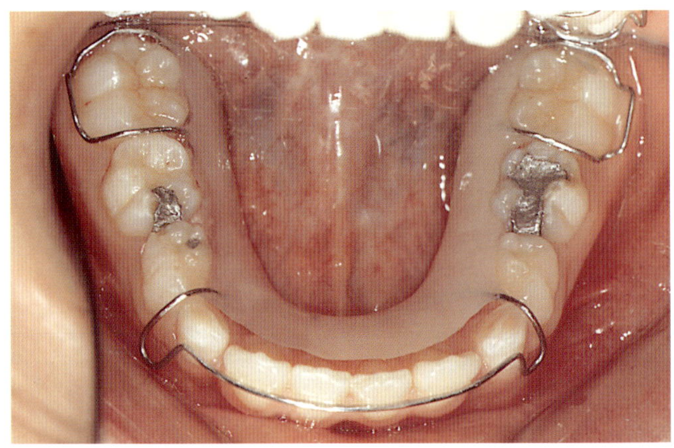

C

그림 2-7. A, 치아가 이동될 base plate 부위를 충분히 삭제하여 치아 이동 시 방해가 되지 않도록 한다. B, 절치가 후방 이동되는 경우 후방 이동될 부위의 base plate를 충분히 삭제한다. C, 4절치를 후방 경사시키기 위하여 삭제된 base plate.

A

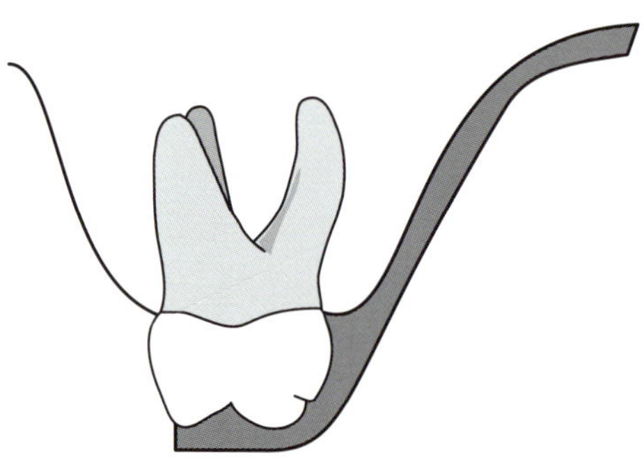

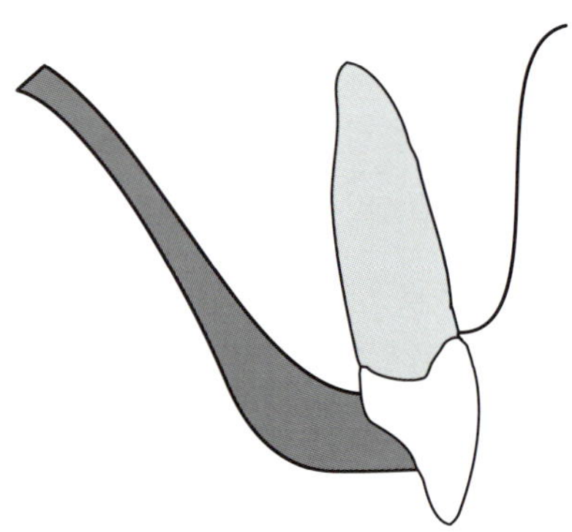

B

그림 2-8. A, Base plate가 구치부 교합면 위로 연장된 posterior bite plate. B, 하악 절치부가 교합되는 부위의 base plate를 두껍게 형성한 anterior bite plate.

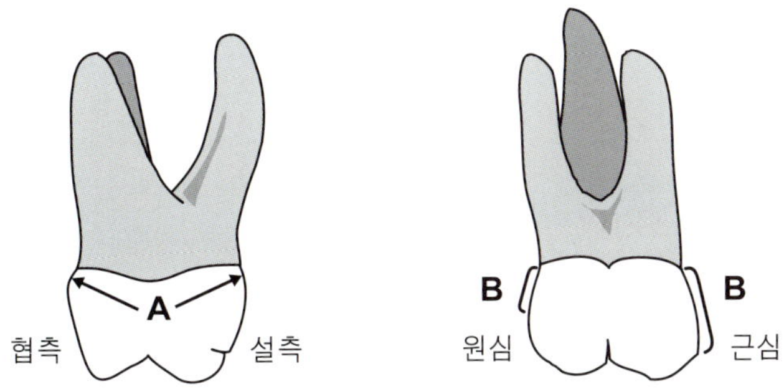

그림 2-9. 협·설측 undercut은 작으나 접촉점 하방의 undercut은 커서 부분 맹출치에서도 clasping에 이용할 수 있다.

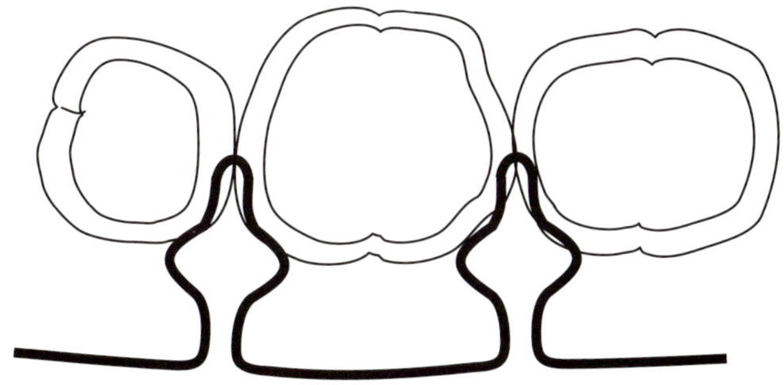

그림 2-10. 접촉점 하방의 undercut을 이용한 arrowhead clasp. Arrowhead clasp는 교합장애가 적으며 우수한 유지력을 제공한다.

경우 협·설측의 undercut(A)에서는 유지력을 얻기가 힘들며 근·원심에서(B) 많은 유지력을 얻을 수 있다.

1. Arrowhead clasp(그림 2-10, 2-11, 그림 2-56C 참조): 1935년 Schwarz에 의하여 고안된 clasp이며 단일 치아의 undercut이 아닌 인접한 치아의 접촉점 하방 undercut을 이용한다. 따라서 매우 강한 유지력이 필요한 경우에 사용되며 wire에 의한 교합장애도 거의 없다. 부분 맹출 치아에서도 효과적으로 이용될 수 있으며 2~3개의 arrowhead를 함께 사용할 수 있다. 0.7mm stainless steel wire로 제작하며 arrow forming plier(Teschler Plier)를 이용하여 그림 2-12와 같은 순서로 제작한다.
2. Adams clasp(그림 2-13~2-16): 변형된 형태의 arrowhead clasp로 하나의 치아에 적용할 수 있도록 Adams에 의하여 고안되었다. 가장 많이 응용되는 clasp로 modified arrowhead clasp라고도 한다. 0.7mm stainless steel wire로 제작한다.
3. Triangular clasp(그림 2-17, 2-18): Arrowhead clasp와 마찬가지로 치아의 접촉점 하방의 undercut에서 유지력을 얻는다.
4. Eyelet clasp(그림 2-19, 2-20, 그림 7-1 참조): 하나의 eyelet이나 여러 개의 연속된 eyelet으로 사용한다.
5. Ball clasp(그림 2-15, 2-20, 2-21): 0.7~0.9mm wire의 끝부분을 silver solder로 구 형태로 제작하거나 기성품을 이용한다. 큰 유지력이 필요하지 않은 장치에 이용되며 고정식 장치와 동시에 가철식 장치를 사용해야 하는 경우 주로 사용된다.
6. Conventional circumferential clasp(그림 2-22, 2-23): 대구치에서는 0.9mm, 소구치나 유구치에서는 0.6~0.7mm wire로 제작한다. 보통 치아의 근심 undercut을 이용하나 경우에 따라서 원심 undercut을 이용할 수 있다. 주로 큰 유지력이 필요하지 않은 보정장치 등에 이용된다.
7. Crib clasp(그림 2-24)와 Jackson clasp(그림 2-25): 치아의 근원심측 undercut을 이용하며 crib clasp는 activation하여 사용한다.
8. Crozat clasp(그림 2-26): Crozat에 의하여 고안되었으며 undercut 상방을 지나는 0.8mm wire와 치경부와 근원심 하방의 undercut을 지나는 0.6mm wire를 solder하여 제작한다.
9. Duyzing clasp(그림 2-27): 0.7~0.8mm wire로 제작한다.

Active component

Labial wire

Labial bow라고도 하며 장치를 유지하고 치아를 이동시키는 두 가지 기능이 있다.

1. Labial bow(그림 2-28): 장치의 유지력을 증가시키거나 보정장치에서 치아의 이동을 막기 위하여 사용

A 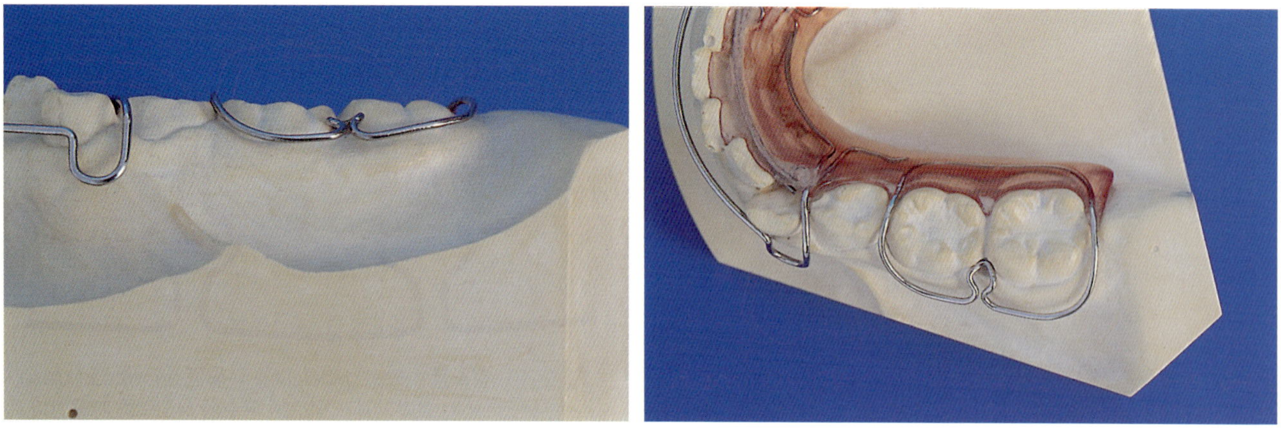 B

그림 2-11. A, 측면에서 본 arrowhead clasp. B, 교합면에서 본 arrowhead clasp.

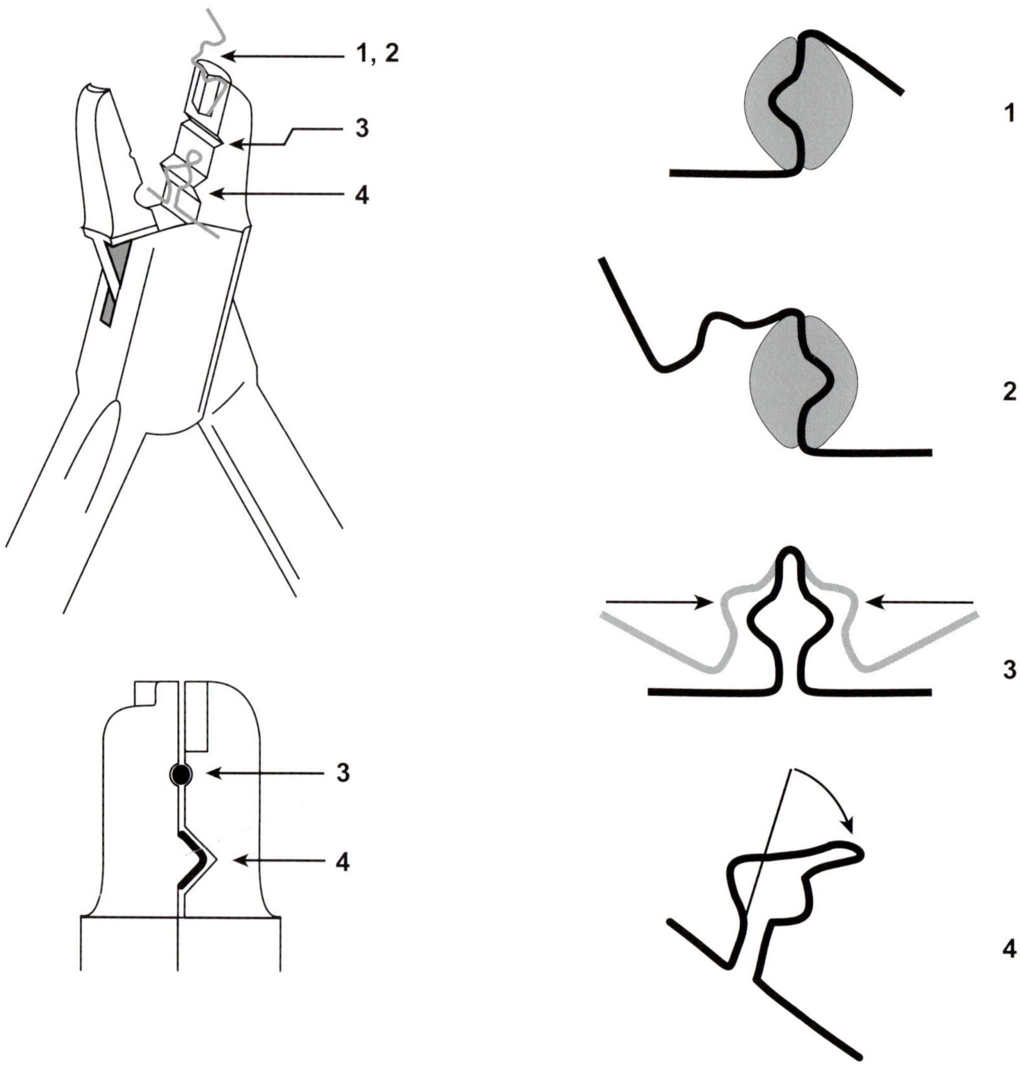

그림 2-12. Arrow forming plier와 이를 이용한 clasp 제작. 1, Plier의 tip 부위를 이용하여 arrow의 반쪽을 형성한다. 2, 나머지 반쪽을 형성한다. 3, Plier의 3부위를 이용하여 arrow를 작게 형성한다. 4, Plier의 4부위를 이용하여 arrow를 일정한 각으로 굽힌다.

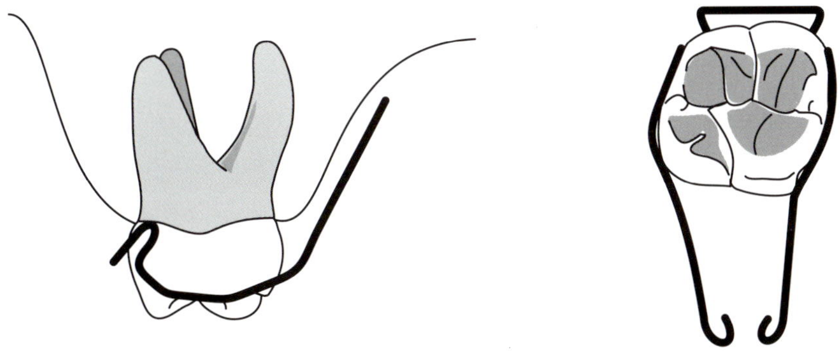

그림 2-13. 가장 많이 이용되는 clasp인 Adams clasp의 모식도.

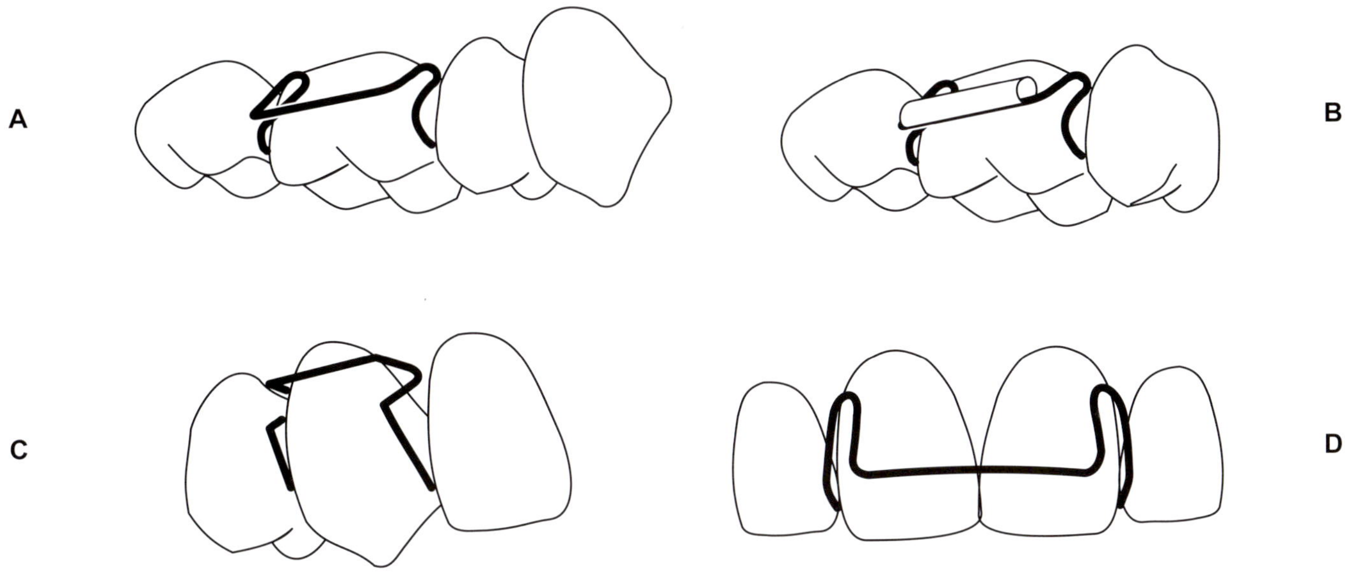

그림 2-14. 다양한 형태의 Adams clasp. **A,** 일반적으로 많이 이용되는 대구치의 Adams clasp. **B,** Bridge 부위에 tube를 solder하여 구외력을 이용하기 위한 Adams clasp. **C,** 견치에 사용된 Adams clasp. **D,** 상악 절치에 이용된 Adams clasp로 incisor clasp라고도 한다.

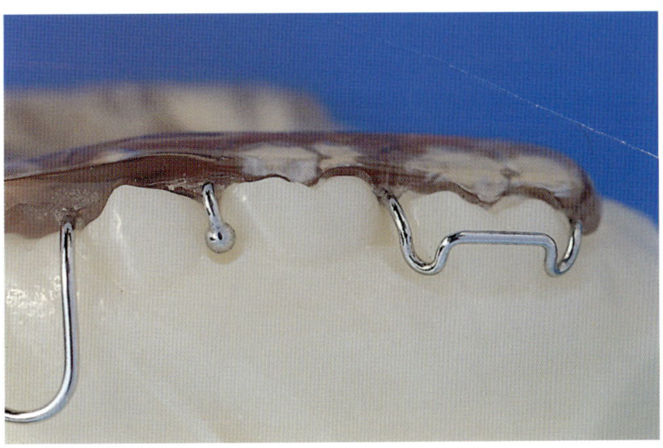

그림 2-15. Adams clasp와 ball clasp.

A
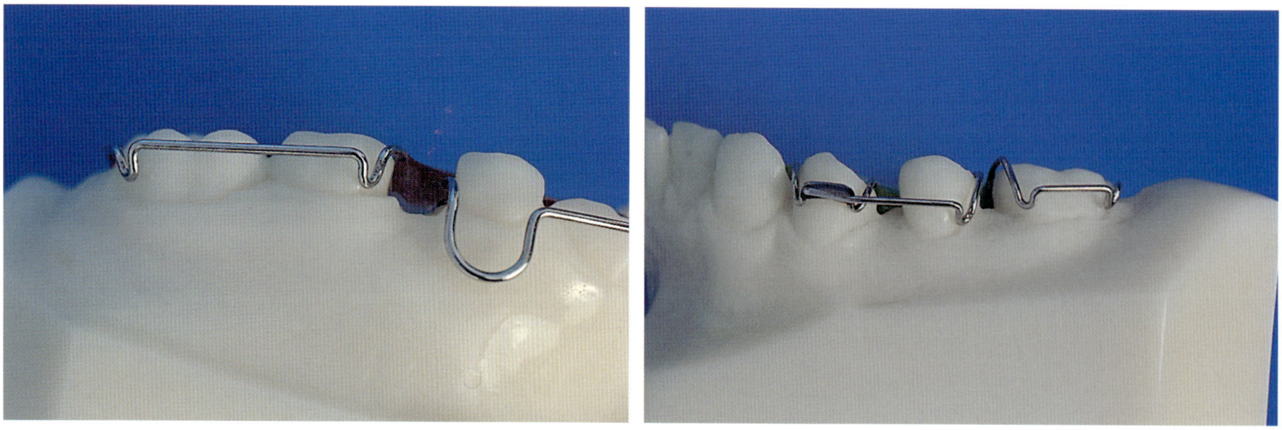
B

그림 2-16. A, B, 변형된 형태의 Adams clasp.

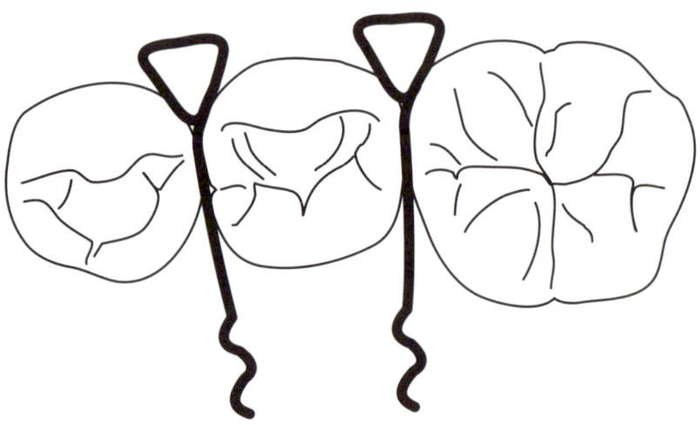

그림 2-17. 교합면에서 본 triangular clasp. 삼각형의 clasp head가 치아 장축과 직각이 되도록 한다.

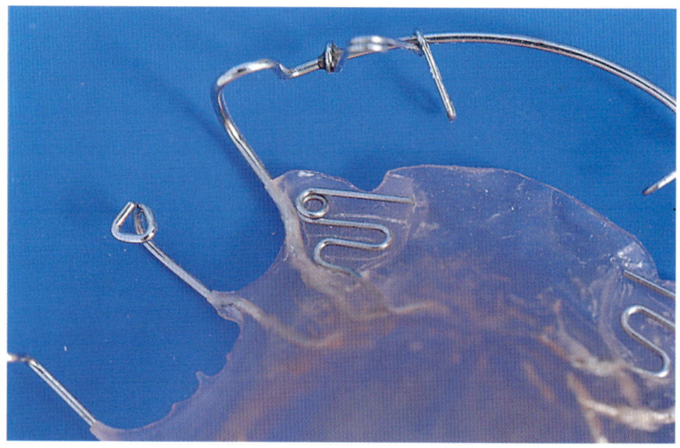

그림 2-18. Triangular clasp와 Z-spring.

A
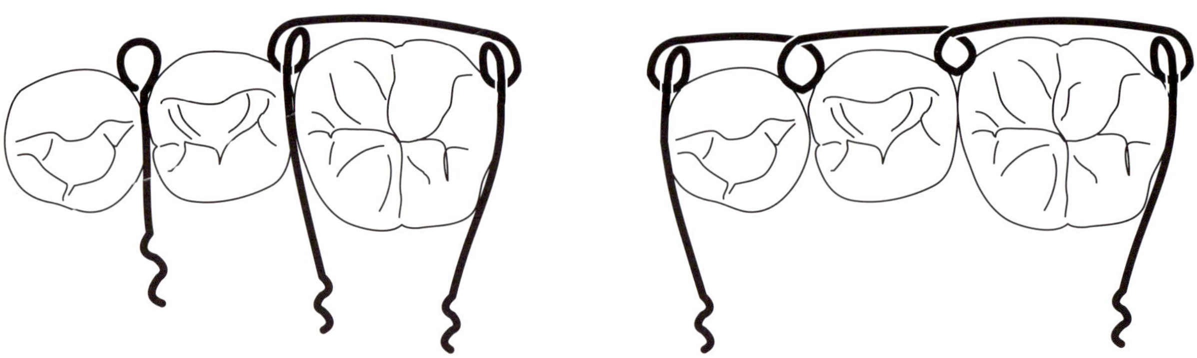
B

그림 2-19. 교합면에서 본 eyelet clasp. Triangular clasp와 마찬가지로 head가 치아 장축에 직각이 되도록 한다. A, 하나의 eyelet이나 그 이상의 eyelet이 사용될 수 있다. B, 여러 개의 eyelet이 이용된 continuous eyelet clasp.

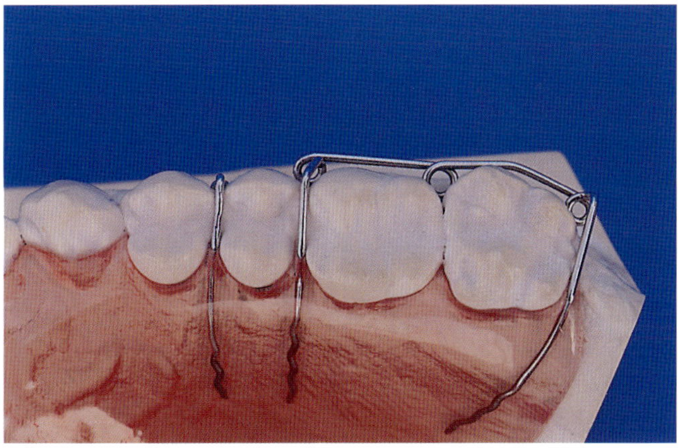

그림 2-20. Continuous eyelet clasp와 ball clasp.

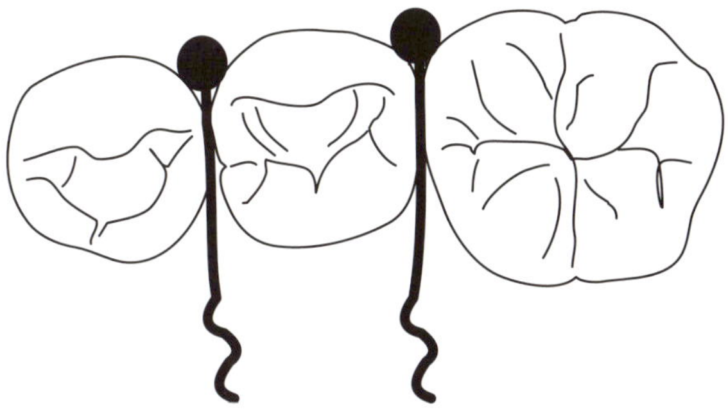

그림 2-21. Ball clasp. 많은 유지력이 필요하지 않은 장치에 사용하며 clasp의 head가 매우 작아 고정식 장치와 가철식 장치를 함께 사용하는 경우 많이 사용한다.

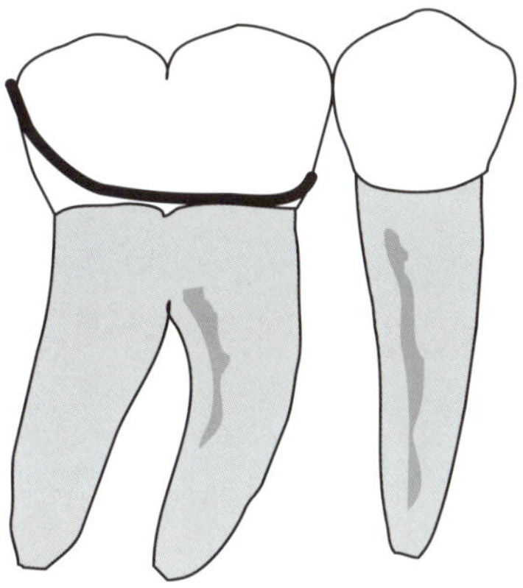

그림 2-22. Circumferential clasp. 가철성 국소의치에 사용되는 clasp와 유사하다.

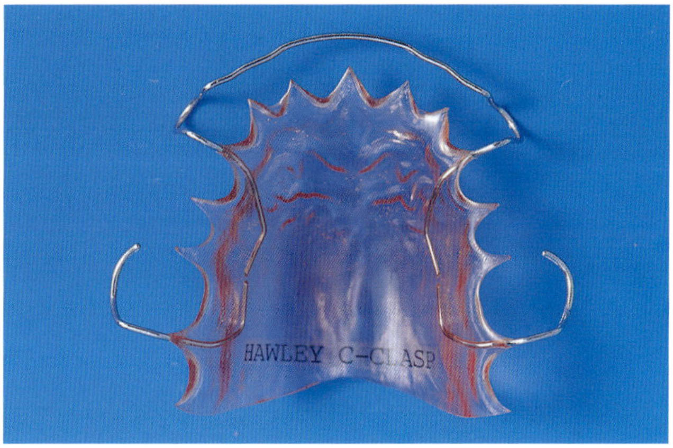

그림 2-23. Circumferential clasp가 사용된 Hawley type retainer.

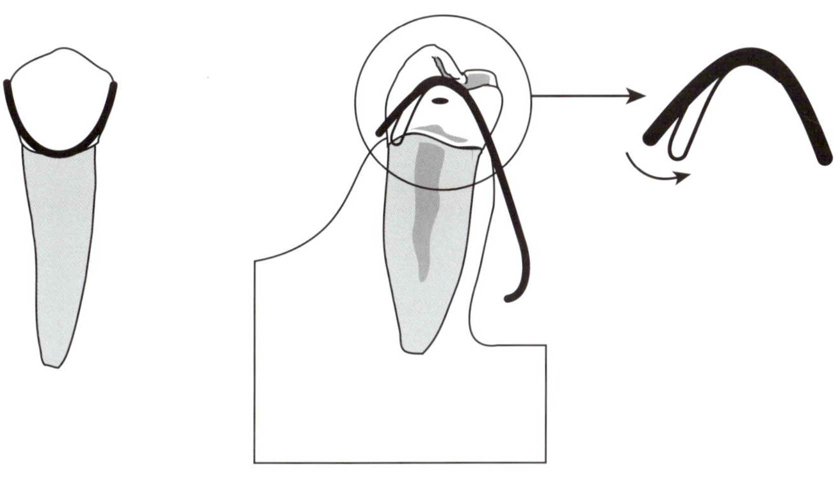

그림 2-24. Crib clasp.

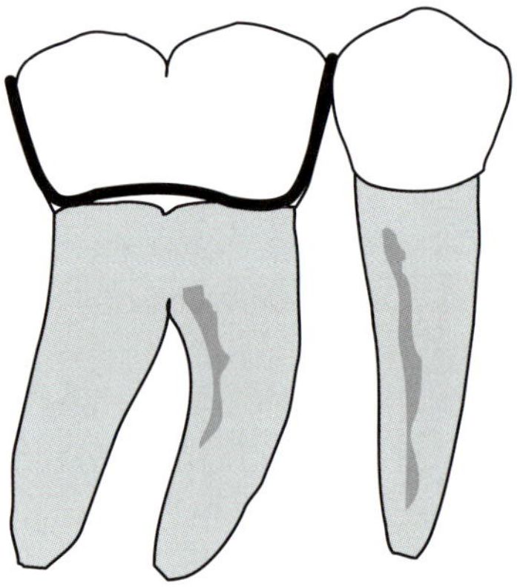

그림 2-25. Jackson clasp.

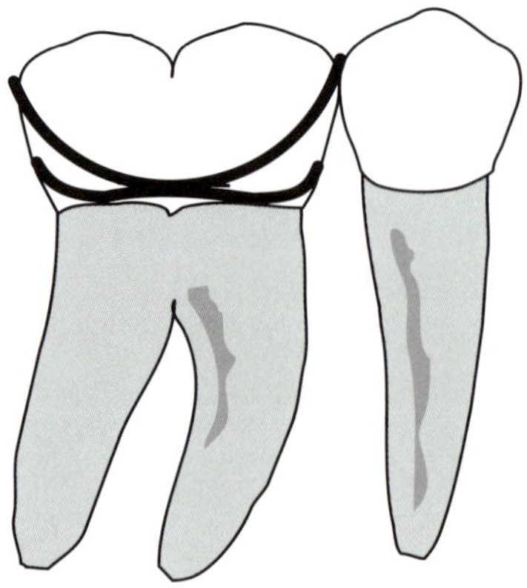

그림 2-26. Crozat clasp. 1920년대 Crozat에 의하여 고안된 clasp로 치경부와 근원심 undrecut에서 효과적으로 유지력을 얻을 수 있다.

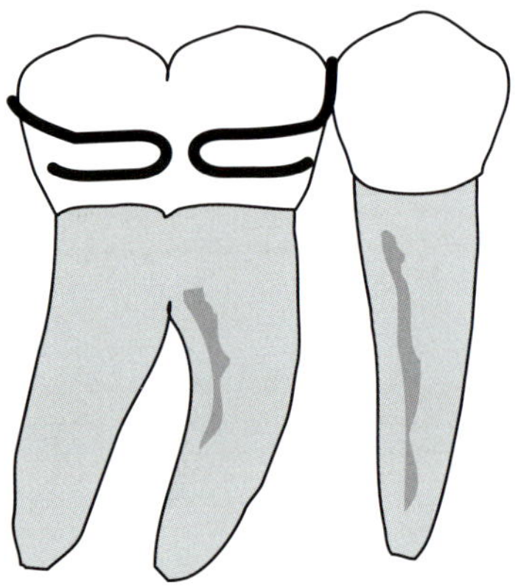

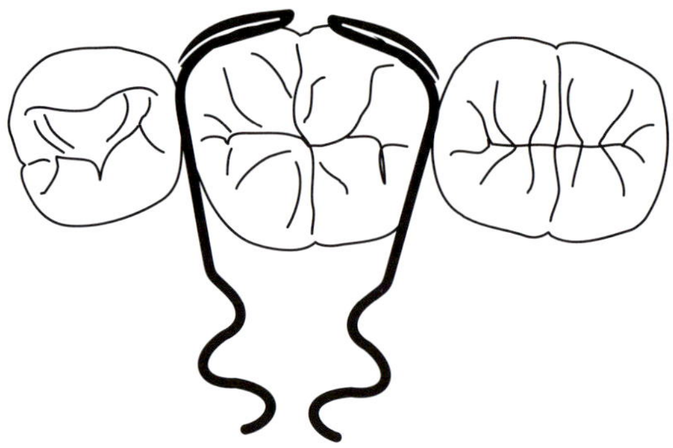

그림 2-27. Duyzing clasp. Base plate로부터 나온 2개의 wire가 최대 풍융부 상방을 지나 치아의 협측 중심에서 꺾어져 undercut 하방에서 유지력을 얻는다.

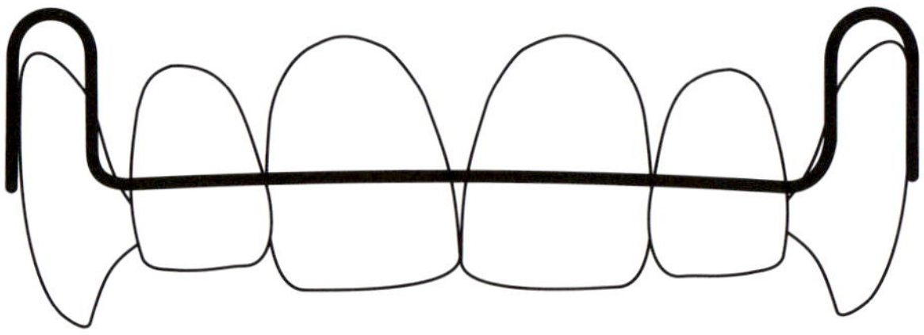

그림 2-28. 전형적인 형태의 labial wire(bow).

한다. 'U' loop의 activation으로 절치의 설측 이동과 공간 폐쇄를 도모할 수 있으나(그림 2-7B, C, 제9장 증례 29 참조) 많은 양의 수평피개교합을 줄이는 목적으로 사용하는 것은 적절하지 못하다. 약하고 지속적인 힘으로 많은 양의 설측 이동을 도모하기 위한 다양한 변형(그림 2-29, 2-30)이 있으나 activation 시 bow가 절치의 경사도를 따라 치은 쪽으로 이동하는 등(그림 2-35B) 조절이 용이하지 않으며 치체 이동도 어렵다. 0.7mm의 stainless steel wire로 제작한다.

2. Roberts retractor(그림 2-31): 절치의 설측 이동을 위하여 고안되었다. 0.5mm stainless steel wire로 제작하며 변형을 막기 위하여 buccal arm을 stainless tube로 감싼다.
3. Apron spring(그림 2-32): 절치의 설측 이동을 위하여 사용한다. 0.5mm와 0.9mm의 stainless steel wire로 제작한다.
4. Self straightening wire(그림 2-33): 0.7mm의 stainless steel wire로 제작된 labial bow에 가는 wire를 감아 제작한다. 가는 wire가 펴지려는 힘이 교정력으로 작용한다.
5. Labial hook(그림 2-34, 제9장 증례 30, 31 참조): 고무줄을 이용하여 전치부를 설측 이동하기 위하여 사용한다.

Spring

Spring은 다음 사항을 고려하여 design한다.

1. 치아 장축에 직각으로 교정력이 가해져야 한다. 직각으로 가해지지 않는 경우 spring이 제 위치를 벗어날 수 있다(그림 2-35A, B).
2. 가능하면 교정력은 치아장축과 평행한 치면에 가한다. 그렇지 않을 경우 장치가 탈락하려는 힘이 발생

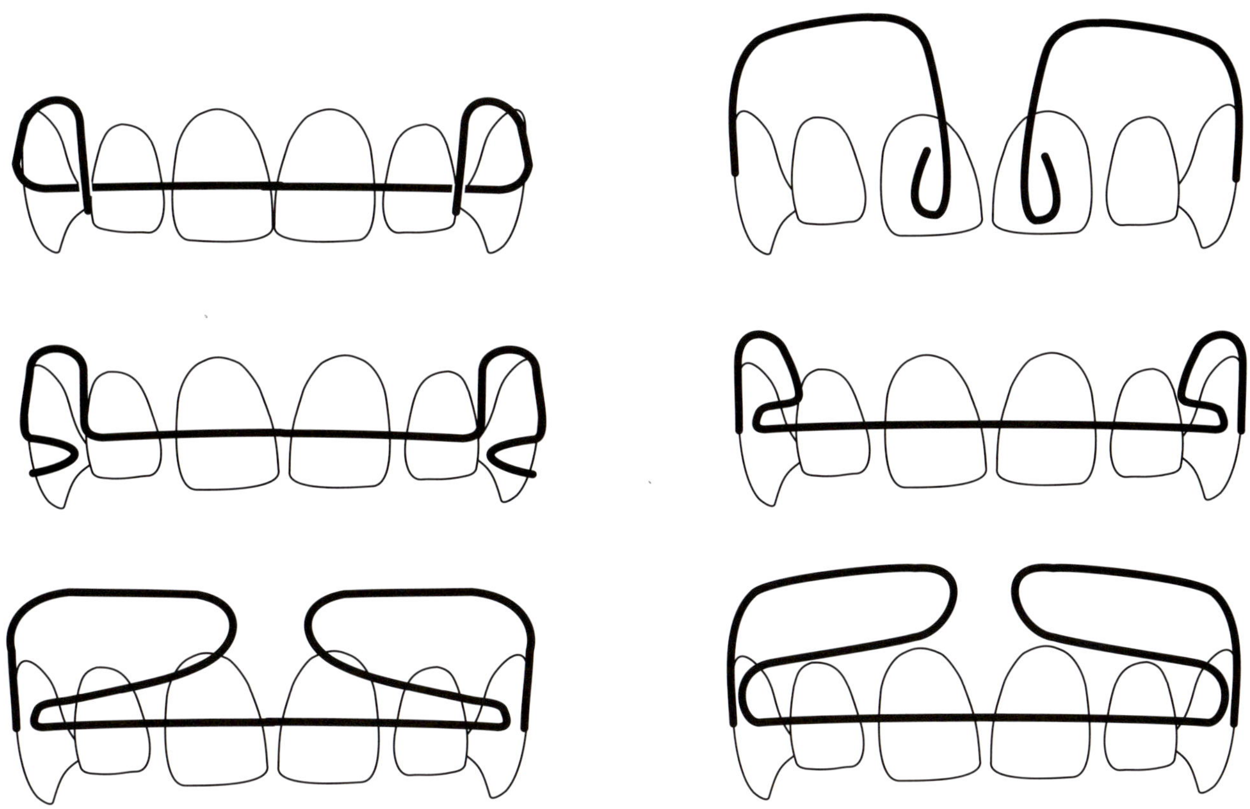

그림 2-29. 절치부를 후방 이동시키기 위한 다양한 형태의 labial wire. 교정력을 약하게 하고 그 작동 범위(action range)를 증가시키기 위한 다양한 형태가 있다.

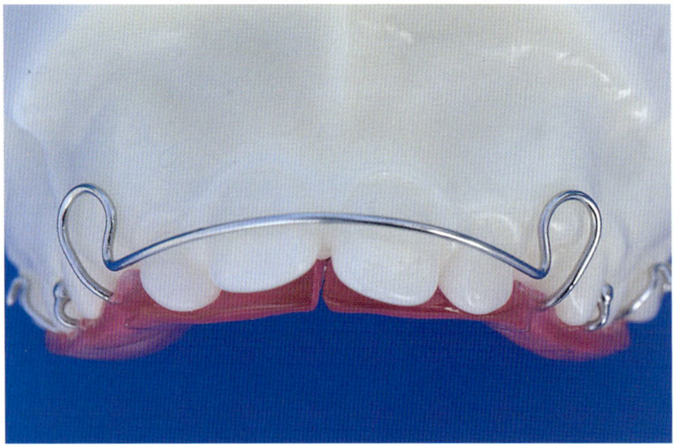

그림 2-30. 오메가 형태의 loop를 사용한 labial wire.

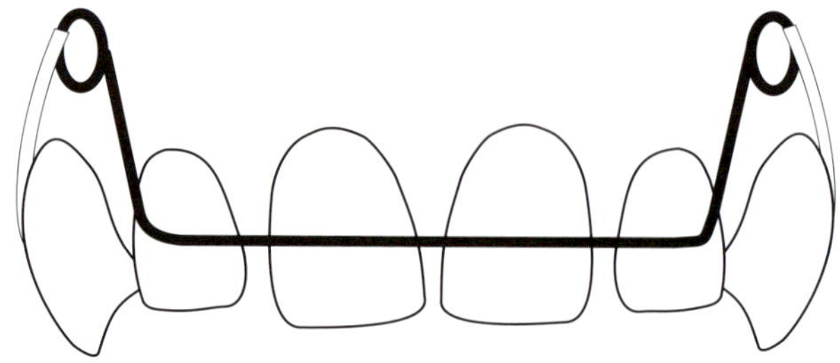

그림 2-31. Roberts retractor.

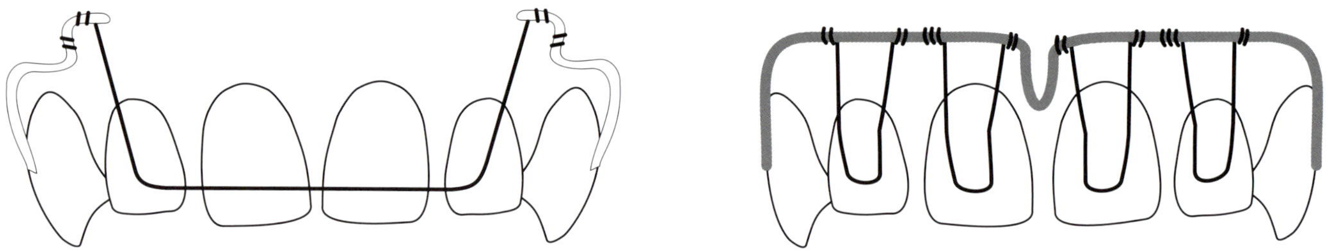

그림 2-32. Apron spring. 치아 이동은 효과적이나 변형되기 쉽고 제작이 어렵다.

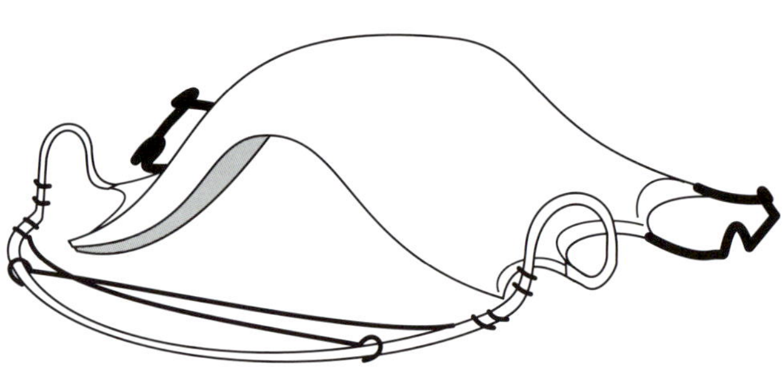

그림 2-33. Self straightening wire.

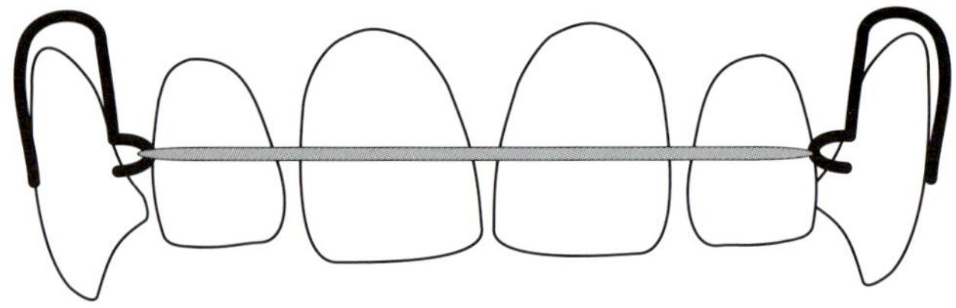

그림 2-34. Labial hook. 절치가 후방 이동되면서 절치부의 악궁 형태가 편평해진다. 고무줄이 치은 쪽으로 미끄러져 치은에 손상을 가하지 않도록 주의하여야 한다.

하거나 원하지 않는 치아의 이동이 유발될 수 있다(그림 2-35C, D).

3. 교합면에서 보았을 때 치아의 저항중심에 힘을 가한다. 저항중심에 힘이 가해지지 않은 경우 치아가 회전하며 이동된다(그림 2-35E).

Spring은 closed(continuous loop) spring과 free-end(cantilever) spring(그림 2-36, 제9장 증례 20~28 참조)의 두 가지 기본형과 다양한 변형이 있으나 원하는 치아 이동의 형태에 따라 나누어 설명하도록 하겠다.

근원심 방향의 치아 이동을 위한 spring

1. Palatal finger spring(제9장 증례 20, 24~28 참조): 절치부의 공간 폐쇄나 소구치 발거 후 견치 후방 견인에 사용하며 0.5~0.6mm stainless steel wire로 제작한다. Cantilever type이 가장 간단한 형태이나(그림 2-37) 약하고 지속적인 힘을 가하기 위하여 대부분 helical coil이 추가된(그림 2-38) 형태의 spring을 사용한다. Coil은 3~4mm 직경으로, spring은 약 2cm의 길이로 제작하며 치아가 이동되면서 coil이 풀리는 방향으로 제작한다(그림 2-39). Spring의 설계

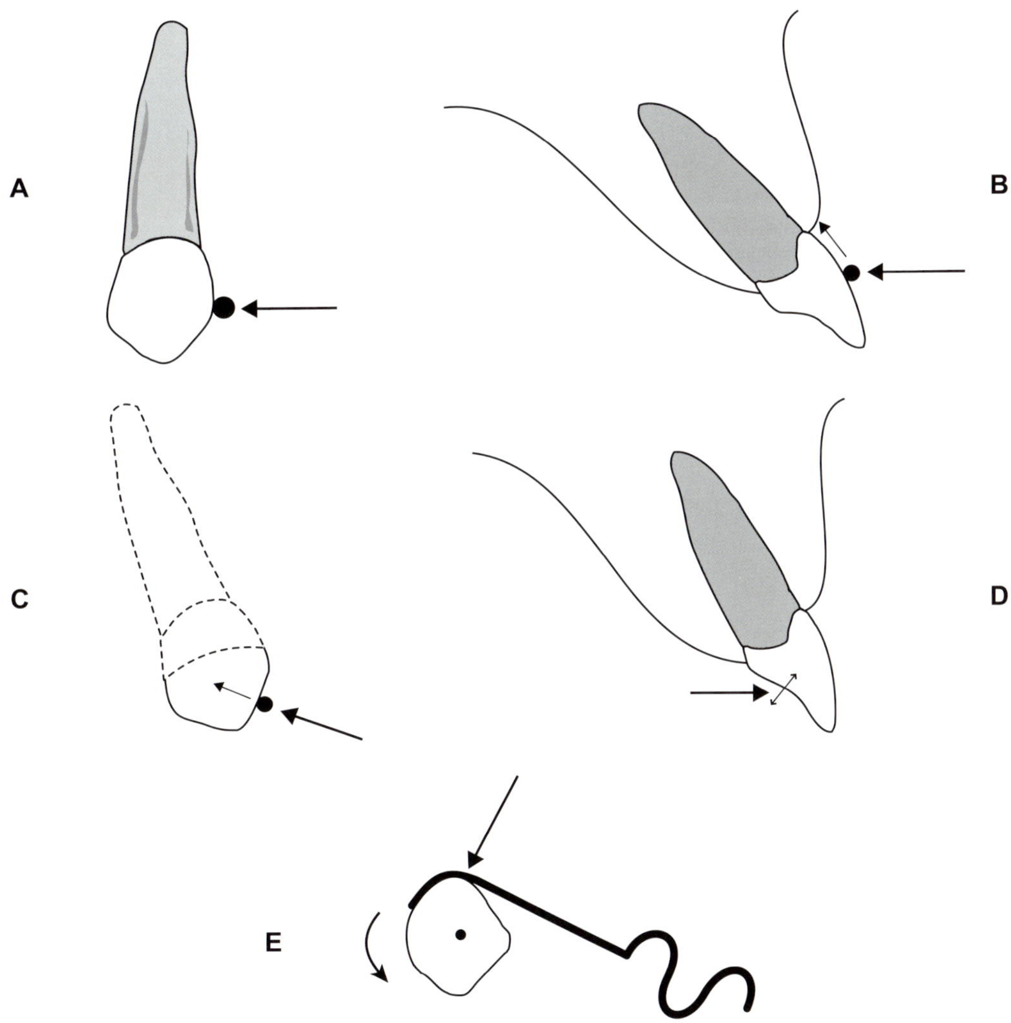

그림 2-35. Spring design 시 고려사항. A, 교정력은 장축에 직각으로 가해야 한다. B, Labial bow를 activation한 경우 bow가 치은 쪽으로 미끄러질 수 있다. C, 치아 장축에 수직이 되지 않게 힘을 가한 경우 원하지 않는 치아의 이동이 생긴다. D, Spring을 설측 경사면에 대하여 전방으로 activation시킨 경우 장치가 탈락하려는 힘이 생긴다. E, 저항중심에 가하지 않은 힘은 회전을 유발한다.

A

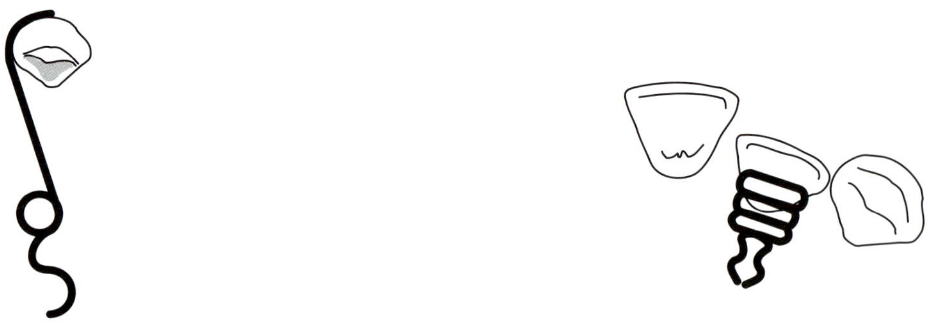

B

그림 2-36. Wire의 한쪽 끝만 base plate에 묻히는 free end spring(A)과 양쪽이 모두 묻히는 closed spring(B).

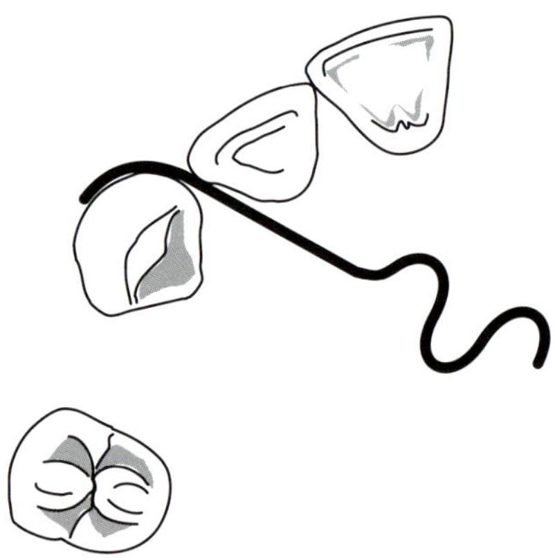

그림 2-37. Cantilever spring. 치아가 조금만 이동하여도 spring에 의한 교정력은 급격히 감소한다. 물론 spring의 길이를 증가시키면 되지만 이에는 제한이 따른다.

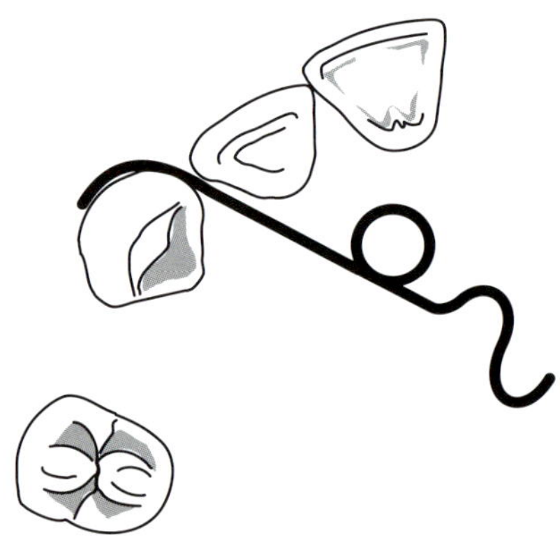

그림 2-38. Helical spring. Helix를 추가함으로써 spring의 작동 범위를 길게 할 수 있다. 그러나 너무 많이 helix가 추가되면 spring이 너무 유연해져 불안정해진다.

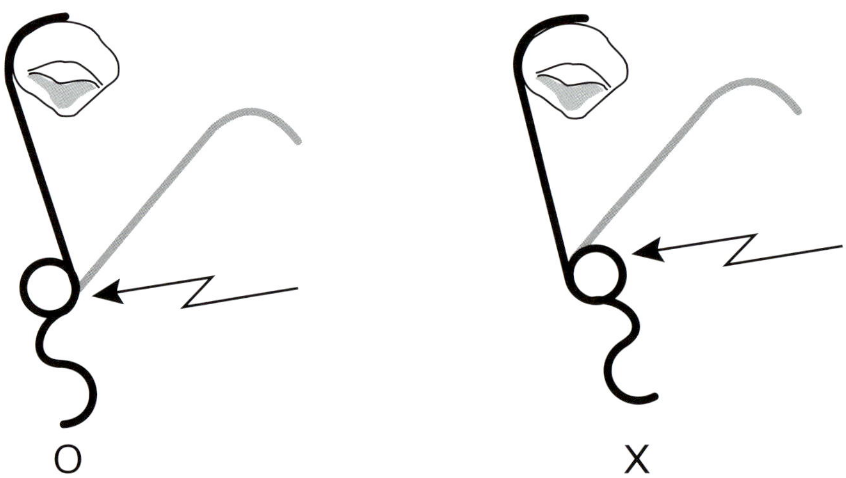

그림 2-39. 치아가 이동되면서 helix가 풀리는 방향, 즉 activation 시 helix가 감기는 방향으로 제작한다.

원칙에 따라 helical coil을 위치시키고(그림 2-35E, 그림 2-40), base plate는 spring의 작용을 허용하도록 다음의 방법으로 제작한다.

- Open spring(그림 2-41)-Spring 작동 범위 내의 base plate를 삭제한다. 장치를 깨끗하게 유지할 수 있으나 파절되기 쉽다.
- Guard(guide) wire(그림 2-42~2-45)-Spring의 변형을 막고 작용을 유도한다. 0.5mm stainless steel wire로 spring 작용을 방해하지 않도록 제작한다(그림 2-46, 2-47). 양쪽에서 spring을 유도하는 double guide wire도 사용된다(그림 2-45).
- Boxed spring(그림 2-48, 2-49, 2-56, 2-58, 2-59, 제9장 증례 20~28 참조)-Spring의 작동 범위를 wax로 block-out하고 base plate를 제작하여 spring이 resin 하방에서 작용하게 된다. Guard wire와 함께 사용될 수도 있다.

2. Buccal canine retractor(그림 2-50, 제9장 증례 19 참조): 소구치 발거 후 견치 후방 견인에 이용한다.

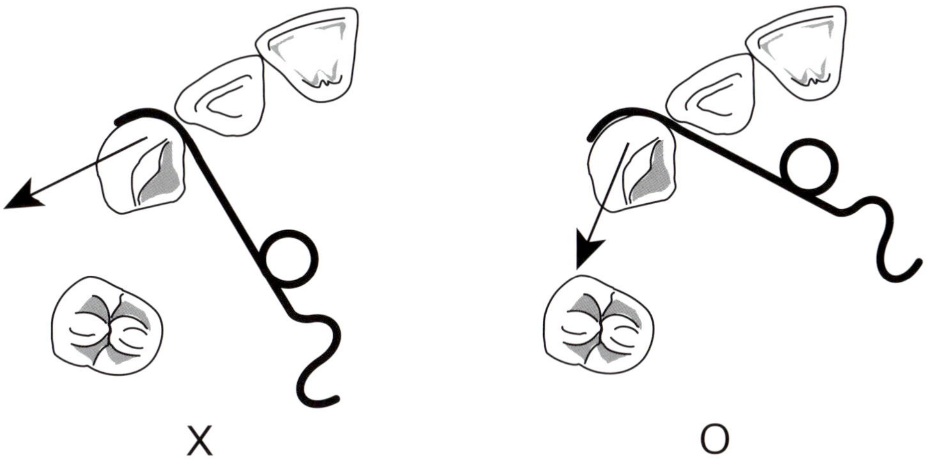

그림 2-40. 치아의 이동 방향과 수직이 되도록 spring을 위치시킨다.

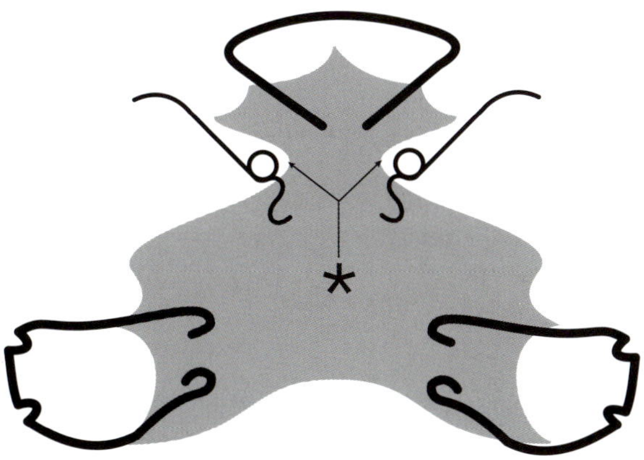

그림 2-41. Spring의 작동 범위 내의 base plate를 삭제한 open spring. 삭제 부위(* 표시)가 파절되기 쉽다.

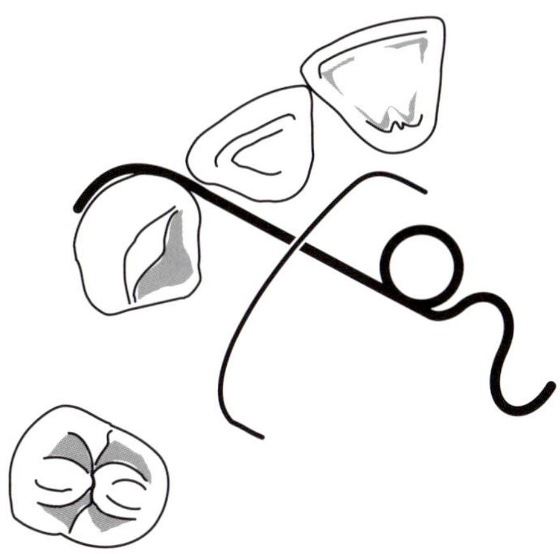

그림 2-42. Guard wire. 0.5mm 이하의 wire로 제작된 spring은 작동범위는 크나 너무 유연하여 교정력을 발휘할 때 변위되기 쉽다. 또 치면이 spring에 대하여 직각이 되어 있지 않은 경우 spring이 제자리에 위치, 유지되기 어렵다. 따라서 spring의 변형을 방지하고 작용을 guide하는 guard(guide) wire가 필요하다.

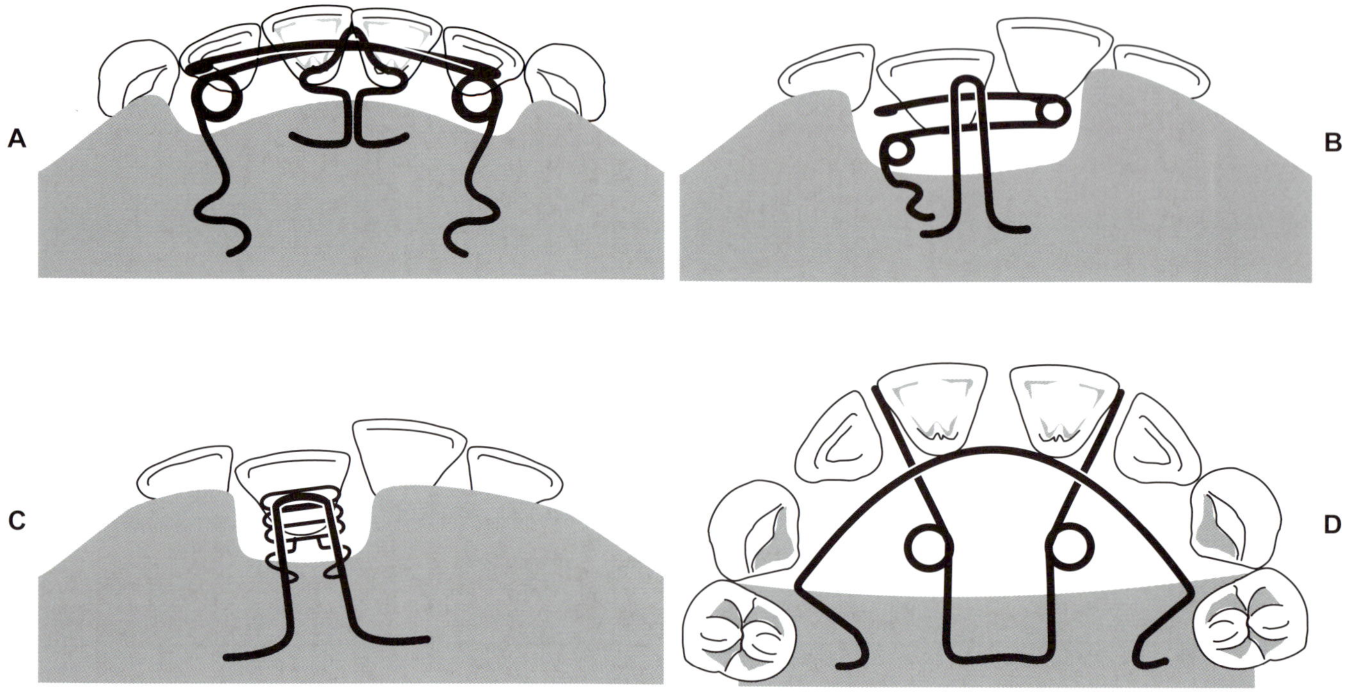

그림 2-43. A~D, 여러 형태의 guard(guide) wire.

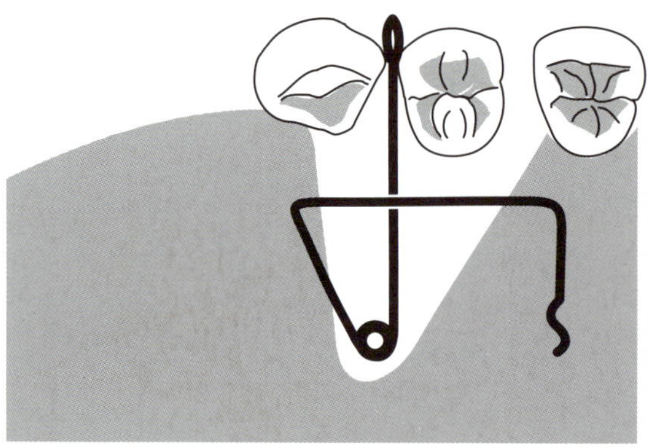

그림 2-44. Guided spring. spring과 guide가 일체화된 형태의 spring이다. 직경이 큰 wire로 제작된 canine retractor(그림 2-50 참조) 등의 spring은 변형에 저항하는 충분한 강도를 지니므로 guide가 필요하지 않다.

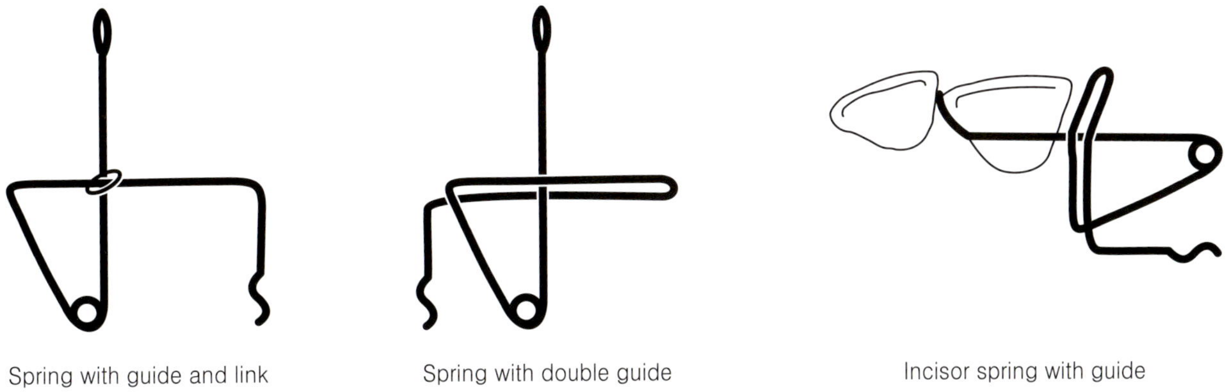

그림 2-45. Guided spring. 여러 형태의 guided spring.

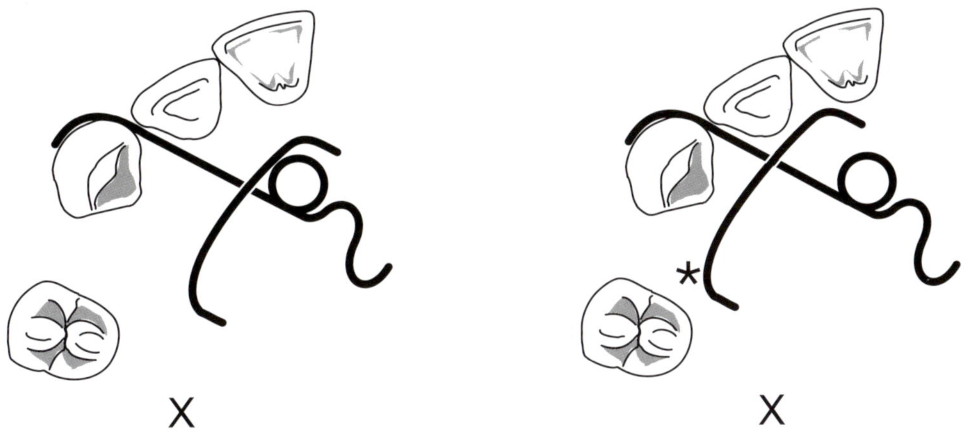

그림 2-46. 잘못 위치된 guard wire. Spring의 작용이나 치아의 이동을 방해해서는 안 된다.

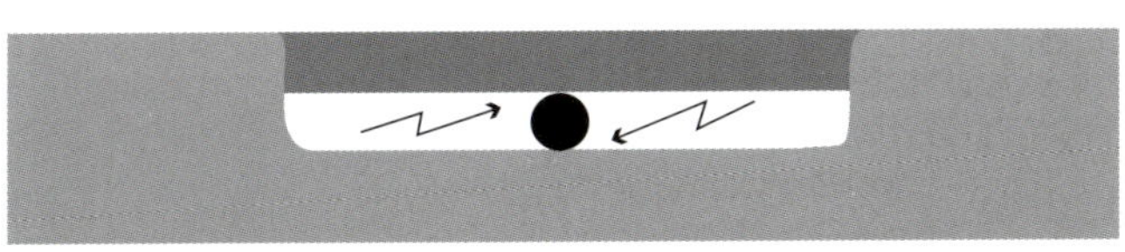

그림 2-47. Guard wire와 base plate 사이가 너무 좁으면 sping의 작용을 방해할 수 있다.

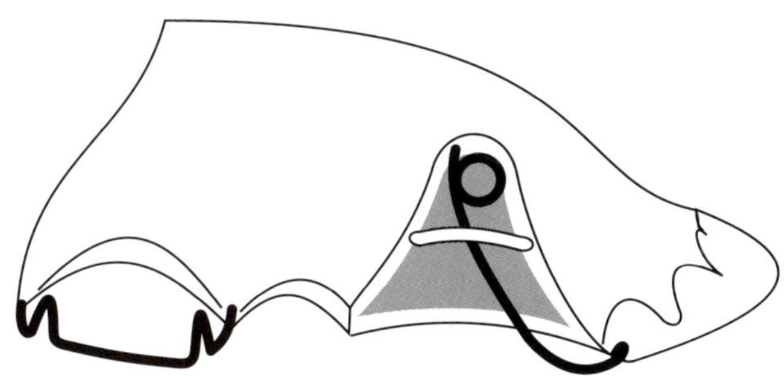

그림 2-48. Boxing. 장치 제작 시 wax로 block out한 후 제작하며 음식물 찌꺼기가 잔류하기 쉽다. 모식도에서는 조직 쪽(tissue side)에 guard wire를 동시에 사용하였다.

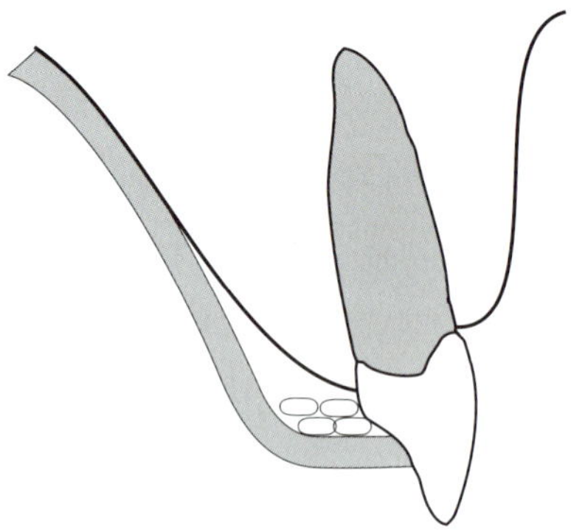

그림 2-49. 전형적인 형태의 boxed spring의 모식도.

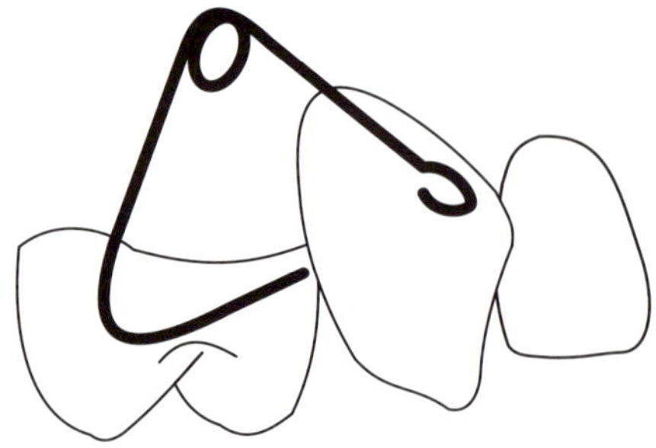

그림 2-50. Buccal canine retractor. 굵은 wire로 제작된 이러한 spring은 spring 자체의 강도에 의하여 변형에 저항할 수 있으므로 guard wire를 사용하지 않는다. 이러한 spring을 guided spring과 대비하여 self supporting spring이라 한다.

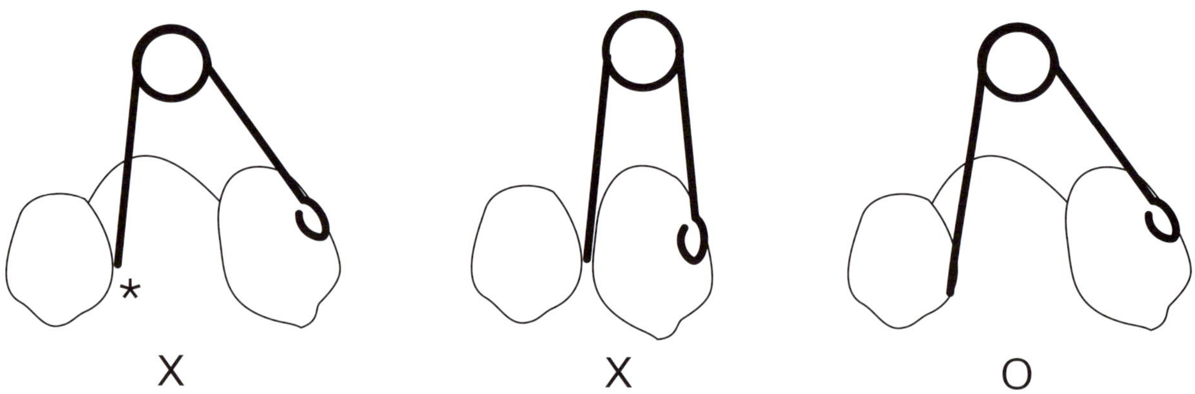

그림 2-51. 견치 후방 이동 시 spring 원심 쪽 wire가 너무 치은 쪽에 위치하면 공간 폐쇄의 마지막 단계에서 치아 이동에 방해가 된다.

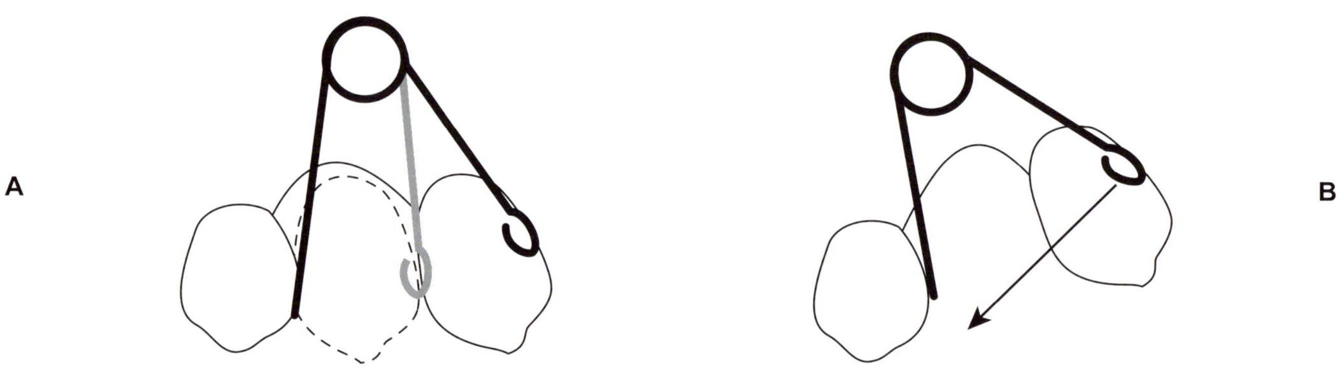

그림 2-52. 보통 coil은 중앙에 위치하여야 하며(A) 원심 쪽에 위치한 경우(B) spring의 작용은 후하방을 향하게 된다. 따라서 high canine의 경우 coil 위치는 약간 원심에 위치하는 것이 유리하다.

3mm 직경의 coil을 포함한 형태로 0.7mm stainless steel wire로 제작하며 다음 사항에 유의한다.

- 원심 쪽 wire가 치은 쪽으로 치우치지 않도록 한다. 공간 폐쇄의 마지막 단계에서 치아 이동의 장애가 된다(그림 2-51).
- 치아 이동 중 coil의 위치가 일정하게 유지되도록 한다(그림 2-52A).
- Spring에 의한 소구치 부위 소대의 자극이 생기지 않도록 한다.
- Spring의 끝 부위를 직경 3mm 정도의 loop 형태로 제작하여 견치 근심에 걸리도록 하거나 wire를 연화시킨 후 납작하게 만들어(그림 2-53) 부분 맹출한 치아에 응용할 수 있다. 높이 맹출하는 견치나 하악에서는 형태를 변형하여 사용한다(그림 2-54).

순 · 협측 방향의 치아 이동을 위한 spring

1. Palatal spring(그림 2-55, 2-56): 절치의 순측 이동에 사용하며 이미 언급된 palatal finger spring의 작용 방향만을 바꾸어 준 형태이다. 구치에서는 치아의 설측이 거의 수직에 가까우므로 약간의 activation 만으로도 spring이 seating되지 않아 사용하지 않는다. 0.5mm stainless steel wire로 제작한다.
2. Double cantilever spring(Z-spring)(그림 2-18, 2-57~2-59): 크기가 작아 개개 치아의 순측 이동에 많이 사용하며 2개의 helix가 있어 호선 형태가 아닌 일직선상으로 치아를 이동시킬 수 있다. Palatal spring과 마찬가지로 구치부에서는 사용하지 않는다. 0.5mm stainless steel wire로 제작한다.
3. Loop spring(그림 2-36B, 2-43C, 제9장 증례 20~23 참조)

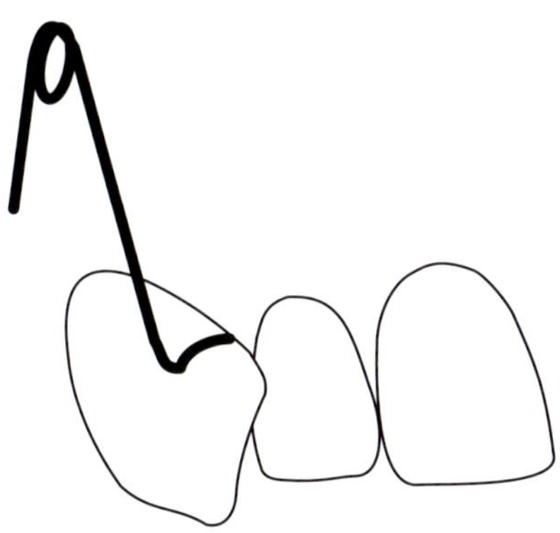

그림 2-53. 견치가 부분 맹출한 경우 spring 끝 부위를 annealing 하여 납작하게 만들고 치면에 맞도록 제작한다.

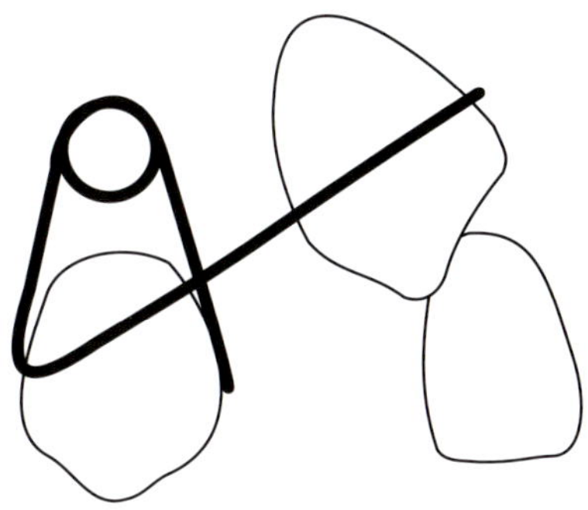

그림 2-54. 협측 전정(buccal vestibule)이 낮거나 high canine인 경우 또는 하악에서 사용하는 buccal canine retractor.

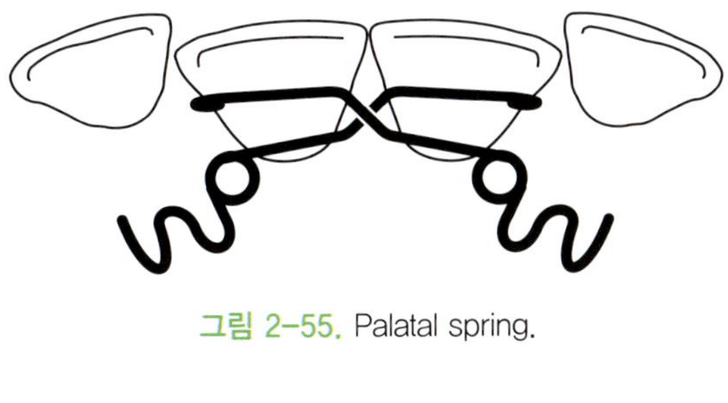

그림 2-55. Palatal spring.

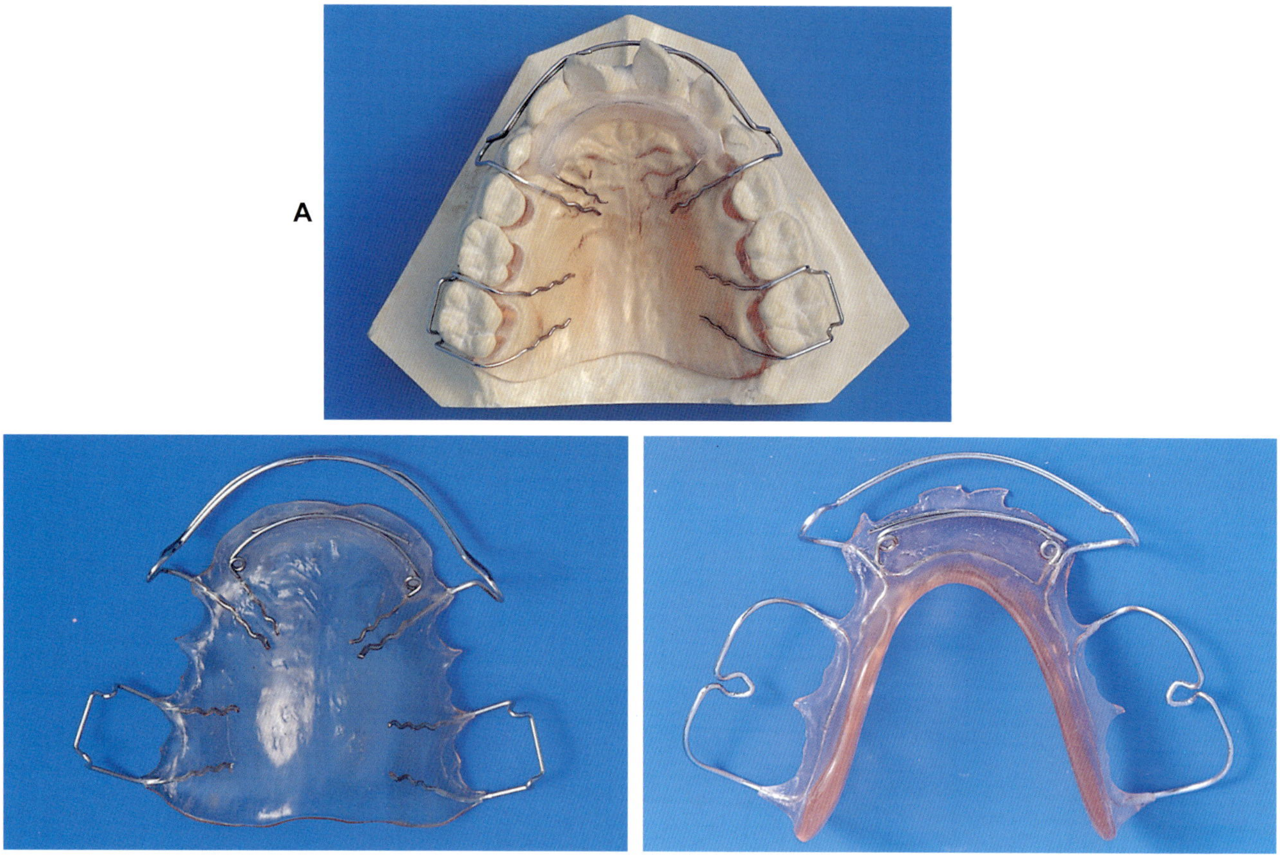

그림 2-56. A, Palatal spring이 사용된 장치. Spring은 boxing되어 있다. B, Tissue side에서 바라본 palatal spring. C, 하악에서의 palatal spring. Arrowhead clasp를 사용하였다.

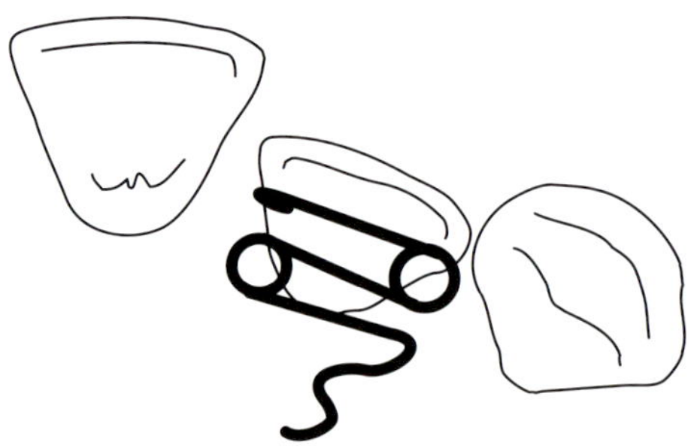

그림 2-57. Double cantilever spring.

A

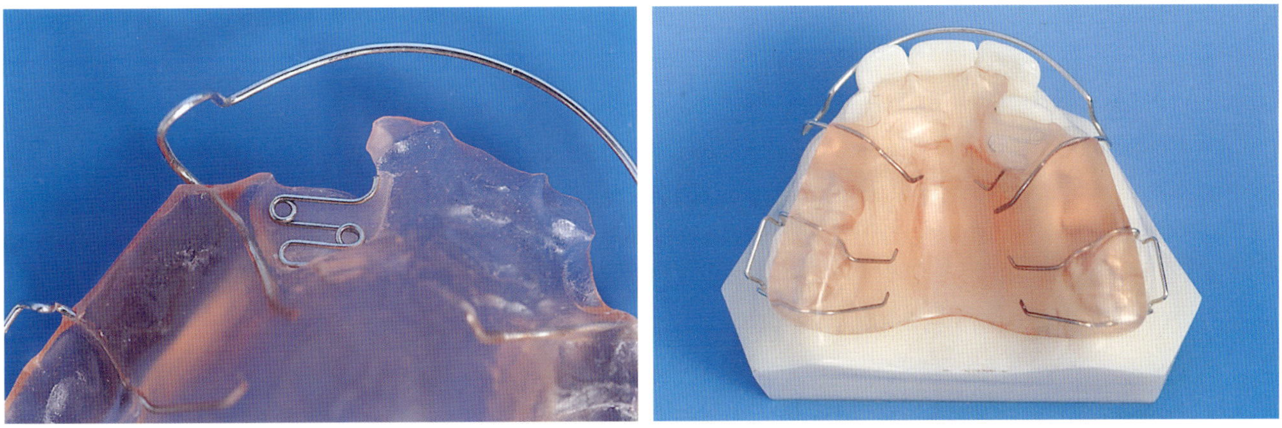

B

그림 2-58. A, Double cantilever spring. B, 설측 경사된 좌측 측절치를 전방경사시키기 위하여 사용하였다. 전방 이동 시 교합간섭을 피하기 위하여 posterior bite plate를 함께 사용하였다.

A

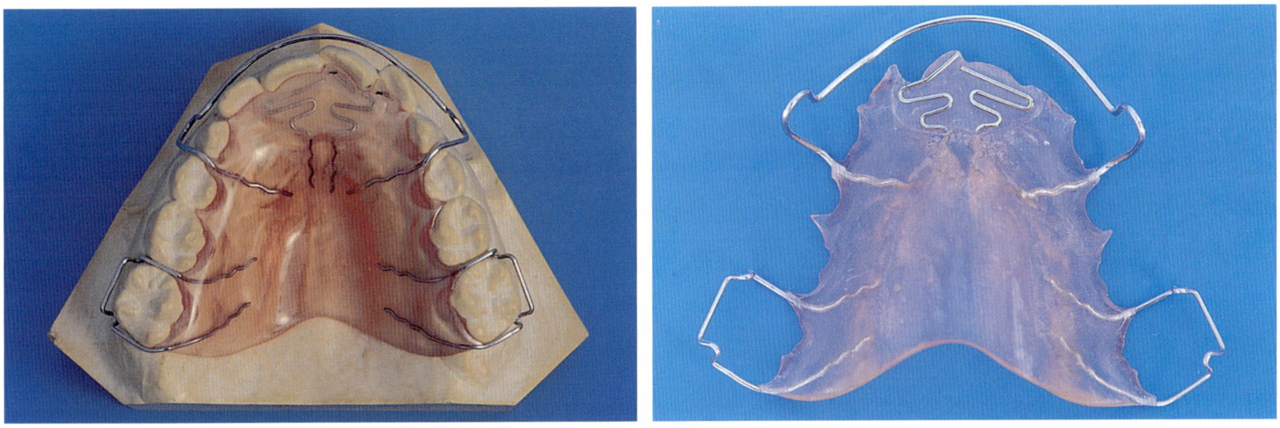

B

그림 2-59. A, 상악 중절치의 전방경사를 위하여 설계된 boxed double cantilever spring. B, Helix는 사용되지 않았다.

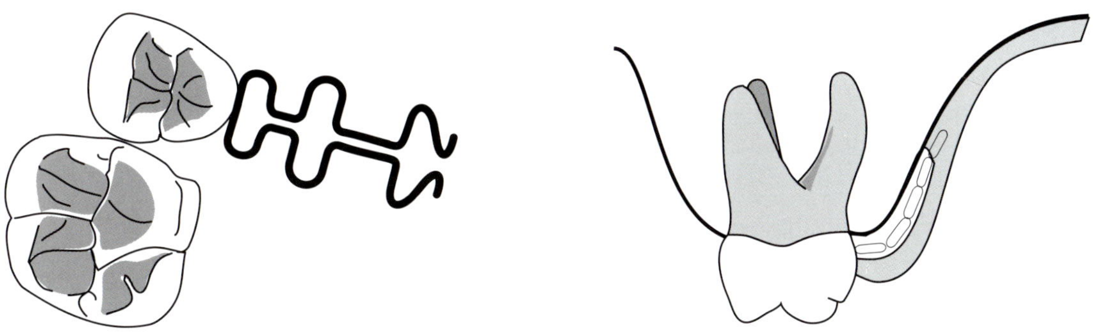

그림 2-60. 구치부의 협측 이동을 위한 T-spring.

4. T-spring(그림 2-60): 구치의 협측 이동에 사용한다.

설측 방향의 치아 이동을 위한 spring

0.7mm stainless steel wire로 제작한다.

1. Molar spring(그림 2-61): 대구치의 설측 이동에 사용한다.
2. Canine & Premolar spring(그림 2-62): Buccal canine retractor의 변형된 형태로 견치 이동 후 canine retractor의 loop를 조정하여(그림 2-63) 사용할 수도 있다.
3. Single incisor spring(그림 2-64): 개개 절치의 설측 이동에 사용된다.
4. Soldered auxiliary wire(그림 2-65): Adams clasp의 bridge에 solder하여 사용한다.

Overjet 감소와 절치의 배열을 위한 spring

(그림 2-29~2-34)

Labial wire에서 설명하였다.

악궁 확대를 위한 spring

악궁의 확대에는 대부분 screw를 이용하나 1.25mm

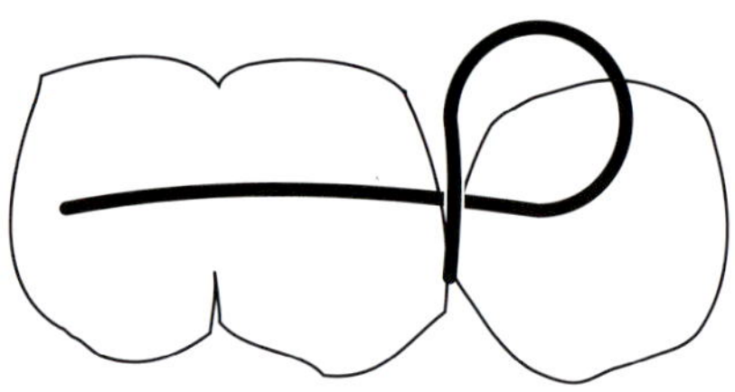

그림 2-61. 대구치 설측 이동을 위한 molar spring.

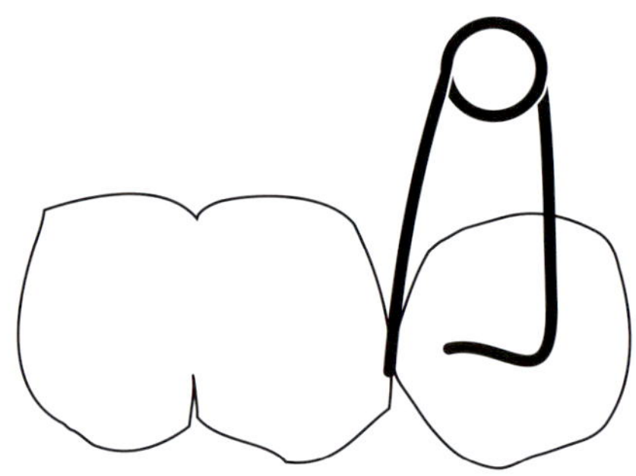

그림 2-62. Canine & premolar spring.

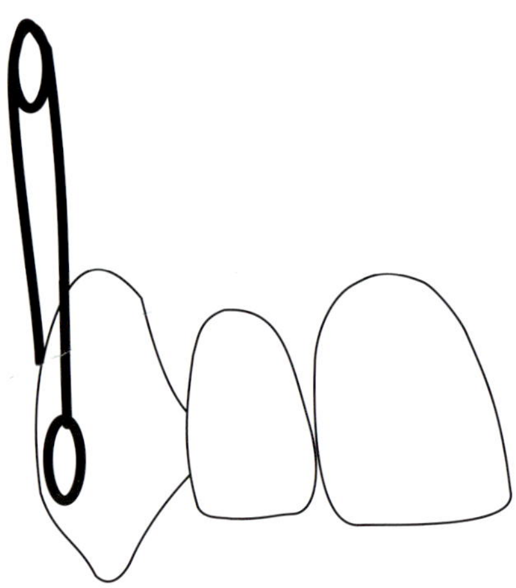

그림 2-63. Buccal canine retractor를 변형하여 견치의 설측 이동에 응용한다.

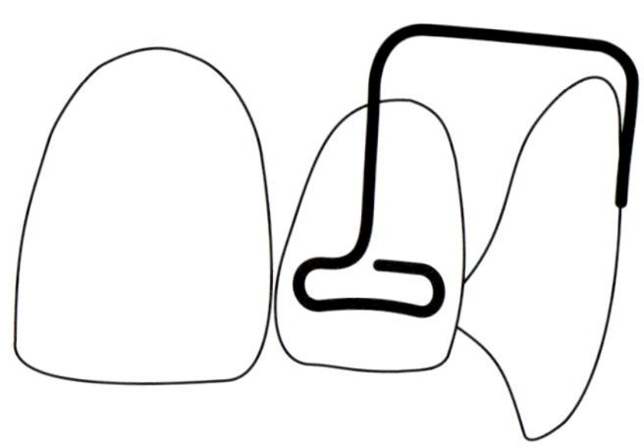

그림 2-64. 절치의 설측 이동을 위한 single incisor spring.

stainless steel의 Coffin spring을 사용할 수도 있다. 강한 힘이 작용하여 많은 유지력이 필요하므로 보통 4개의 clasp를 이용한다. 구개 깊숙이 위치시켜 이물감을 최소화하며 anterior bend가 resin으로 덮이지 않도록 한다(그림 2-66).

Screw

Screw는 spring과는 다른 방식으로 치아를 이동시킨다. Spring은 지속적인 힘을 발휘하여 치아를 이동시키지만 screw는 치근막 내에서 치아를 이동시키고 그 자리에 유지시켜 치조골의 재형성을 유도하여 치아를 이동시킨다. 또 base plate가 어떻게 나누어지느냐에 따라 많은 치아가 포함된 쪽은 치아의 이동이 적게 일어나는 고정원의 역할을 하고 적은 치아가 포함된 쪽은 고정원보다 많은 치아의 이동을 기대할 수 있다(그림 2-67).

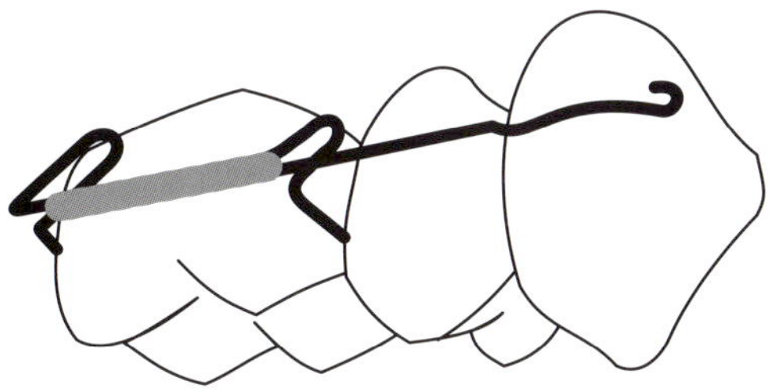

그림 2-65. Adams clasp의 bridge에 wire를 solder하여 치아의 설측 이동에 이용할 수 있다.

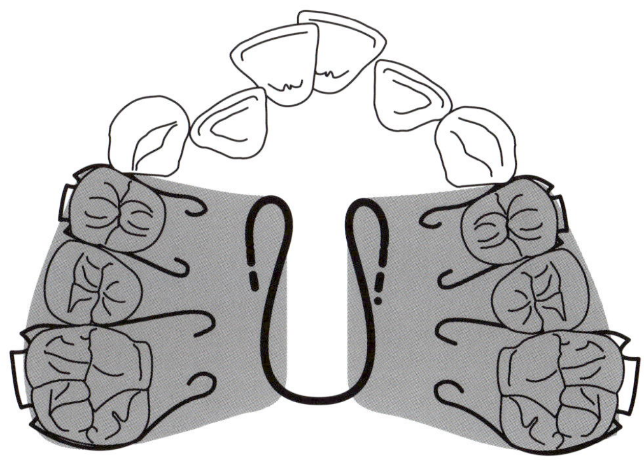

그림 2-66. 악궁의 측방 확대를 위한 Coffin spring.

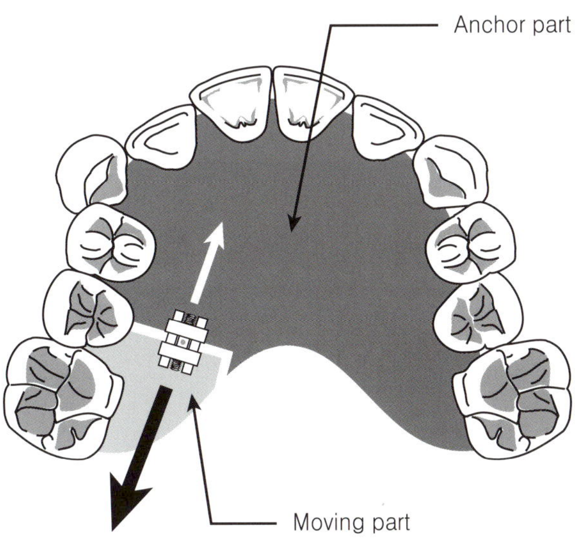

그림 2-67. Anchor & moving part. 많은 치아가 포함된 부위는 상대적으로 치아의 이동량이 적고 적은 수의 치아가 포함된 부위의 이동량은 크다.

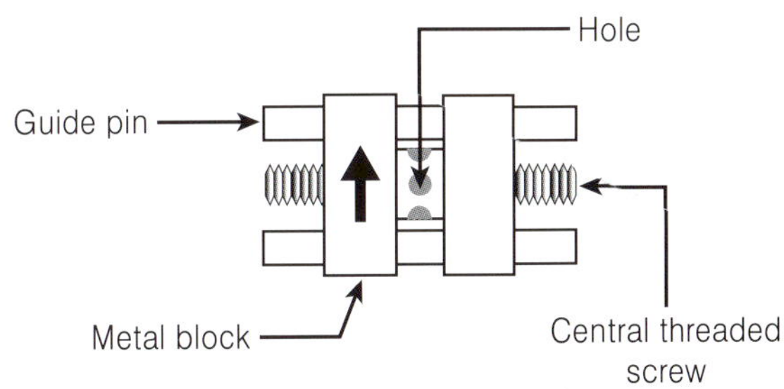

그림 2-68. 전형적 형태의 expansion screw. guide pin, threaded screw, metal block으로 이루어져 있다.

Screw의 형태 및 종류

Screw는 200여 종 이상의 종류가 있다고 알려져 있으나 10여 종의 screw가 주로 사용된다(그림 2-68, 제9장 증례 1~18 참조).

1. Expansion screw(그림 2-69~2-73): 가장 많이 사용되는 형태로 다양한 크기가 있다.
2. Three dimensional screw(그림 2-74): 악궁의 측방 및 전방 확대가 필요한 경우 사용한다.
3. Traction screw(그림 2-75): 공간 폐쇄가 필요한 경우 사용한다.

A

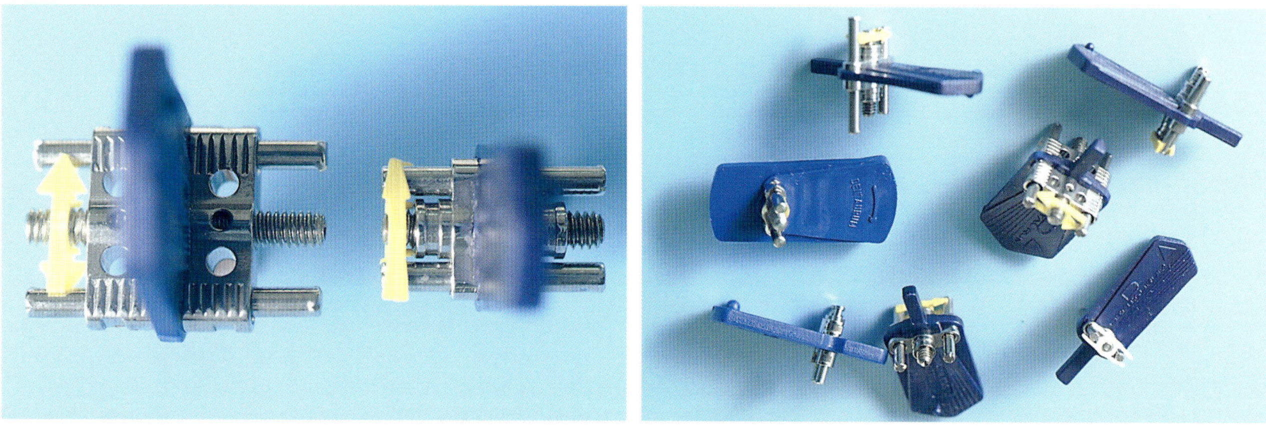

B

그림 2-69. A, B, 다양한 크기의 expansion screw. 목적에 따라 선택 사용한다.

A

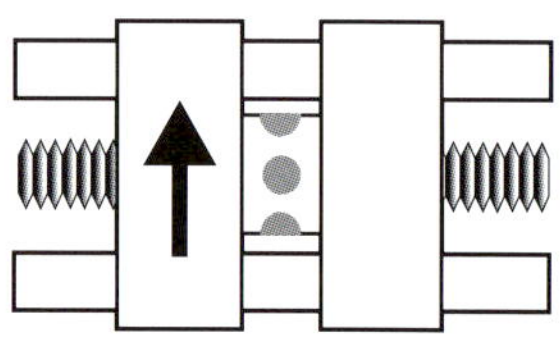

B

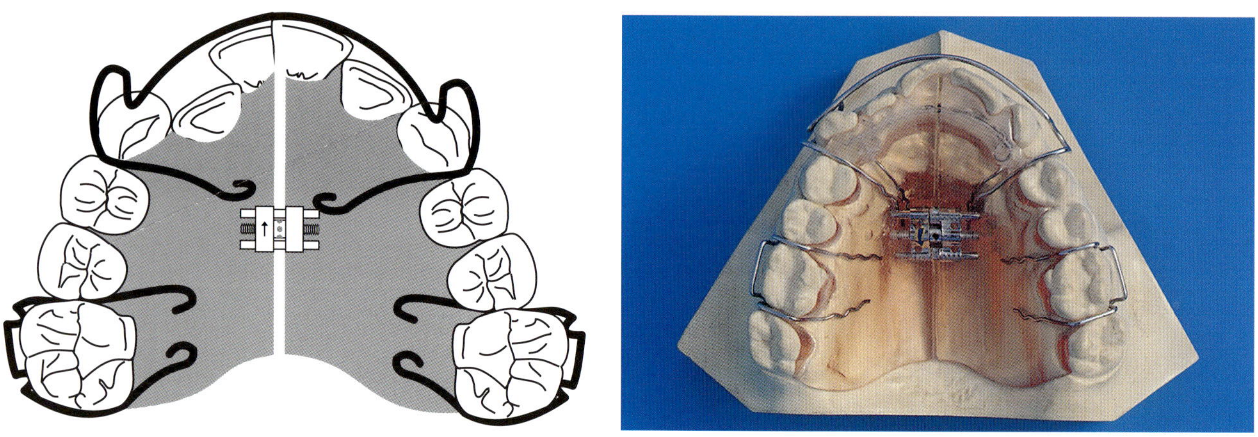

그림 2-70. A, 크기가 가장 큰 screw로 주로 상악의 측방 확대에 사용한다. B, Median screw. 좁은 상악궁을 확대하기 위하여 사용한다.

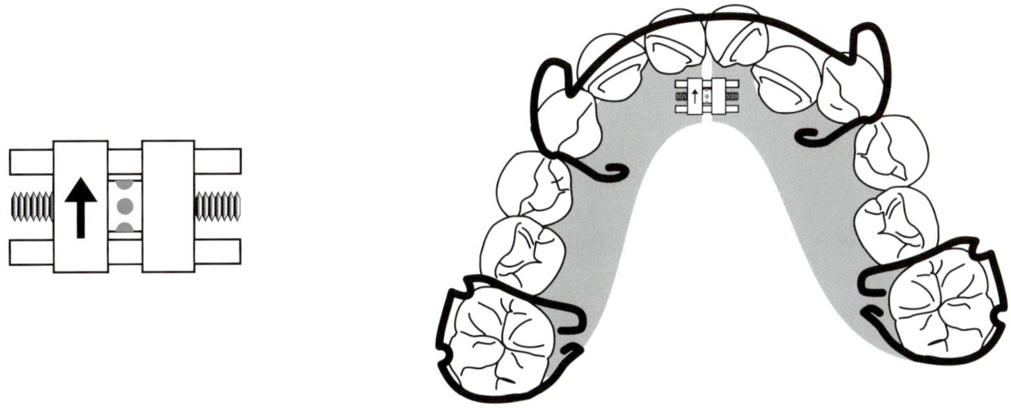

그림 2-71. Screw가 위치할 공간이 적은 경우 좀 더 작은 screw를 이용한다.

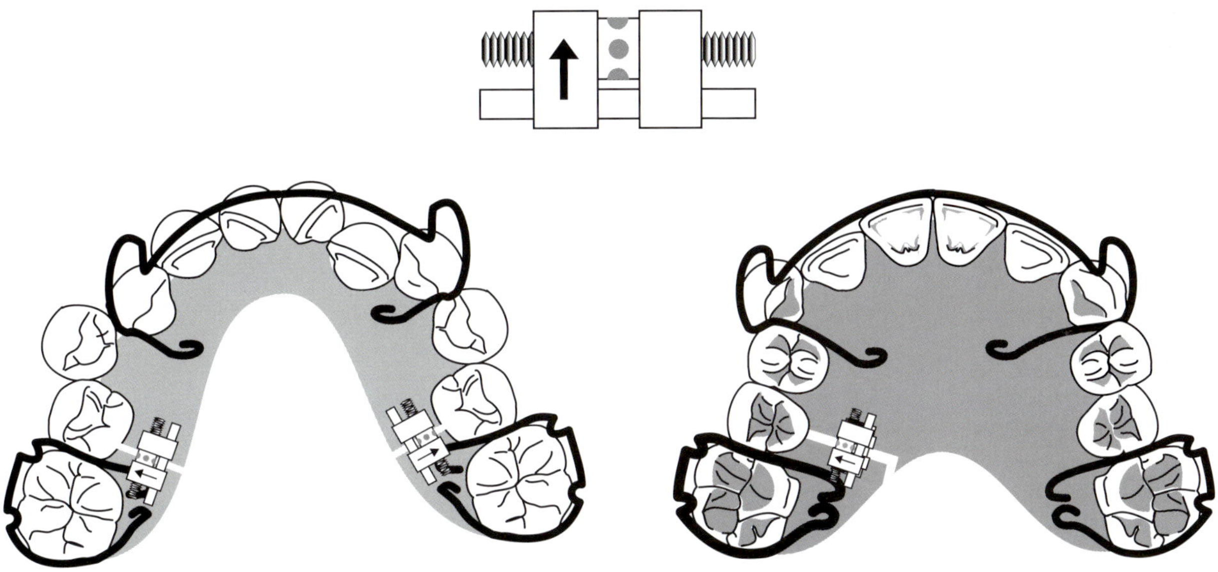

A

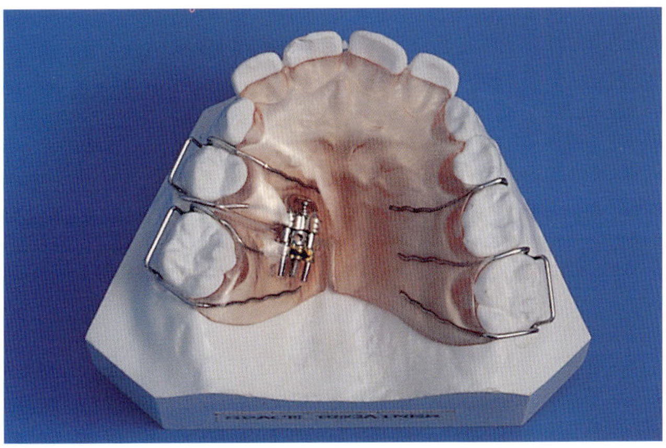

B

그림 2-72. **A,** Guide pin이 하나인 expansion screw로 주로 구치의 후방 이동에 사용한다. **B,** 상악 우측 제2소구치의 맹출 공간 확보를 위한 distal screw.

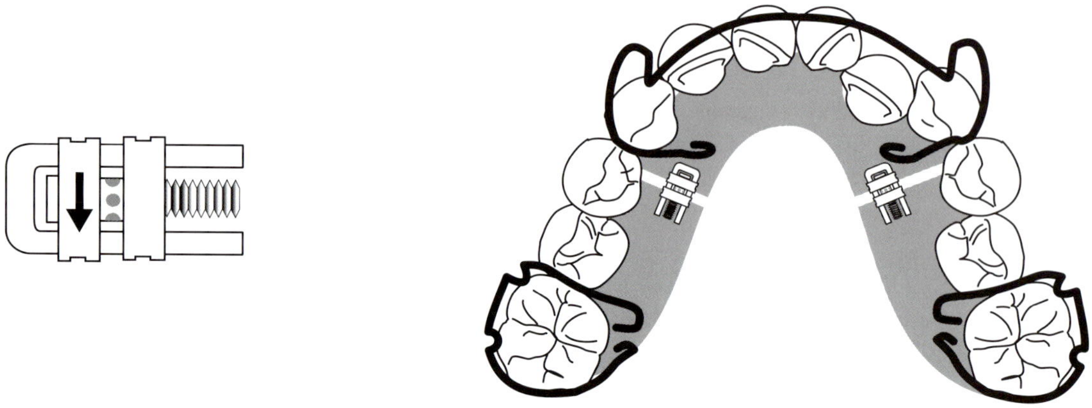

그림 2-73. Sectional expansion screw.

A

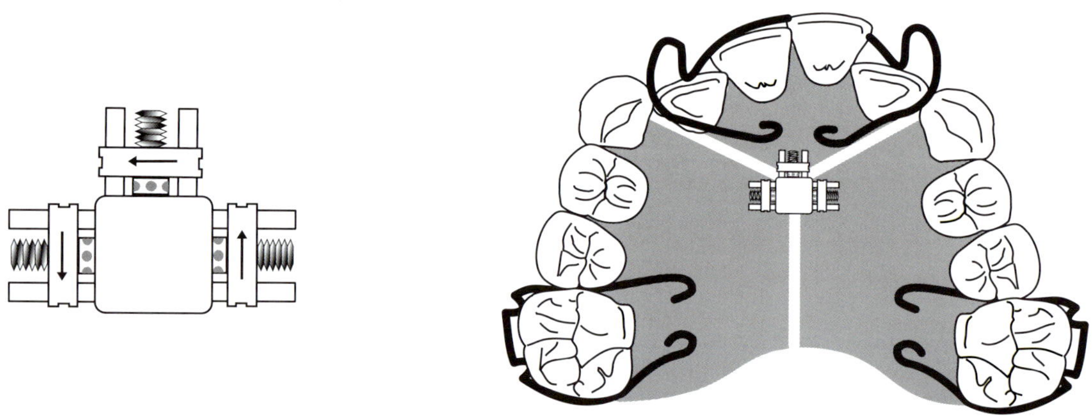

B

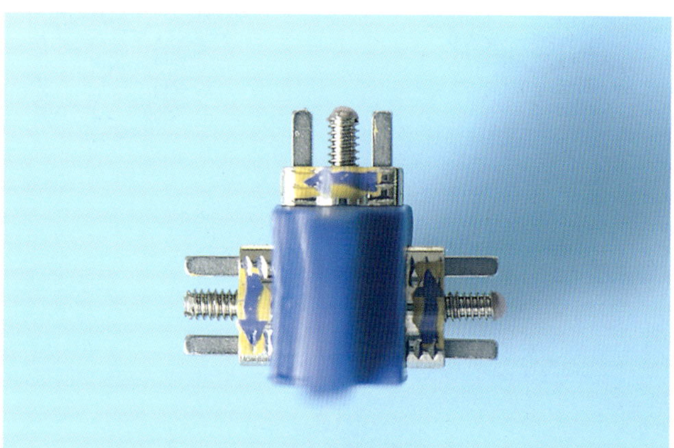

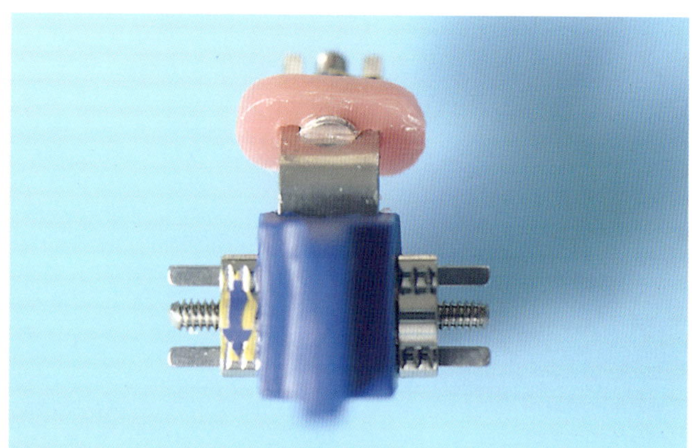

C

그림 2-74. A~C, Three dimensional screw. 전·후방 및 측방 확대가 동시에 필요한 경우 사용하며 screw는 교합평면과 평행하도록 위치시킨다.

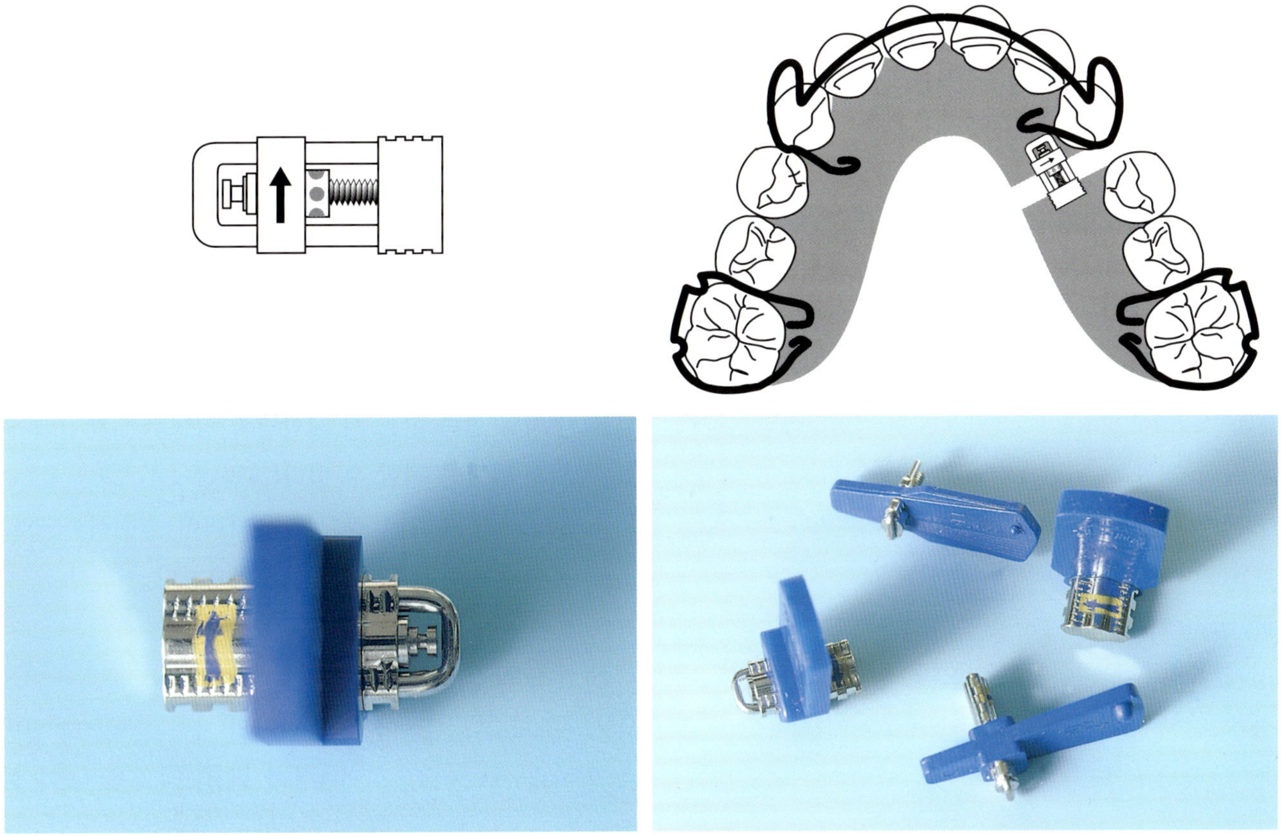

그림 2-75. A, B, Traction screw. 공간의 폐쇄가 필요한 경우 사용한다. C, 다양한 크기의 traction screw.

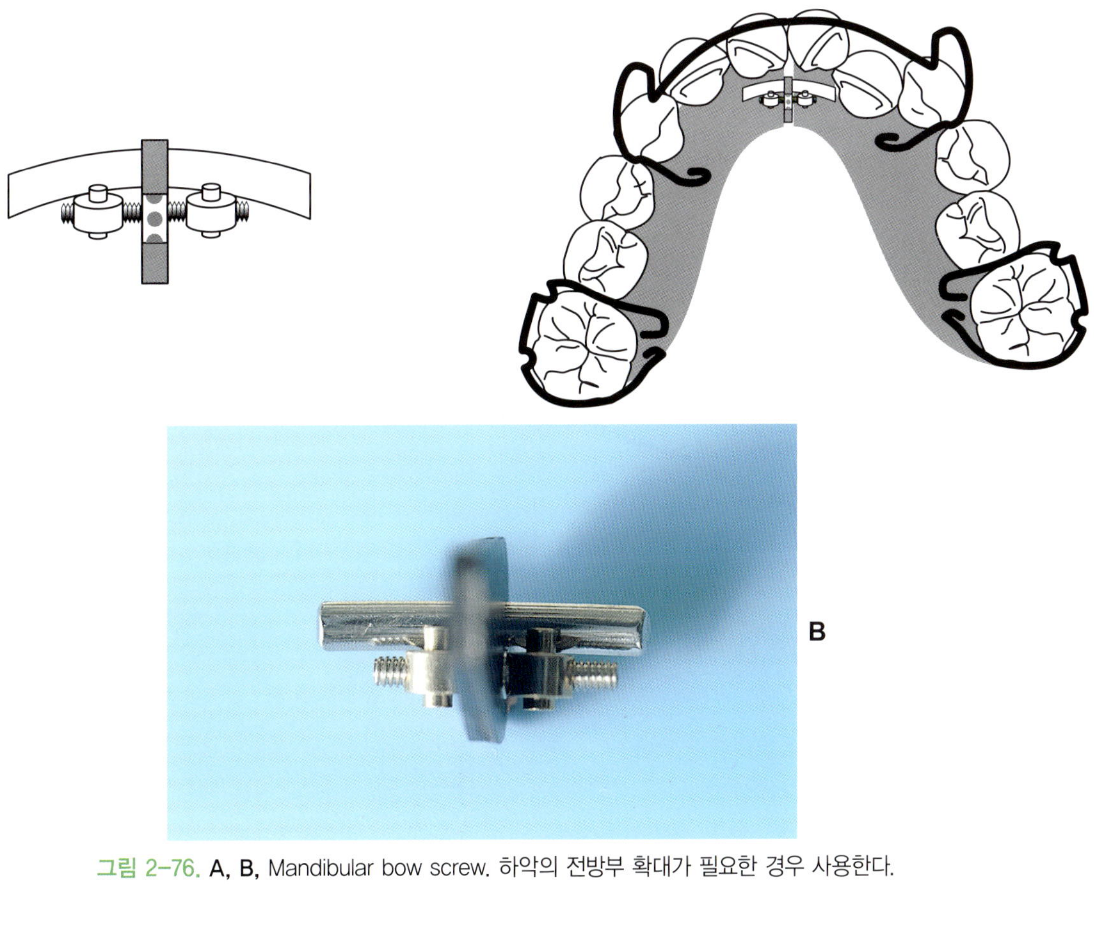

그림 2-76. A, B, Mandibular bow screw. 하악의 전방부 확대가 필요한 경우 사용한다.

4. Mandibular bow screw(그림 2-76): 하악의 전방부 확대가 필요한 경우 사용한다.
5. Fan type expansion screw(그림 2-77): 상악궁의 모양이 'V'자인 경우 부채 모양의 확대, 즉 전방부의 측방 확대가 필요한 경우 사용한다.
6. Piston spring screw(그림 2-78): 개개 치아의 이동이 필요한 경우 사용하며 내장된 coil에 의하여 지속적인 교정력을 발휘한다.
7. Norwegian plate screw(그림 2-79): 하악전돌증 환자의 치료를 위한 activator에 내장되는 screw로 상악 절치의 순측 이동에 이용되며 Weise Jack screw라고도 한다.
8. Hyrax expansion screw(그림 2-80): 가철식 교정장치의 범주에 속하지는 않으나 정중구개 봉합의 이개를 위한 rapid palatal expansion에 사용한다(그림 4-14C 참조).

Screw를 포함한 장치 제작 시 고려사항

1. 구치의 후방 이동을 위한 장치 제작 시 Curve of Spee에 따라 screw가 위치되어야 치아가 이동되면서 장치가 탈락하지 않는다(그림 2-82).
2. 구치의 후방 이동 시 악궁의 형태에 따라 screw를 배열한다. 만약 정중선과 일치시켜 배열하면 치아가 이동되면서 구치부 반대교합이 야기될 수도 있다(그림 2-83).
3. 구치의 협측 이동 시 교합면과 평행하게 배열해야 장치의 탈락을 피할 수 있다(그림 2-84).
4. Screw가 포함된 장치는 유지력이 필수적이므로 충분한 유지력을 위한 고려가 필요하다.

Screw의 임상 응용

제조회사나 상품에 따라 약간의 차이는 있으나 일반적으로 screw는 90° 회전(1/4회 회전) 시 0.2mm가 확장

A

B

C

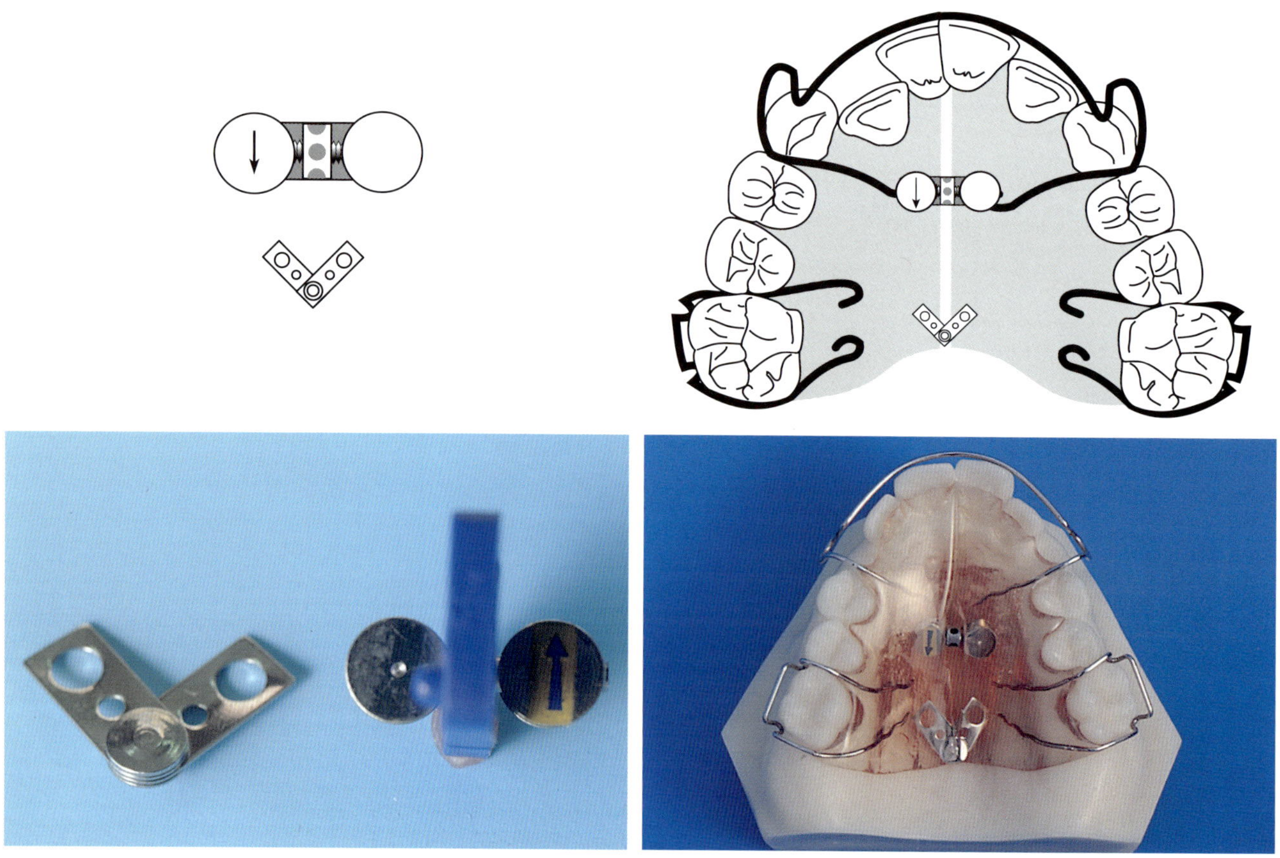

그림 2-77. A, B, Fan type screw. C, 상악의 전방부 확대를 위한 fan type screw.

되며 총 40회의 회전이 가능하여 8mm의 치아 이동이 가능하다(그림 2-86). 처음 장치의 장착 시에는 1주일에 1/4회 회전 정도로 천천히 확대를 시작하고 다음 내원 시 확대된 장치가 구강 내에 잘 적합되어 있다면 4~5일에 1/4회 회전 정도로 확대의 양을 증가시키는 것이 바람직하다. 만약 장치를 장착하지 않고 screw만을 돌렸거나 빠른 치아의 이동을 기대하여 너무 자주 돌린 경우 장치가 잘 맞지 않게 되므로 screw를 화살표와 반대 방향으로 회전시켜 다시 구강 내에 잘 적합되게 한다.

가철식 교정장치를 사용하는 어린 환자들은 screw를 돌리는 날을 잊거나 돌리는 방법을 이해하지 못하는 경우가 많으므로 보호자에게 충분한 설명을 해 주는 것이 필수적이다.

Elastic

Elastic은 수평피개교합의 감소와 공간 폐쇄를 목적으로 하는 labial hook 이외에는 active component로 자주 이용되지는 않는다. Elastic은 필요한 힘의 크기에 따라 선택하고 2~3일마다 교체하여 탄성이 유지되도록 한다(그림 2-34 참조).

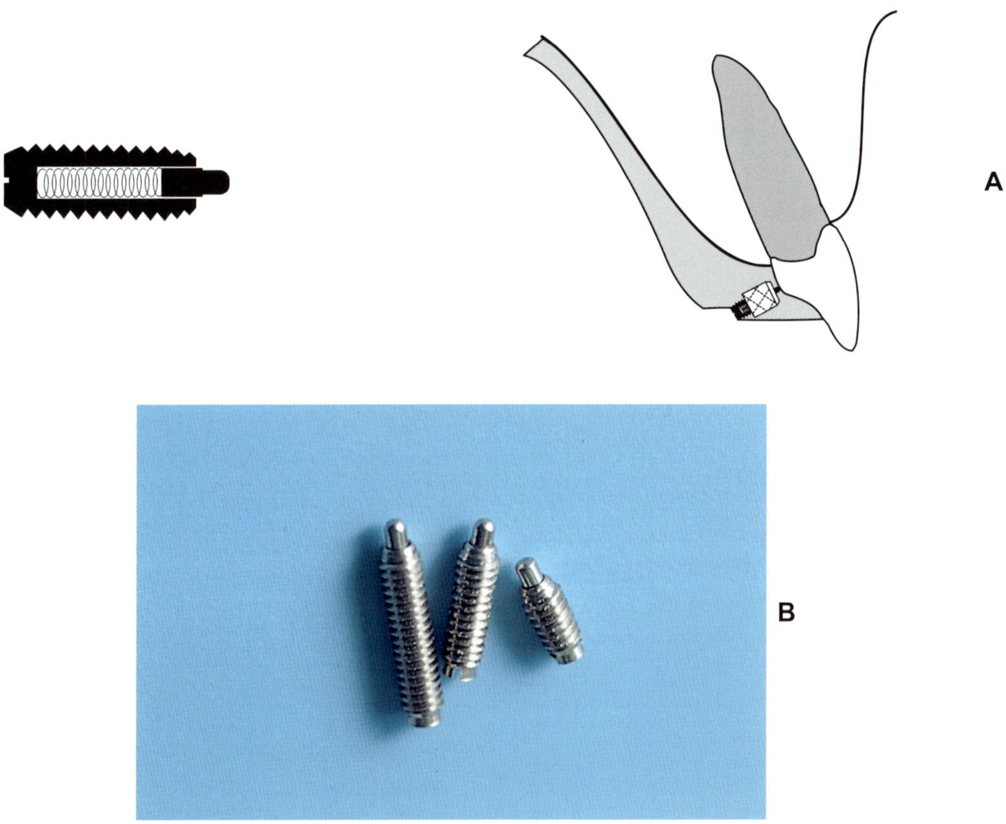

그림 2-78. A, B, 개개 치아의 이동에 이용되는 piston spring screw.

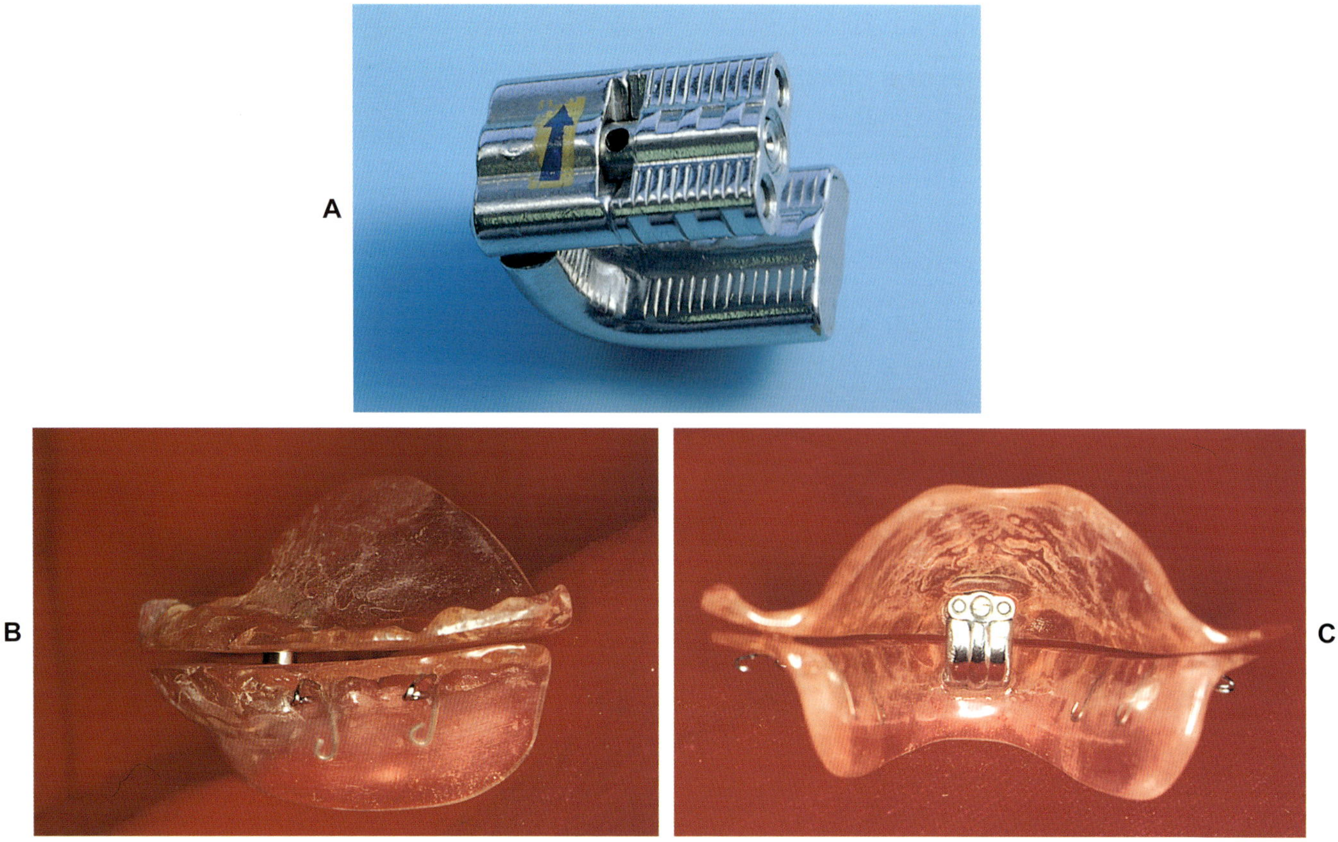

그림 2-79. A, Weise Jack screw. B, C, Weise jack screw를 이용한 Wunderer activator.

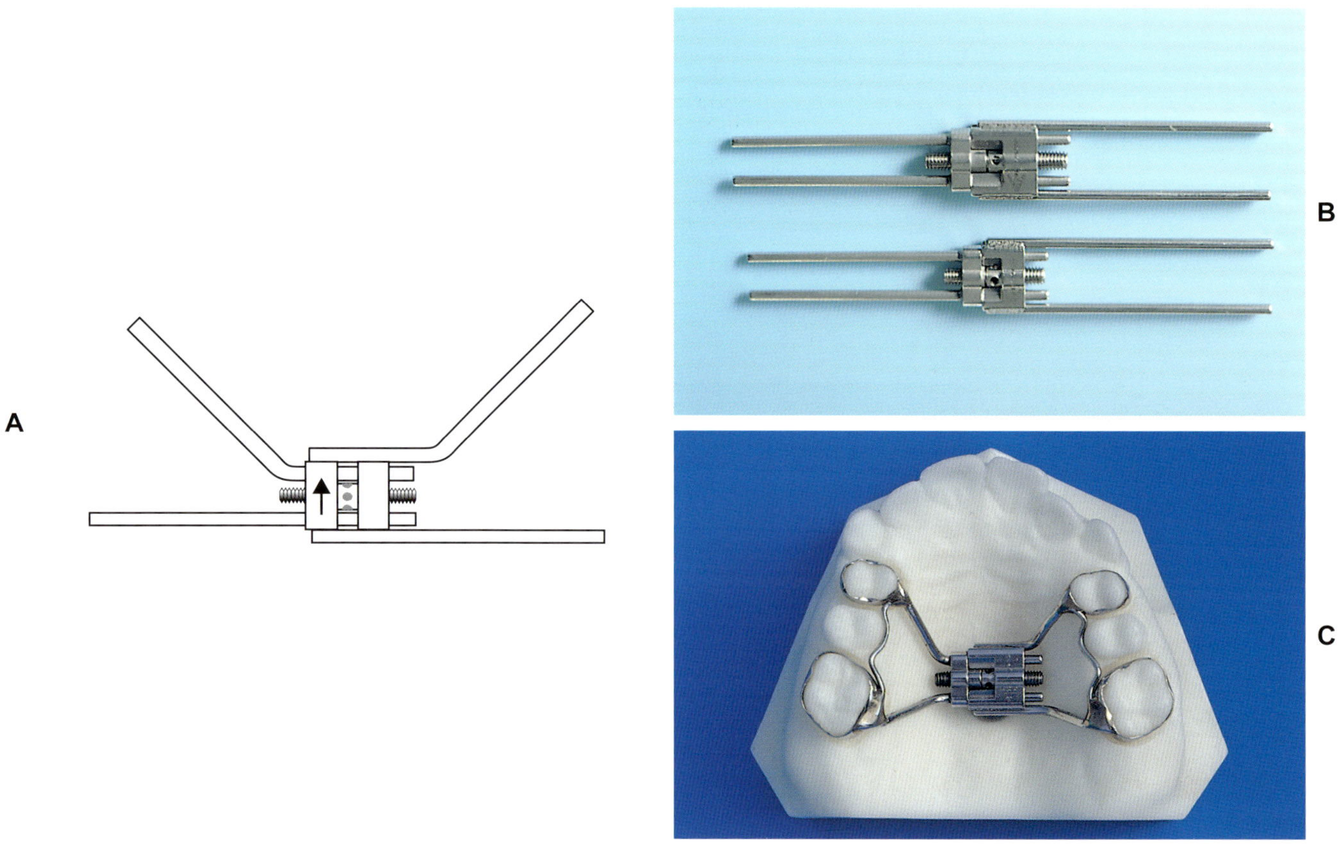

그림 2-80. A, B, Midpalatal suture의 이개에 이용하는 Hyrax screw. C, RPE 장치.

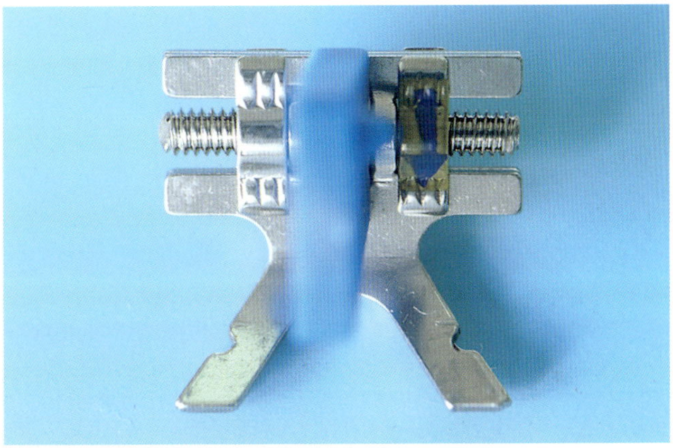

그림 2-81. Split activator에 사용하는 expansion screw.

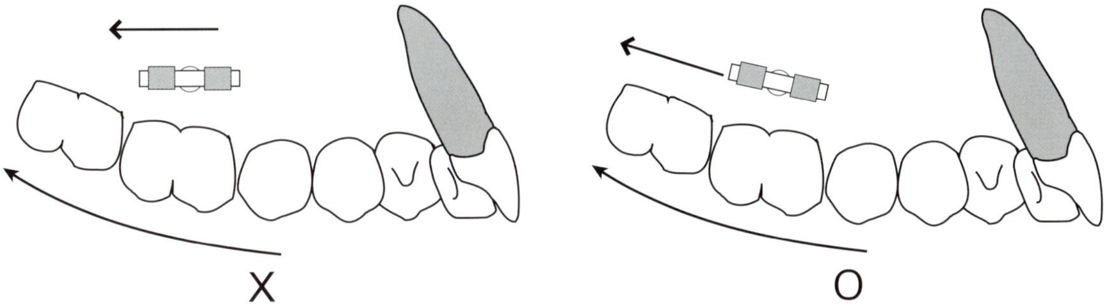

그림 2-82. Curve of Spee에 따라 screw를 위치시켜야 한다.

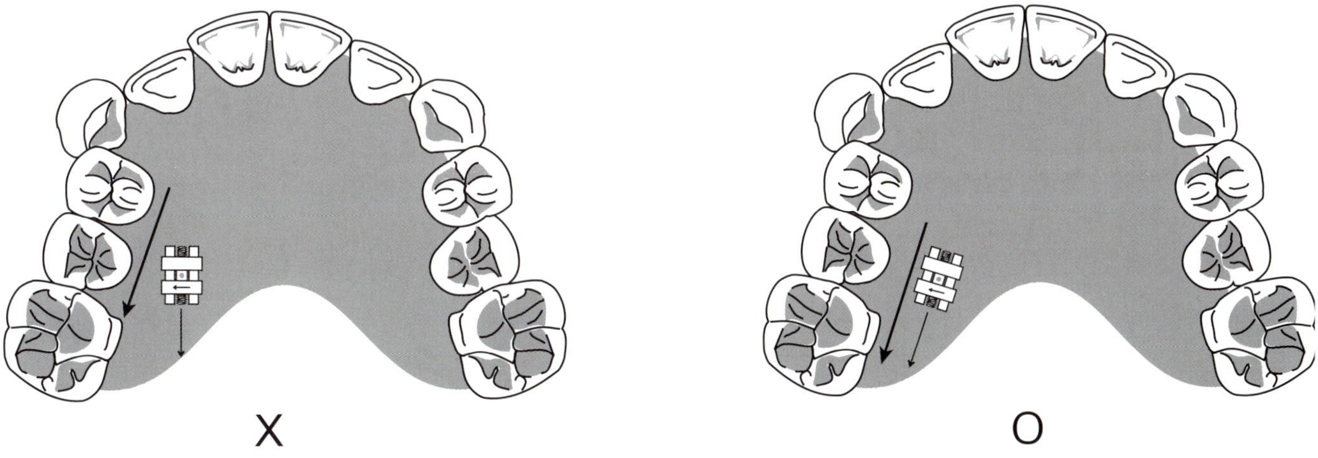

그림 2-83. 구치의 후방 이동 시 screw는 악궁 형태에 맞게 배열해야 한다.

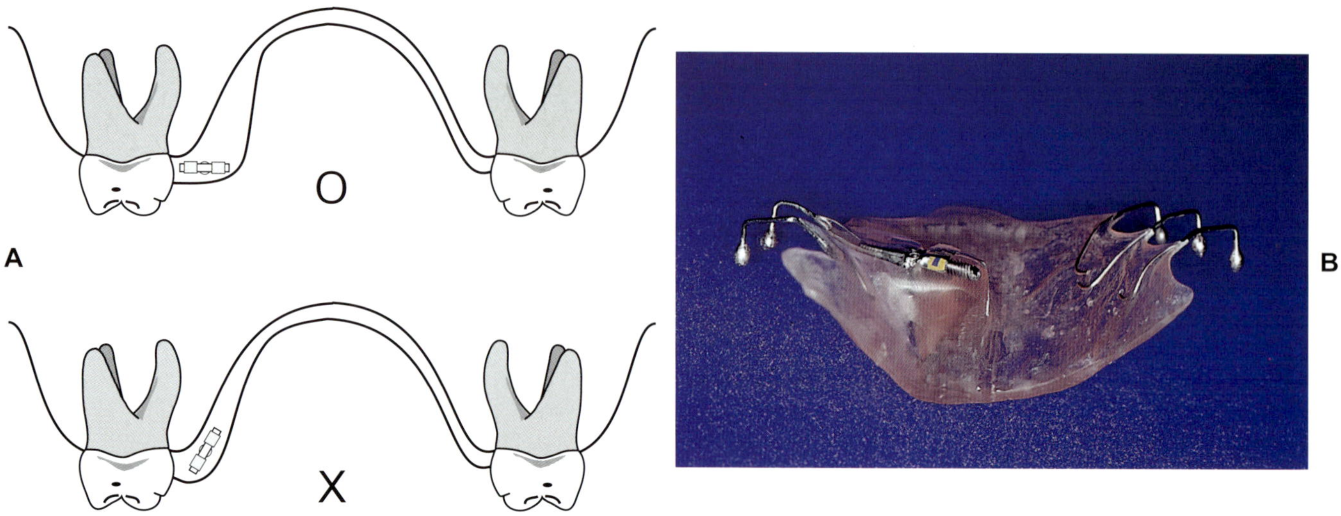

그림 2-84. A, 구치부 협측 이동 시 screw는 교합면과 평행하게 배열한다. B, 소구치를 협측으로 이동시키기 위한 장치.

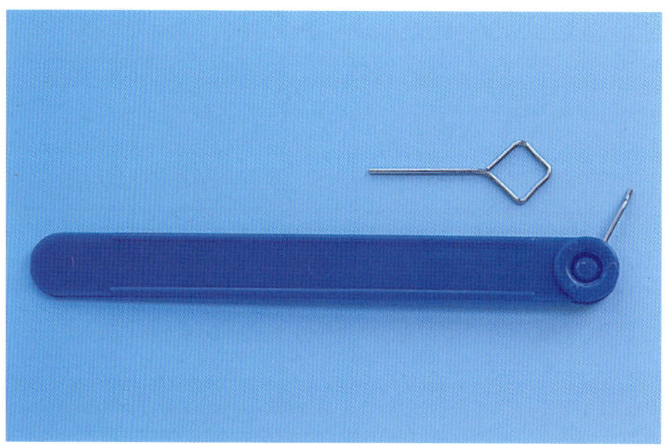

그림 2-85. Screw key. 손잡이가 달린 것은 구강 내에 고정된 RPE를 돌리도록 고안된 것이다.

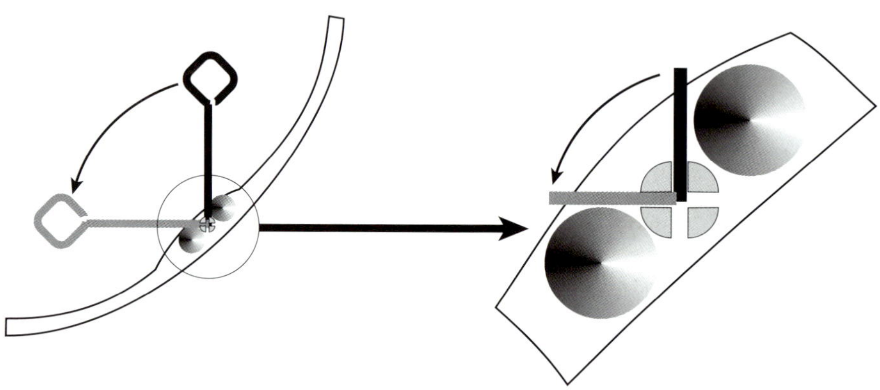

그림 2-86. Screw는 screw key를 이용하여 표시된 화살표 방향으로 90° 회전시킨다. 90° 회전 시마다 0.2mm씩 확대된다.

제3장

Inclined Plane

최신 가철식 교정치료학

Contemporary Removable Orthodontics

제3장 Inclined Plane

170여 년 전 Catalan에 의하여 소개된 inclined plane은 상악 전치의 설측 경사로 야기된 반대교합을 해소하는 데 이용되는 간단한 장치이다.

Inclined plane, Oppenheim splint, Hawley type inclined plane이 있다.

Inclined Plane

하악 전치부의 절단에 첨가된 resin에 설측 경사된 상악 전치를 교합시켜 교합력으로 변위된 상악 전치를 순측경사시키는 장치이다(그림 3-1). 영구치가 완전히 발육하지 않은 혼합치열기 환자에서 효과적이며 구강 내에서 직접 자가중합 resin을 이용하여 제작할 수도 있으나 대부분 작업모형상에서 제작한다.

적응증

1~2개 절치에 반대교합이 있으면서 수직피개교합이 깊고 치아가 이동될 충분한 공간이 있는 경우.

금기증

개방교합이거나 수직피개교합이 적은 경우.

하악 절치의 순측경사로 인한 반대교합 또는 골격성 부조화로 인한 반대교합.

임상 응용

가장 주의할 사항은 치료 기간이 6주를 넘지 않아야 한다는 것이다. Inclined plane을 사용하면 구치부가 교합되지 않는 상태로 있기 때문에 구치 맹출과 하악골의 후하방 회전을 야기하여 오랜 기간 장착하거나 피개교합이 적은 환자에서는 개방교합을 야기할 위험성이 있다(그림 3-2).

가철식으로 사용하기도 하지만 보통 협조를 얻기 힘들고 장치가 탈락, 분실되기 쉬우며 반대교합이 개선되면서 조기접촉으로 인하여 불편감이 야기될 수 있으므로 temporary cement로 접착하여 사용한다.

장치는 매주 검사하며 유동식을 지시한다. 또 장치 사용 중에는 외상 가능성이 증가하므로 격렬한 운동은 피하도록 한다.

A

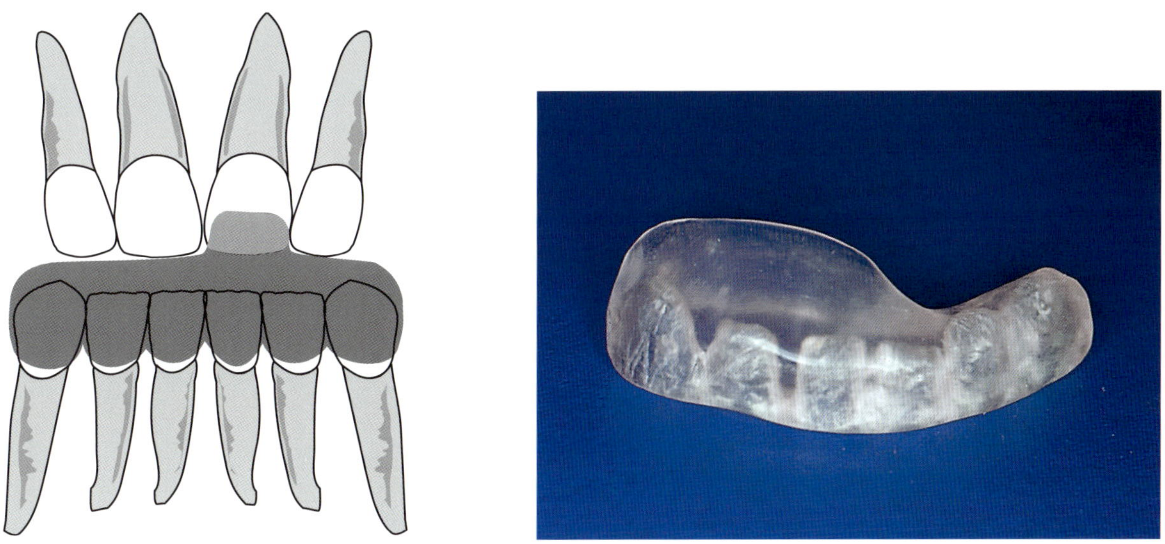

B

그림 3-1. A, B, inclined plane. 1~2개 치아의 반대교합 개선에 효과적이다. 하악 4전치나 6전치를 고정원으로 하고 장치와 gingival margin 간에는 1~2mm 정도의 간극을 두고 제작한다.

장치의 제작

하악 4전치나 6전치를 고정원으로 하여 반대교합을 해소하고자 하는 상악 치아에 균일하게 교합되도록 제작한다. 상악 전치가 닿는 사면은 45°로 조정한다(그림 3-3, 3-4).

Oppenheim Splint

TMJ 환자에서 이용하는 splint와 유사하며 resin이 없었던 시기에는 vulcanite로 제작하였고 교합되는 부분만 금을 이용하였다(그림 3-6). 그림 3-7과 같이 구치부는 전치부만 교합되도록 1mm 정도 삭제하며 반대교합이 개선되면서 교합이 이루어지면 구치부를 다시 삭제할 수 있다.

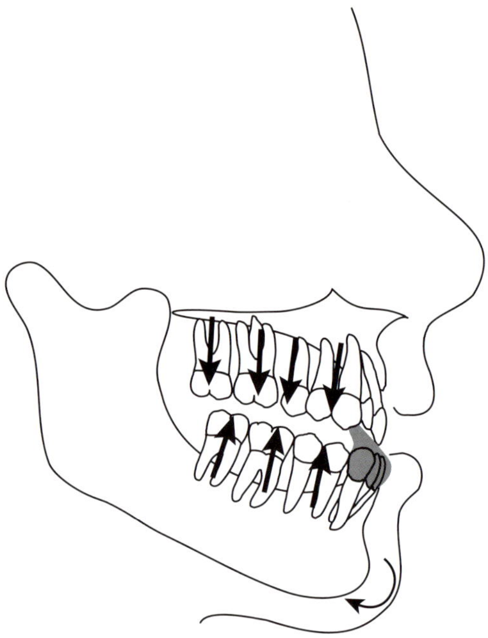

그림 3-2. 오랜 기간 inclined plane을 사용하면 구치의 맹출과 이에 수반된 하악골의 후하방 회전으로 개방교합이 생길 수 있으므로 6주 이상은 사용하지 말아야 한다.

Hawley Type Appliance With Inclined Plane

Hawley type appliance에 inclined plane이 첨가된 형태이며(그림 3-8, 3-9), 경우에 따라 구치부 bite plane이 첨가될 수도 있다.

Inclined plane에 의한 상악 절치의 순측 이동과 함께 labial bow의 activation으로 하악 절치의 설측 이동을 도모할 수 있다(그림 3-10).

세 종류의 inclined plane에 대하여 살펴보았다. 이러한 장치들은 저작력을 이용하는 장치이므로 식사 중에도 장치를 장착하는 것이 효과적이며 저작의 어려움에도 불구하고 대개 2~3일 내에 잘 적응한다.

반대교합의 개선은 경우에 따라 수일에서 수주일이 넘게 걸릴 수도 있다. 반대교합이 end to end 관계 이상으로 개선되지 않거나 수직피개교합이 적은 경우에는 상악 절치부를 순측으로 이동시키는 spring이나 screw와 구치부의 bite plate가 포함된 장치가 고려될 수 있다(그림 3-11, 그림 2-55, 2-56, 4-10 참조).

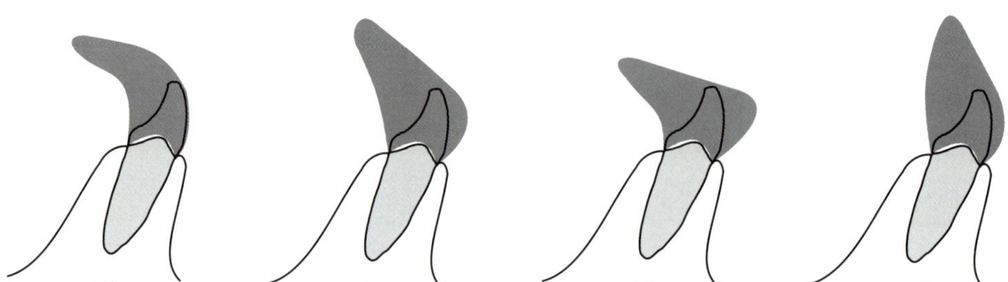

그림 3-3. 상악 전치가 닿는 inclined plane의 사면은 45° 정도로 제작해야 한다. A, 너무 설측으로 치우치도록 제작되었다. B, 45° 정도로 적절하게 제작되었다. C, 너무 작은 각도로 제작되었다. D, 경사가 너무 급하게 제작되었다.

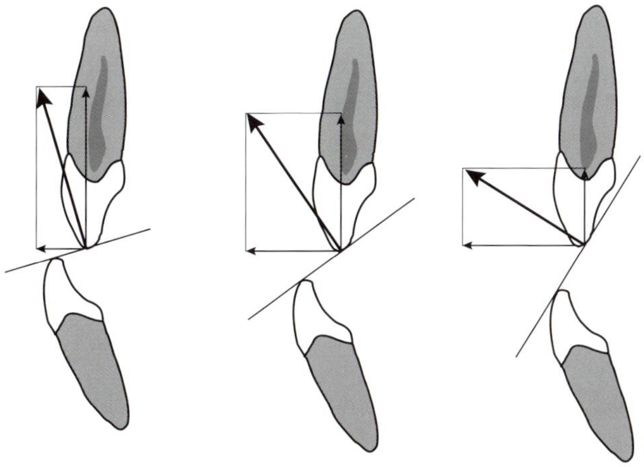

그림 3-4. Inclined plane의 기울기가 크면 상악 전치를 순측경사시키는 힘이 커진다.

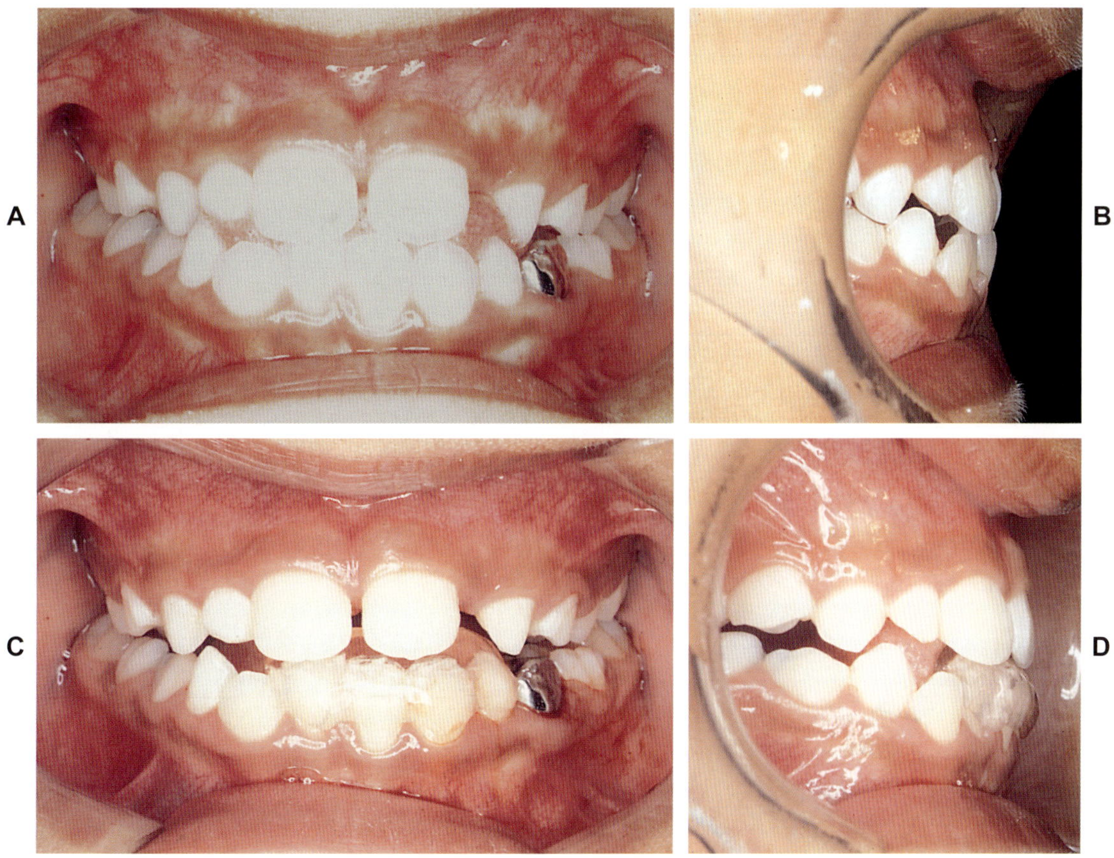

그림 3-5. A, B, 좌측 중절치에 반대교합이 있고 수직·수평피개교합이 적다. C, D, 반대교합을 개선하기 위하여 inclined plane을 사용하였다. 상악 절치가 균일하게 장치와 교합하고 있다. *(계속)*

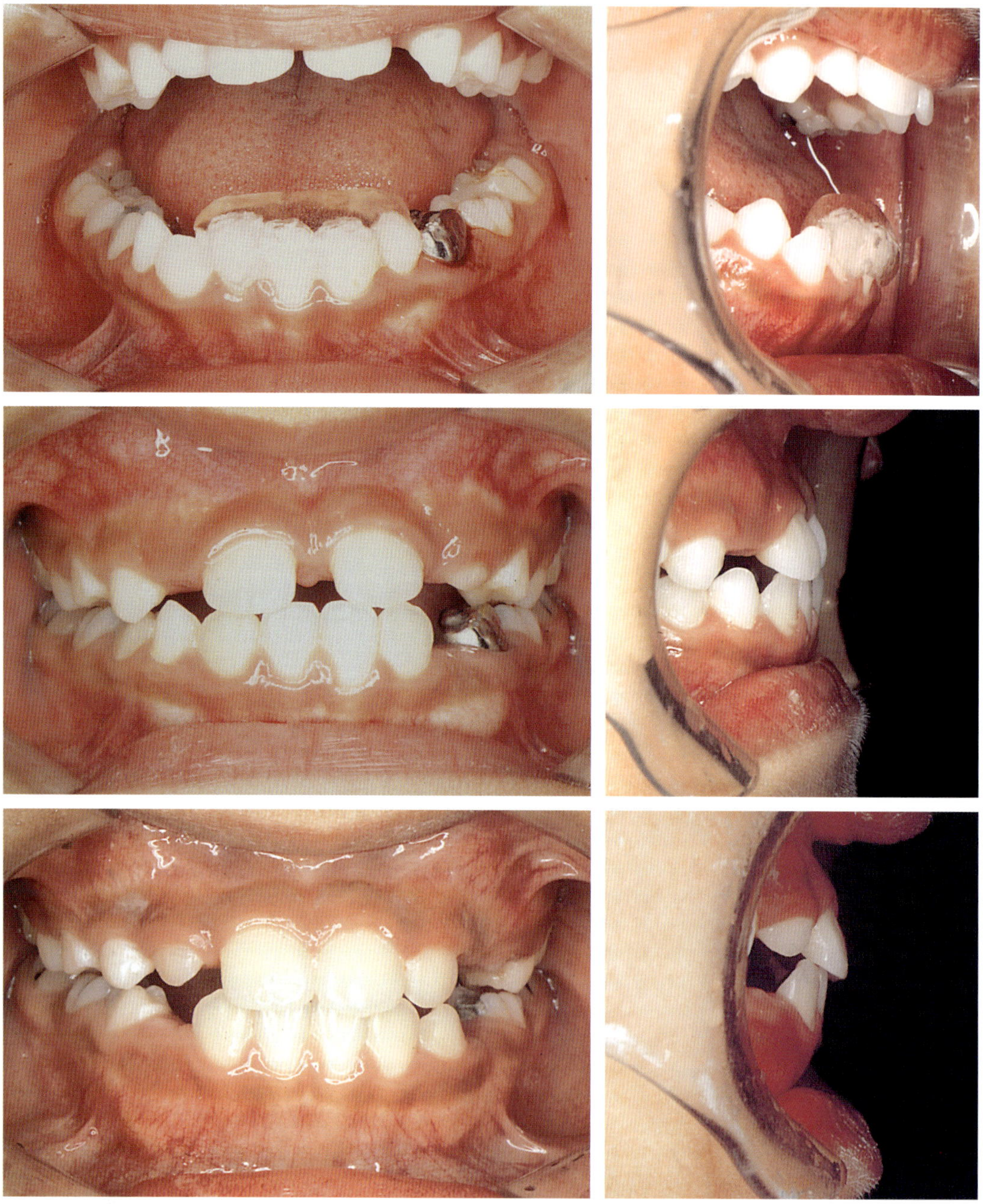

E F G H I J

그림 3–5. *(계속)* E, F, 장치의 사면이 적절하게 제작되었다. G, H, 장치 사용 4주 후의 모습으로 반대교합이 개선되고 수평피개교합도 증가되었다. I, J, 10개월 후의 사진으로 적절한 수평·수직피개교합이 형성되었다.

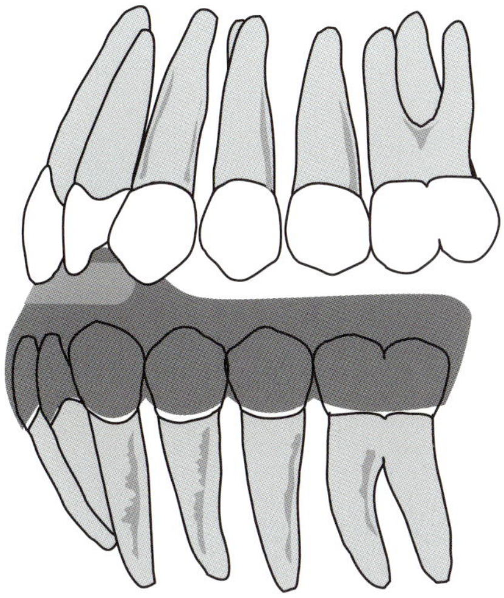

그림 3-6. 초기의 Oppenheim splint. 본체는 vulcanite, 상악 전치가 닿는 부위는 금으로 제작되었다.

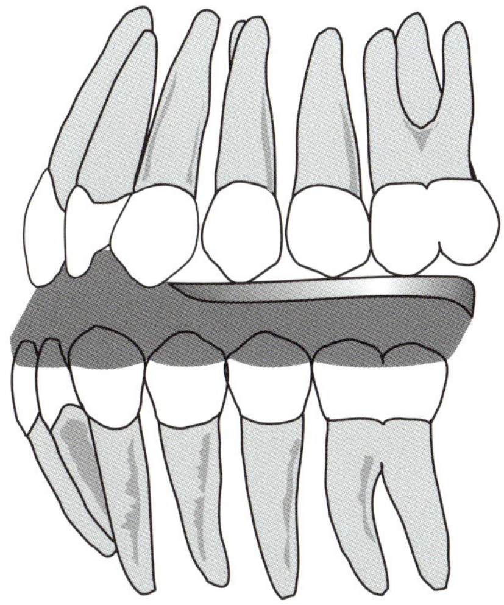

그림 3-7. Resin으로 제작한 Oppenheim splint. Vulcanite와는 달리 resin은 탄성이 없으므로 치아의 최대 풍융부 상방의 교합면 부위만을 덮도록 제작한다. 대부분 유지력이 충분하여 clasp는 필요 없다. 구치부는 1mm 정도 삭제하여 구치가 교합되지 않도록 한다.

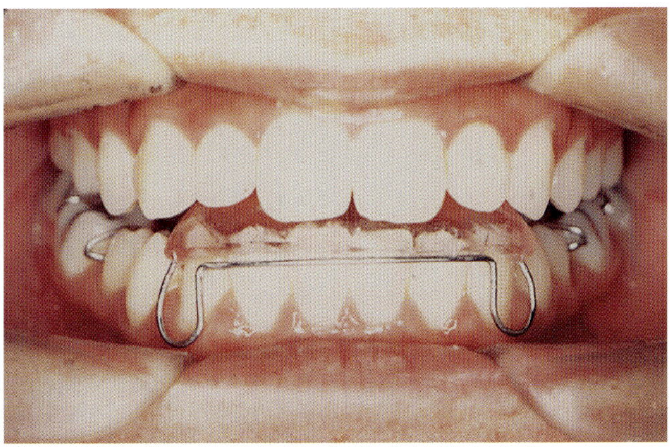

그림 3-8. Hawley type appliance with inclined plane.

A

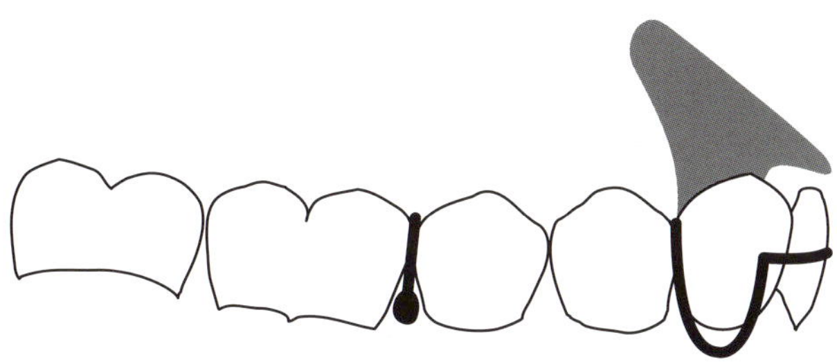

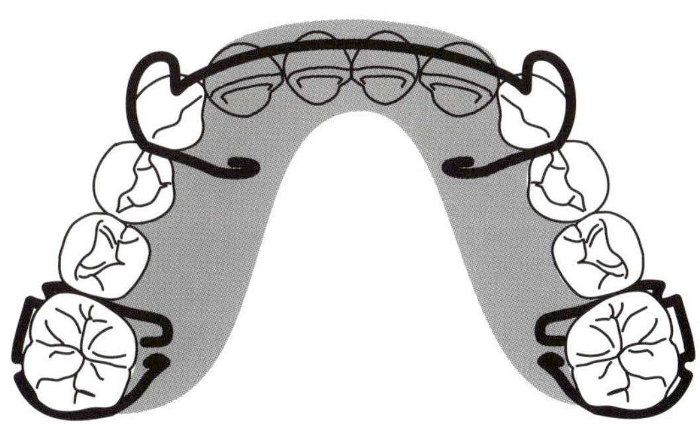

B

그림 3-9. A, 측면에서 본 Hawley type appliance with inclined plane. B, 교합면에서 본 Hawley type appliance with inclined plane.

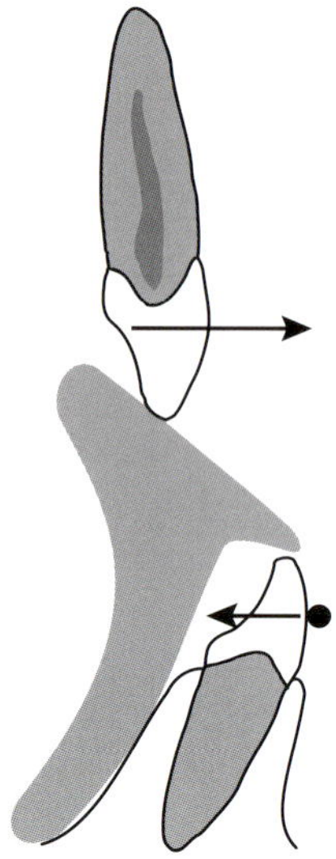

그림 3-10. Hawley type appliance with inclined plane. 상악 절치의 순측 이동과 함께 labial bow를 activation 하여 하악 절치를 설측 경사시킬 수 있다.

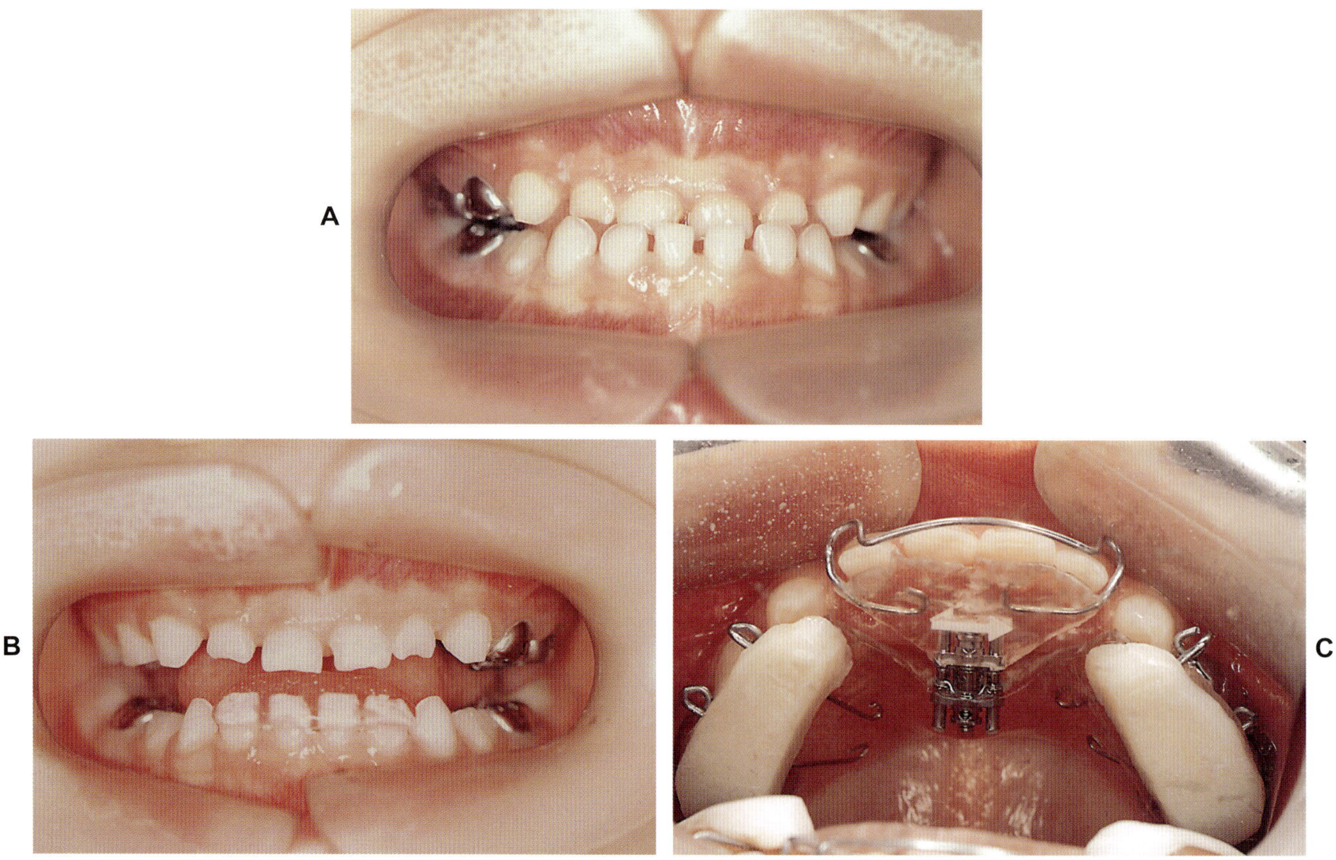

그림 3-11. A, 전치부의 반대교합을 보인다. B, Inclined plane을 사용하였다. C, 단시간 내에 반대교합이 해소되지 않아 4절치를 순측경사시키는 장치(A-P screw)를 사용하고 있다. 4절치가 모두 반대교합 상태에 있기 때문에 inclined plane으로 개선되기는 어렵다.

제 4 장

Bite Plane

최신 가철식 교정치료학

Contemporary Removable Orthodontics

제4장 Bite Plane

Base plate가 교합면으로 연장된 것이 bite plane(또는 bite plate)이다. Bite plane은 교합간섭에 의하여 치아 이동이 방해되는 경우 또는 수직피개교합의 조절이 필요한 경우 사용한다. Anterior bite plane과 posterior bite plane(그림 4-1)이 있으며 악기능장치의 일부로도 응용된다.

Anterior Bite Plane

Anterior bite plane(그림 4-2)은 상악 전치의 구개쪽 base plate를 두껍게 형성하여 구치부는 교합되지 않으면서 하악 전치가 균일하게 교합되도록 한다.

적응증

1. 구치의 맹출이 불충분하고 freeway space가 크며 과개교합을 가지는 혼합치열기의 제Ⅱ급 부정교합 환자의 과개교합 개선을 위하여 사용한다(그림 4-3, 제9장 증례 3 참조).

   대부분 본격적인 교정치료에 앞서 교합의 이개(bite raising)의 목적으로 사용하며 성장이 종료된 성인 환자에서도 교합의 이개를 얻을 수 있지만 대부분 하악의 위치가 변하여 생기는 현상이므로 본래의 상태로 회귀하기 쉽다.

2. 구치의 협설측 이동 시 교합간섭을 배제하기 위하여 사용한다.

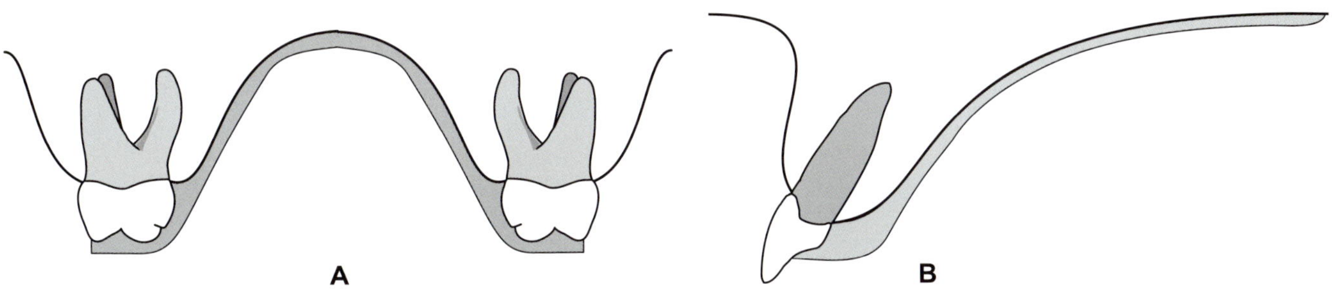

그림 4-1. Posterior bite plane(**A**)과 anterior bite plane(**B**).

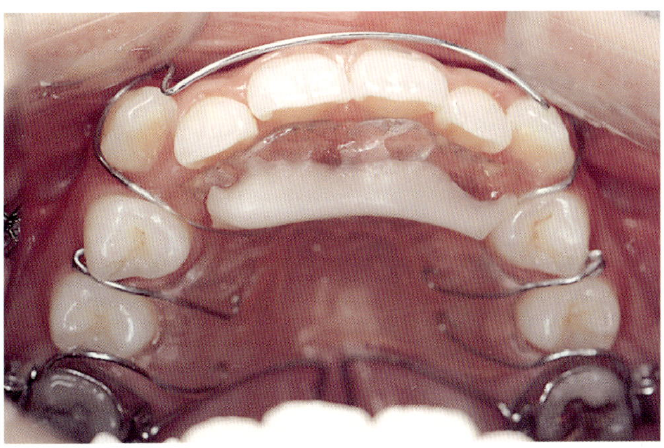

그림 4-2. Anterior bite plane. Self curing resin으로 하악 전치가 균일하게 교합되도록 조정하였다.

3. 측두하악관절의 통증이 있는 경우 이를 해소하기 위하여 사용될 수 있다.

작용 원리

구치가 정출되고 하악골이 후하방 회전되어 과개교합이 개선된다. 전치의 압하는 거의 일어나지 않는다(그림 4-3, 4-4).

제작 방법

구개측 base plate를 두껍게 제작하고 chair side에서 self curing resin을 이용하여 하악 전치가 균일하게 교합될 수 있도록 한다(그림 4-2, 4-8). 교합기상에서의 교합조정도 가능하나 chair side에서의 조절은 반드시 필요하다.

임상 응용

교합지를 이용하여 구치부가 1~2mm 정도 이개되고 하악 전치가 균일하게 교합되도록 한다. 구치부의 이개량이 부족하다면 self curing resin을 첨가하고 dough stage에서 교합시켜 indentation이 생기도록 한 후 조정한다. 1~2mm 정도의 구치부 이개는 큰 불편감 없이 장치를 장착하고 음식물을 섭취할 수 있는 정도이나(그림 4-5A) 이개량이 커지면 사용하기 불편해진다(그림 4-5B).

장치는 3~4주마다 검사한다. 장치의 유지력을 검사하고 labial bow는 절치부에 약하게 접촉하도록 하여 교합 시 하악 절치에 의하여 생길 수 있는 상악 절치의 순측경사를 막도록 한다(그림 4-6). 상악 절치의 설측 경사가 필요한 경우라면 설측의 resin을 삭제하

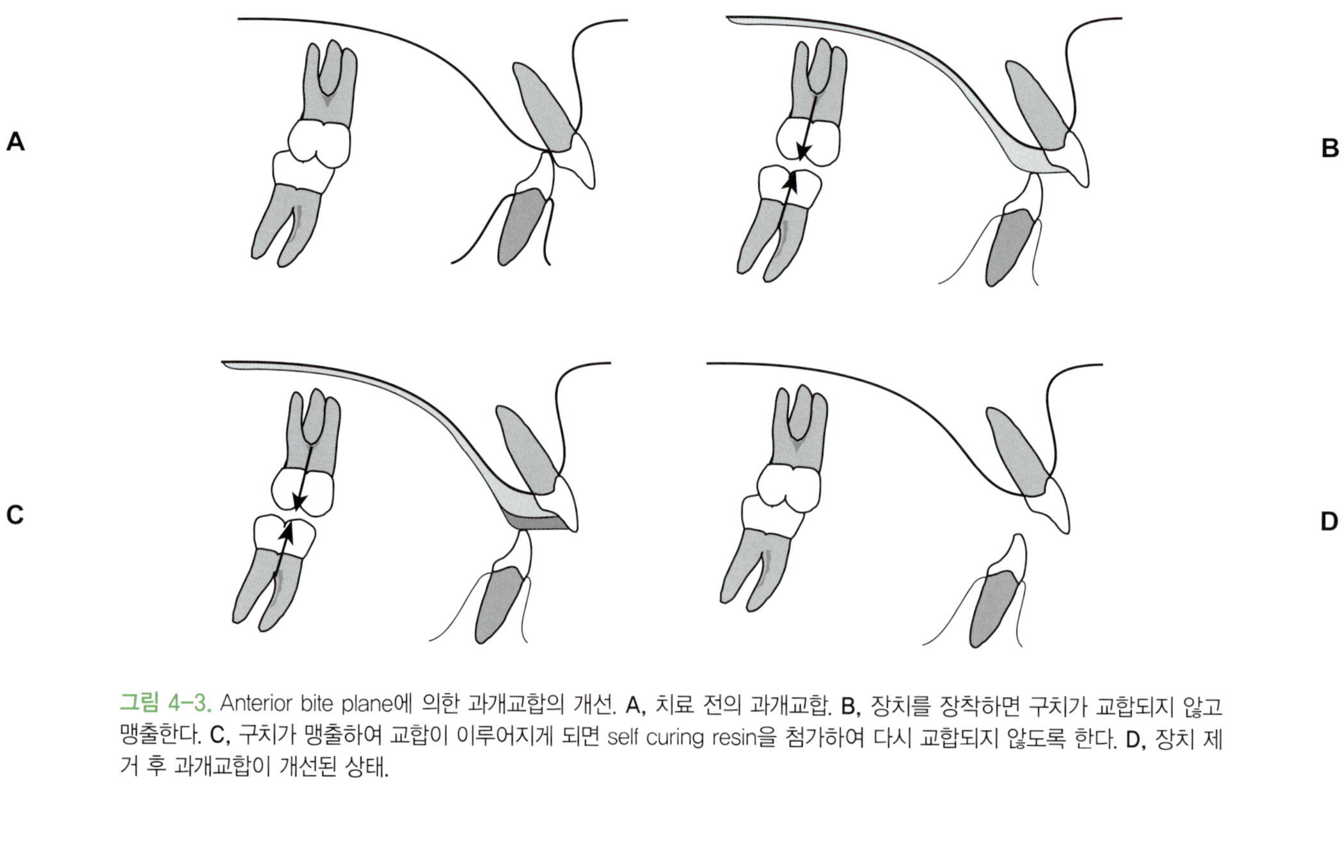

그림 4-3. Anterior bite plane에 의한 과개교합의 개선. A, 치료 전의 과개교합. B, 장치를 장착하면 구치가 교합되지 않고 맹출한다. C, 구치가 맹출하여 교합이 이루어지게 되면 self curing resin을 첨가하여 다시 교합되지 않도록 한다. D, 장치 제거 후 과개교합이 개선된 상태.

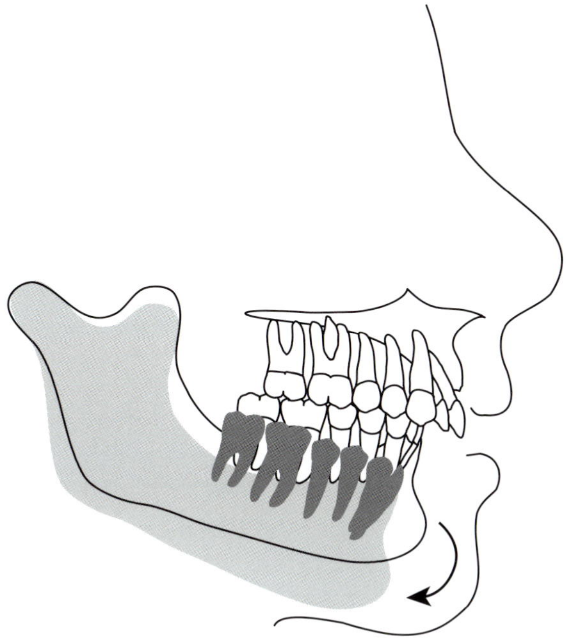

그림 4-4. Anterior bite plane의 효과. 구치의 맹출로 하악골이 후하방 회전함에 따라 과개교합의 개선과 전안면 고경의 증가, B point의 후하방 이동이 수반된다.

A 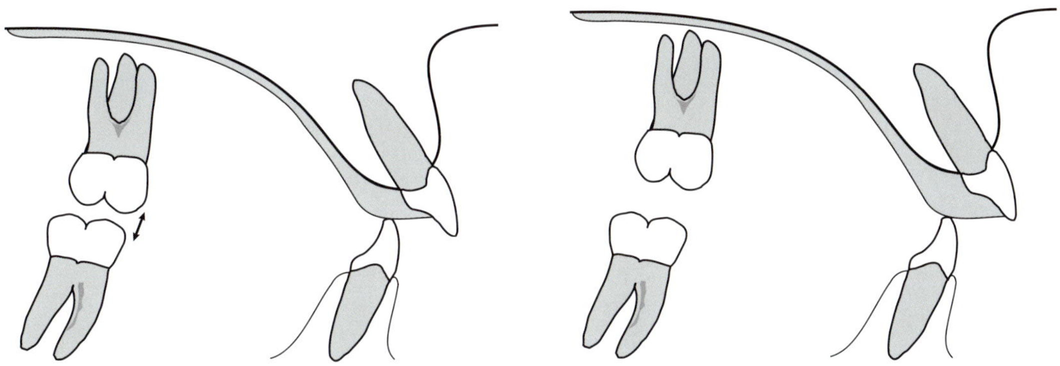 B

그림 4-5. A, 구치부가 1~2mm 정도 이개되도록 한다. B, 구치의 이개량이 너무 크면 불편감을 야기한다.

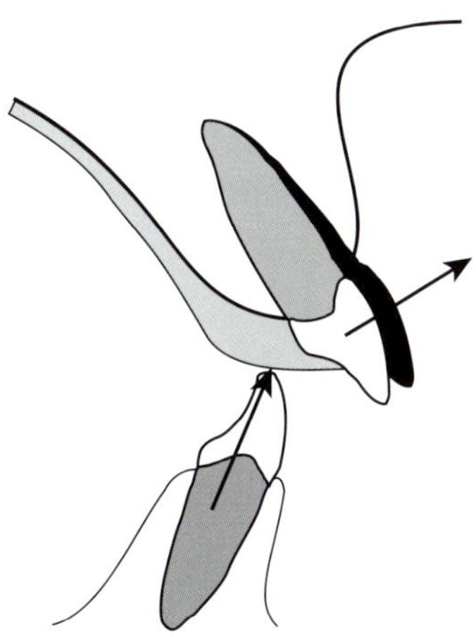

그림 4-6. 하악 절치가 교합하면 구개측의 연조직이 눌리면서 상악 절치가 순측 경사된다. 이를 막기 위해서는 labial bow를 설계한다.

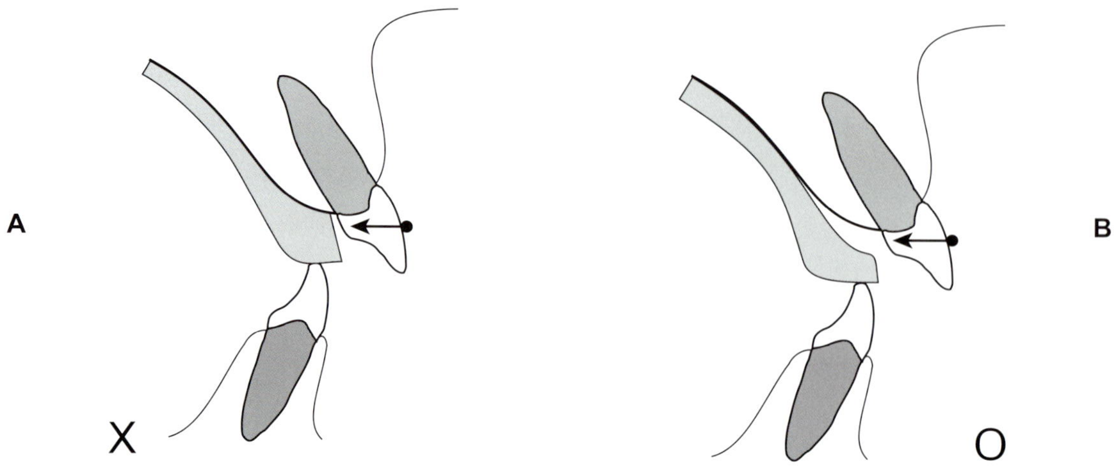

그림 4-7. 과개교합의 개선 후 labial bow의 activation과 base plate의 삭제로 상악 절치를 후방경사시킬 수 있다. A, 치아가 이동될 공간이 부족하며 음식물 등에 의한 염증이 생기기 쉽다. B, 치아가 이동될 공간이 충분하다. 치은연(gingival margin)에서 7mm 정도 근단 쪽으로 삭제한다. 하악 절치는 계속 장치와 교합되도록 한다.

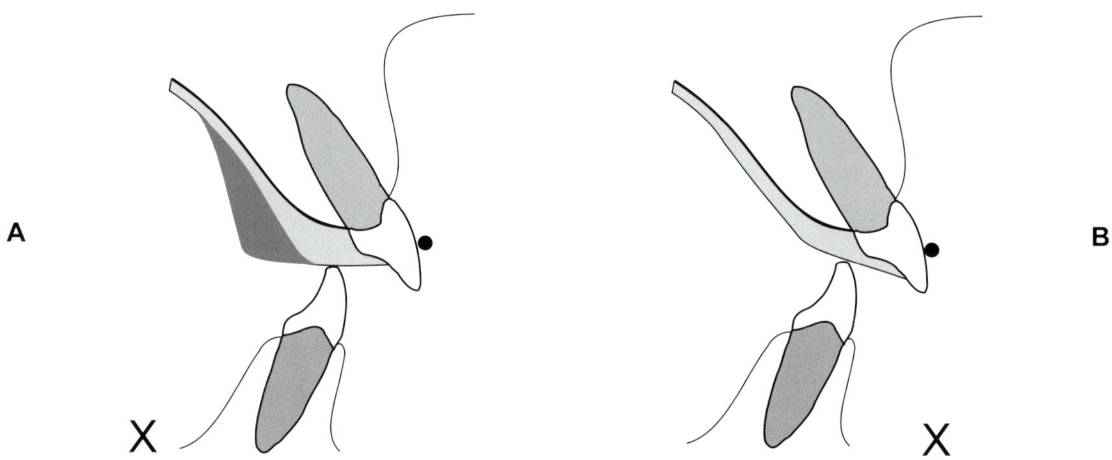

그림 4-8. 잘못 제작된 bite plane. A, 하악 전치가 접촉되지 않는 부위는 삭제하여 장치의 부피를 최소화한다. B, Bite plane은 교합면과 평행하여야 하며, 후방으로 경사지면 하악골이 후방으로 후퇴된다.

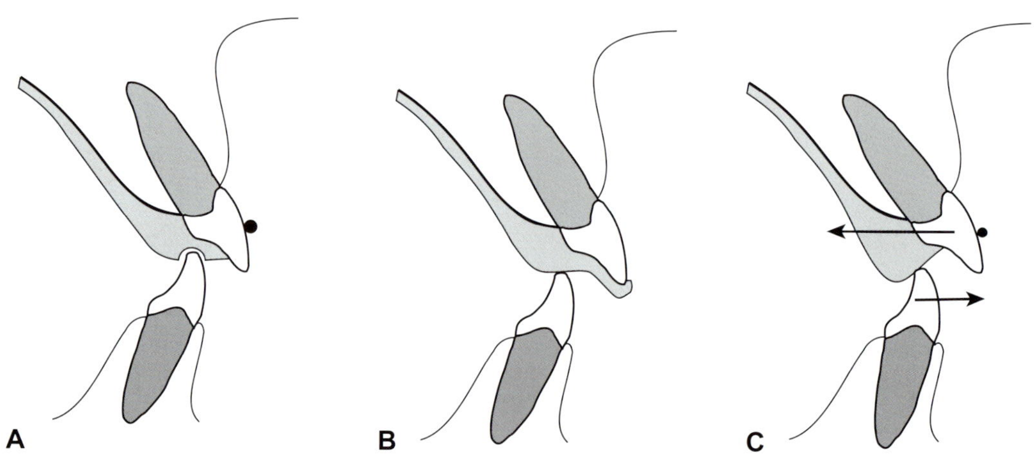

그림 4-9. 다양한 종류의 anterior bite plane. A, 하악의 위치를 고정시키기 위한 groove가 있는 bite plane. B, Labial wire 대신에 절단연을 resin으로 덮는 sved bite plane. 상악 전치의 이동이 방지된다. C, Inclined anterior bite plane. 과개교합을 개선하며 교합 시 장치의 경사면에 의하여 하악골은 전방 위치되고 장치에는 후방 이동되려는 힘이 발생하여 상악 전치는 후방 이동, 하악 전치는 전방경사된다.

고 labial bow를 activation 한다(그림 4-7). 장치 조정 후 구강 내에서 장치를 제거하고 교합의 이개 정도를 판단한다. 교합의 이개 정도가 크고 구치부에서 교합이 이루어지기 시작했다면 self curing resin을 첨가하여 구치의 이개량을 조절한다(그림 4-3 참조). 장치를 잘 사용했다면 bite plane이 닳아 있는 흔적을 볼 수 있다. 대부분 6~12개월 정도면 효과를 얻을 수 있으며 효과가 없다면 다른 방법을 고려해 보는 것이 바람직하다. 교합의 이개를 만족할 만한 수준으로 얻은 경우에는 구치부의 교합이 안정되어 다시 피개교합이 깊어지지 않는 것을 확인한 후 장치의 사용을 중단한다.

환자의 상태에 따라 anteriur bite plane을 변형할 수 있다(그림 4-9).

Posterior Bite Plane

Posterior bite plane은 수직피개교합의 조절이 필요한 경우 또는 치아의 이동이 교합간섭에 의해 방해되는 것을 피하기 위하여 사용되며 고정식 장치와 함께 사용하기도 한다.

적응증

1. 전치부의 반대교합 개선 시 생기는 교합간섭을 피하기 위한 것(그림 4-10~4-12, 그림 2-58B 참조)
2. 악궁의 측방 확대 시 교합력에 의한 치아 이동의 장애를 제거하기 위한 것(그림 4-13)

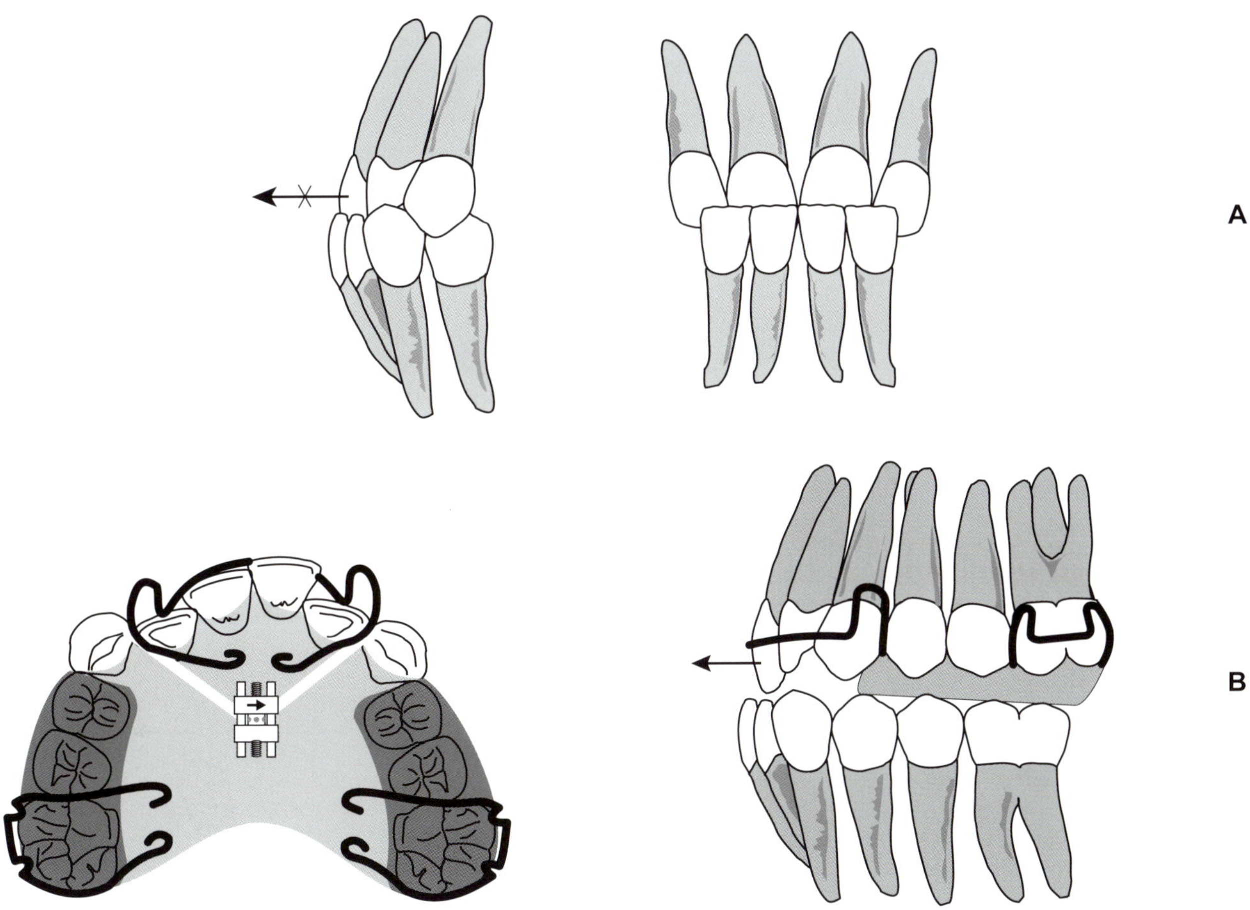

그림 4-10. A, 반대교합 상태의 상악 절치가 전방으로 이동됨에 따라 교합간섭이 생겨 치아 이동이 제한되거나 외상성 교합이 생길 수 있다. B, 구치부의 bite plane을 사용하면 교합간섭이나 외상성 교합을 피할 수 있다.

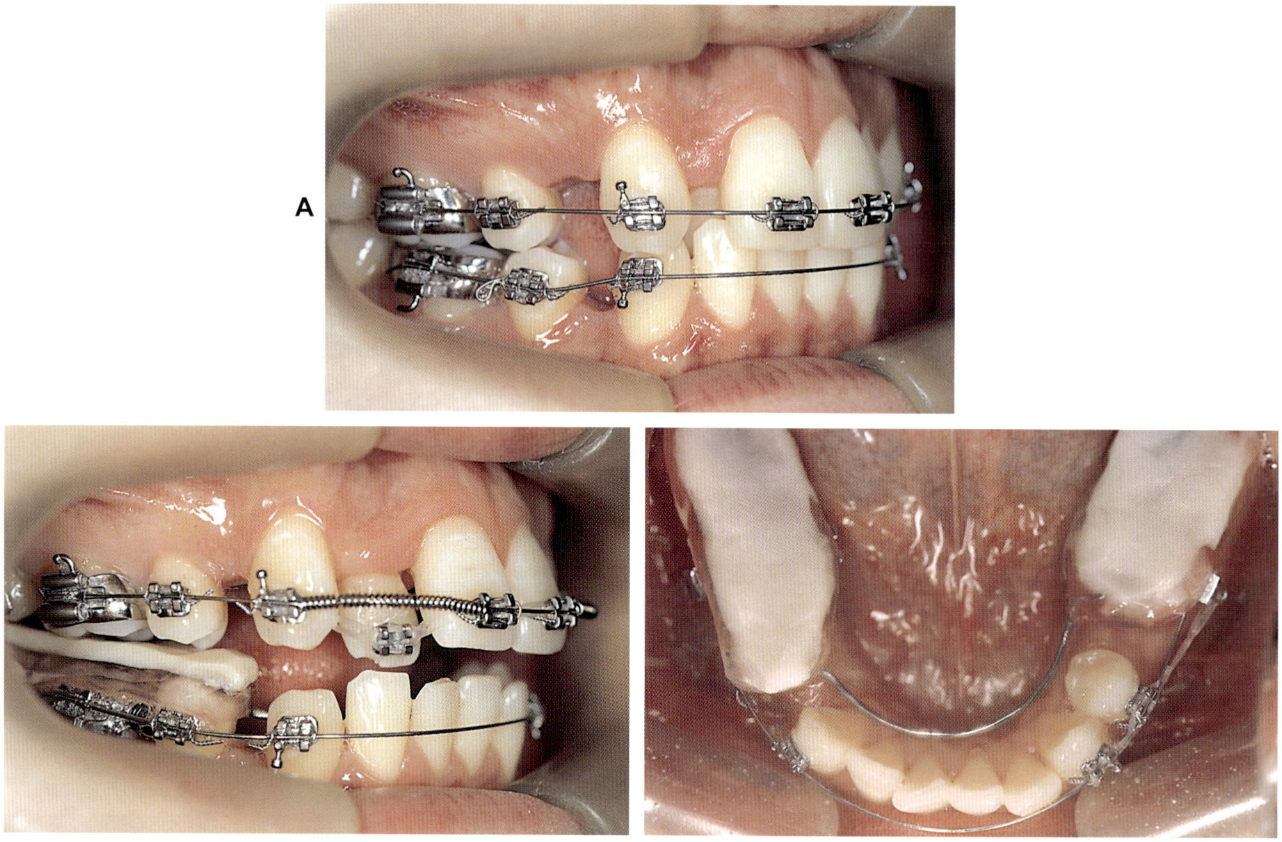

그림 4-11. A~C, 반대교합 상태의 측절치 이동 시 교합간섭을 배제하기 위하여 하악에 posterior bite plane을 사용하였다.

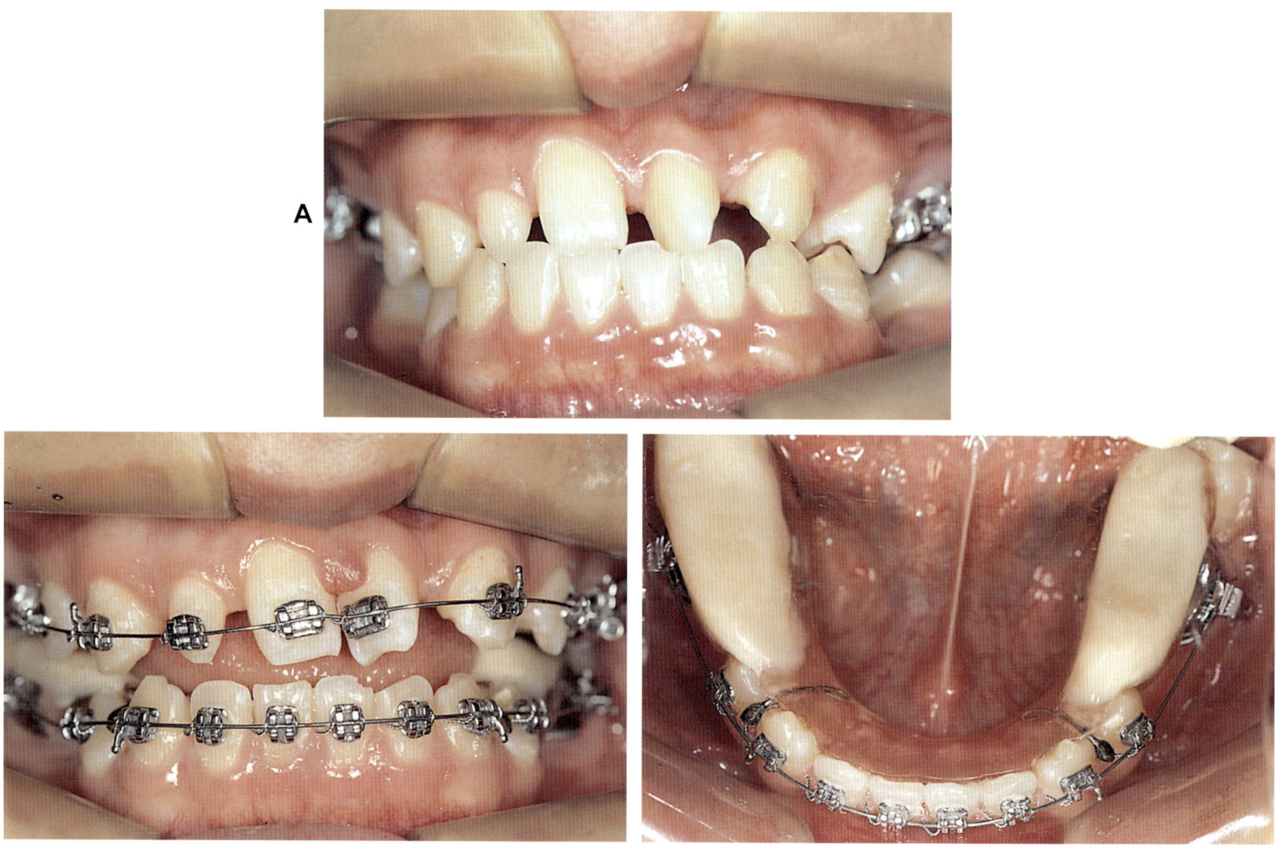

그림 4-12. A~C, 반대교합 상태의 중절치 이동을 원활히 하기 위하여 posterior bite plane을 사용하였다.

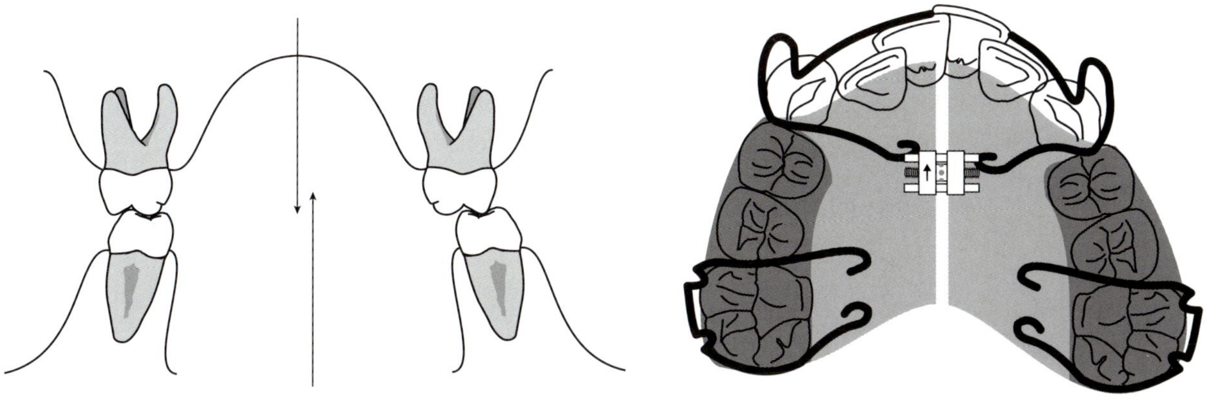

그림 4-13. 악궁의 측방 확대 시 구치부 bite plane을 사용하면 교합력에 의한 치아 이동의 제한을 최소화할 수 있다.

A

B

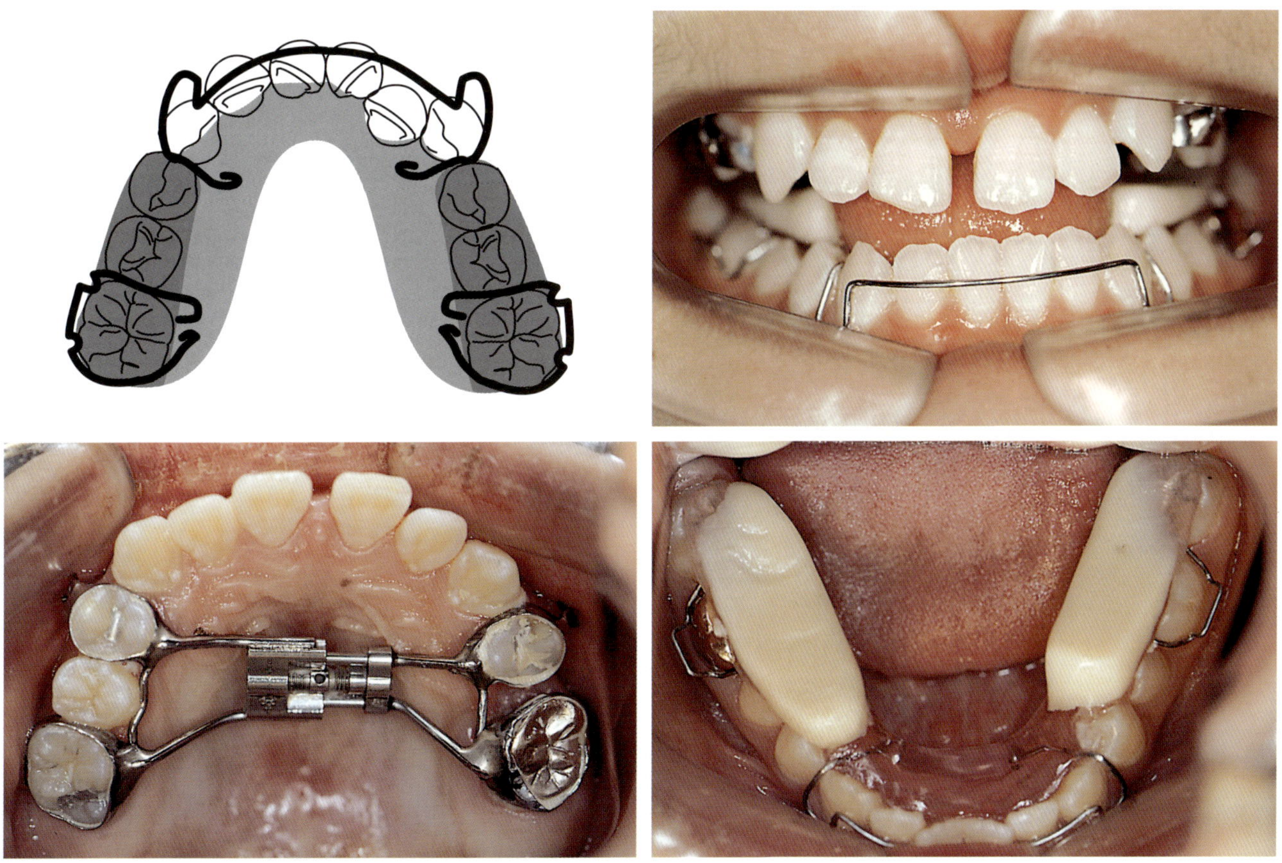

C

D

그림 4-14. A~D, 상악골 급속 확장 시 상악 구치의 정출을 최소화하기 위하여 하악의 posterior bite plane을 사용한다.

3. 상악골 급속 확대(rapid palatal expansion) 시 상악 구치의 정출을 최소화하기 위한 것(그림 4-14)

제작 방법

Clasp가 resin에 묻히는 것을 방지하기 위하여 wax로 relief하고(그림 4-15) 소구치부가 대구치부보다 두껍도록 제작한다(그림 4-16).

임상 응용

상·하악 절치의 절단이 약간 이개되고 구치가 균일하게 교합되도록 조정한다. 대부분 교합되는 면이 편평하도록 제작하나, 경우에 따라서는 대합치가 인기되도록 제작하기도 한다(그림 4-17).

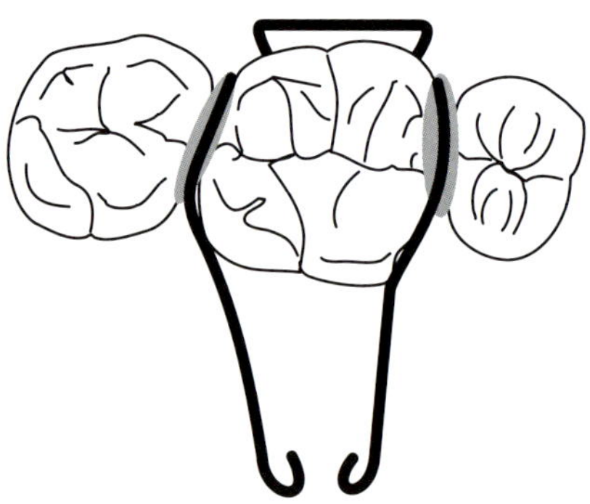

그림 4-15. Clasp가 resin에 묻히면 clasp의 flexibility가 떨어져 clasp를 조절하기 어려우므로 resin pouring 전에 wax로 relief한다.

Spring Loaded Posterior Occlusal Bite Block

Spring loaded posterior occlusal bite block은 1960년 Toronto대학에서 처음 사용하기 시작하였으며 최대 성장기 이전의 어린이에서 전치부의 개방교합 개선과 하악골의 성장 방향의 변화를 기대해 볼 수 있는 장치이다(그림 4-18).

적응증

1. 골격적 양상이 심하지 않은 전치부 개방교합
2. 상악골 급속 확장술 후에 나타나는 전치부 개방교합
3. 개방교합 환자의 치료 후 보정

작용 원리

구치의 맹출 방지 또는 어느 정도의 압하를 기대할 수 있으며(그림 4-19) 하악골의 전상방 회전을 도모하여 개방교합의 개선을 이룬다.

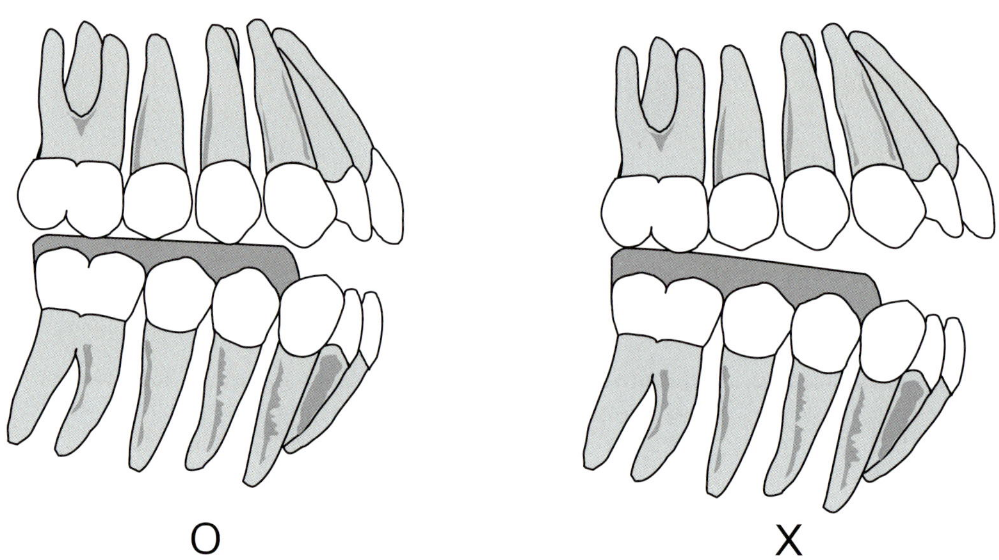

그림 4-16. Posterior bite plane은 후방으로 갈수록 얇게 제작하여 구치부의 전치아가 균일하게 접촉되도록 한다.

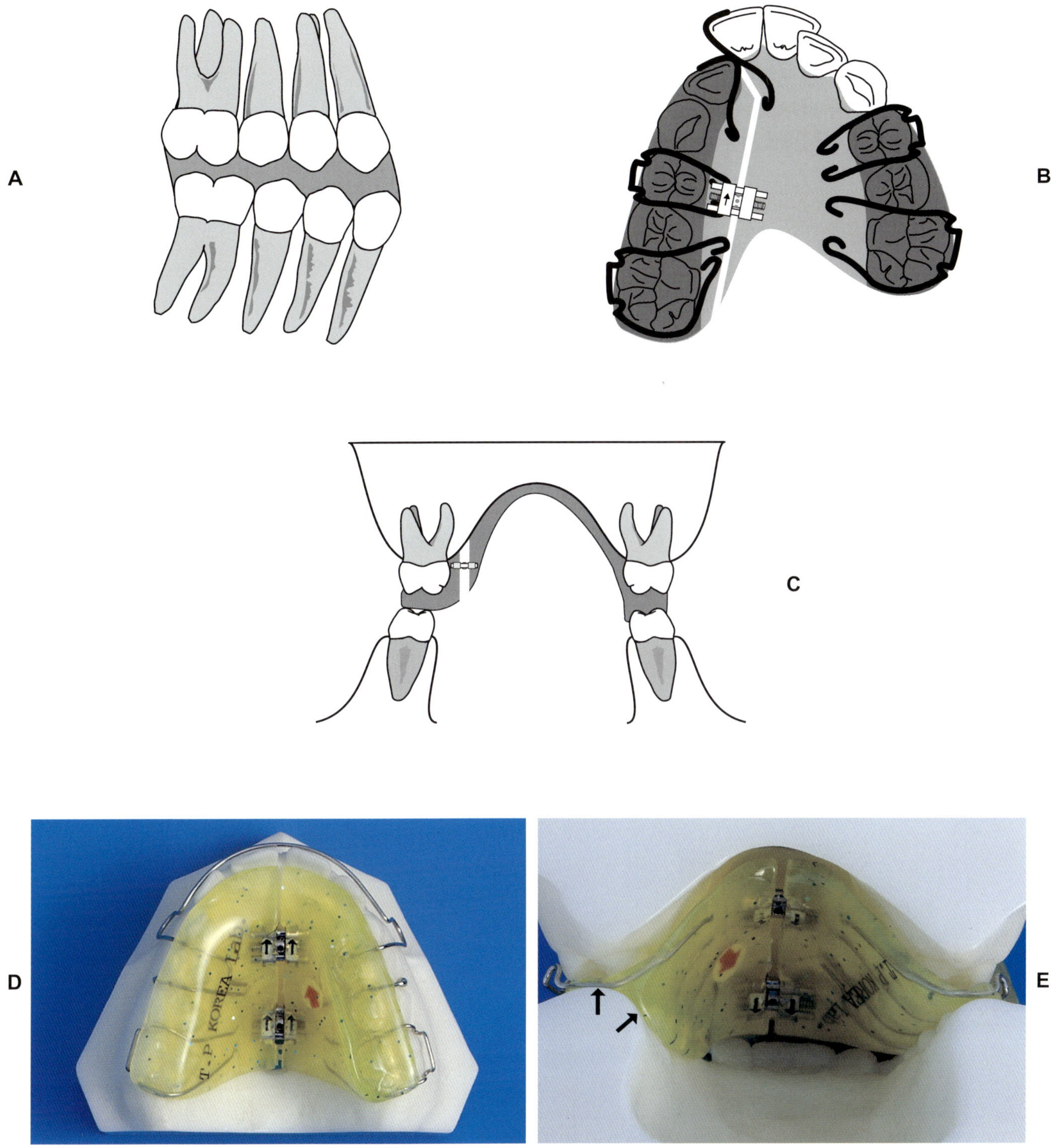

그림 4-17. **A,** Posterior bite plane은 그림 4-16과 같이 교합되는 면이 편평하거나 대합치가 bite plane에 인기되도록 제작할 수 있다. 대부분의 경우는 편평하도록 제작하나 고정원의 보강이 필요한 경우 교합면을 인기하여 제작할 수 있다. **B, C,** 편측성 반대교합 시 moving part는 편평한 형태의 bite plane을, anchor part는 교합면을 인기한 bite plane을 사용하여 고정원을 보강하였다. **D, E,** 환자의 우측이 확대되도록 좌측의 bite plane은 교합면이 인기되도록 하였다(↑표시).

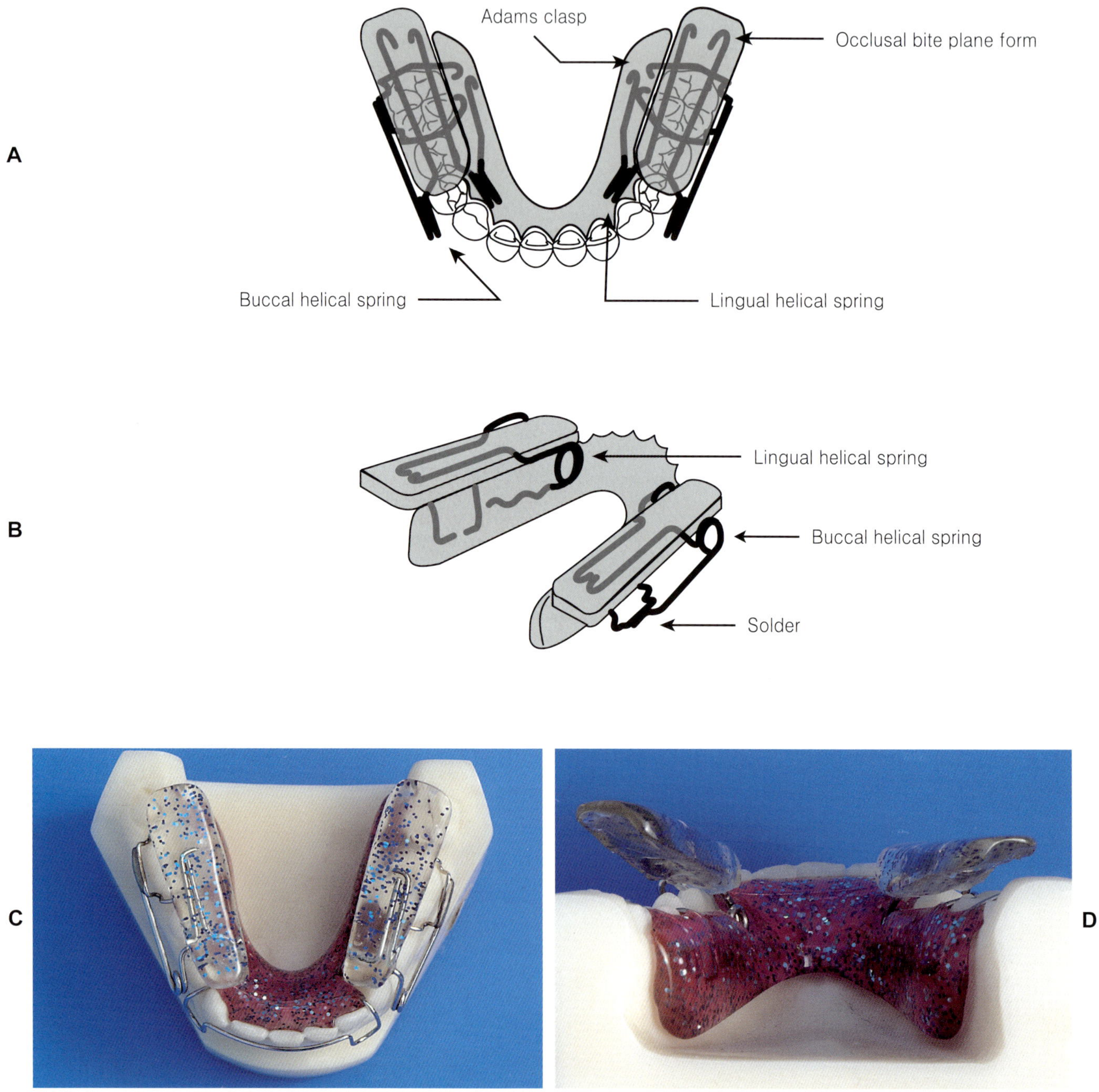

그림 4-18. A, B, Spring loaded posterior bite block의 구성 요소. C, 교합면에서 본 spring loaded posterior bite block. D, 뒤에서 본 spring loaded posterior bite block.

제작 방법

다음의 구성 요소로 이루어진다(그림 4-18A, B).

1. Buccal & lingual helical spring
2. Adams clasp
3. Occlusal bite plate
4. Mandibular base plate
5. 필요한 경우 labial bow와 tongue crib(그림 4-21B) 첨가 가능

Buccal & lingual helical spring은 0.8mm wire로 제작하고 buccal spring은 Adams clasp와 solder한다. Occlusal bite plate는 교합압에 견딜 수 있도록 strong acrylic polymer로 제작하는 것이 좋다.

임상 응용

Bite plate를 약 2~3mm activation하여 편측당 600~650gm의 힘이 발생하도록 helical spring을 조정한다. Vertical chin cap(그림 4-20D)을 함께 사용하며 12시간 이상 장착하도록 한다. 2개월에 약 1~3mm의 구치부 압하를 기대해 볼 수 있다.

A

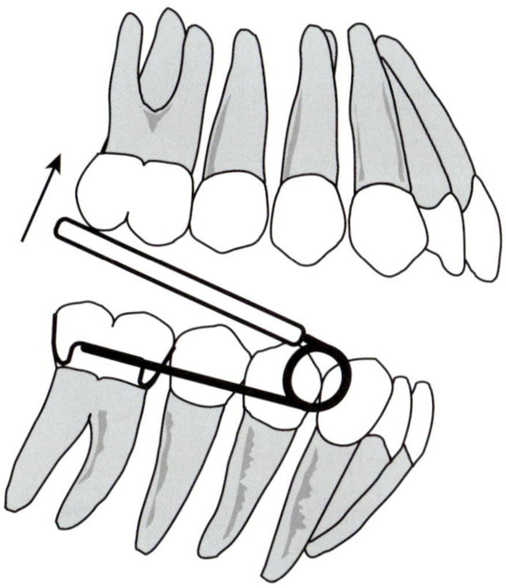

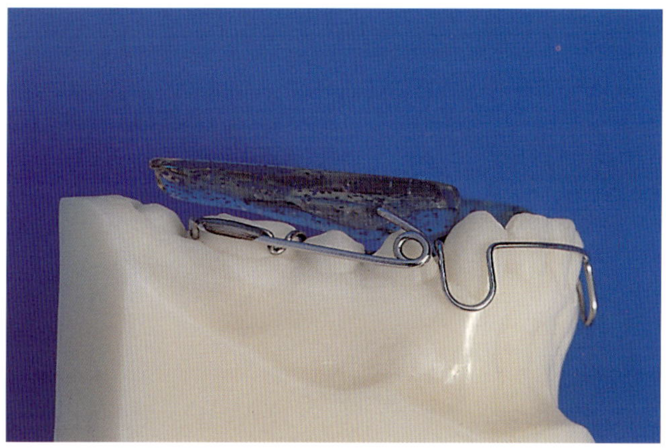

B

그림 4-19. A, Occlusal bite plane가 2~3mm 정도 activation되면 구치부에 압하력이 가해진다. B, 측면에서 본 spring loaded posterior bite block.

A

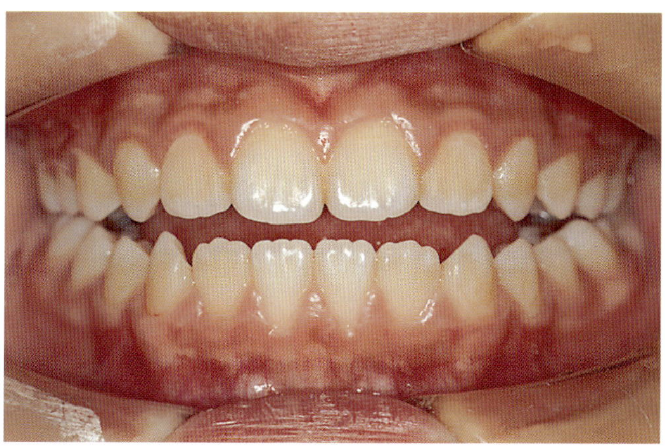

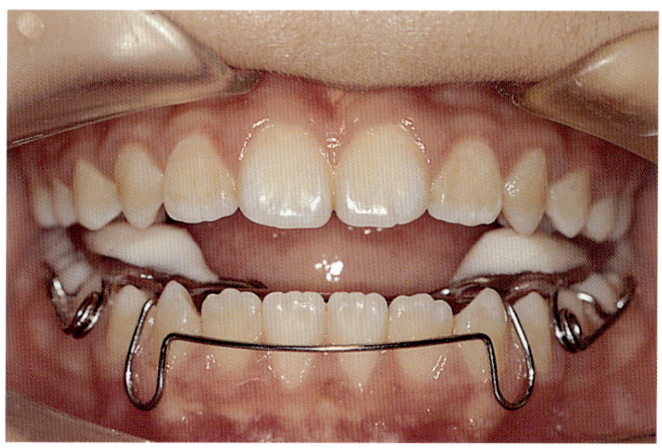

B

그림 4-20. A, B, 개방교합의 개선을 위하여 spring loaded posterior bite plane을 사용하였다. *(계속)*

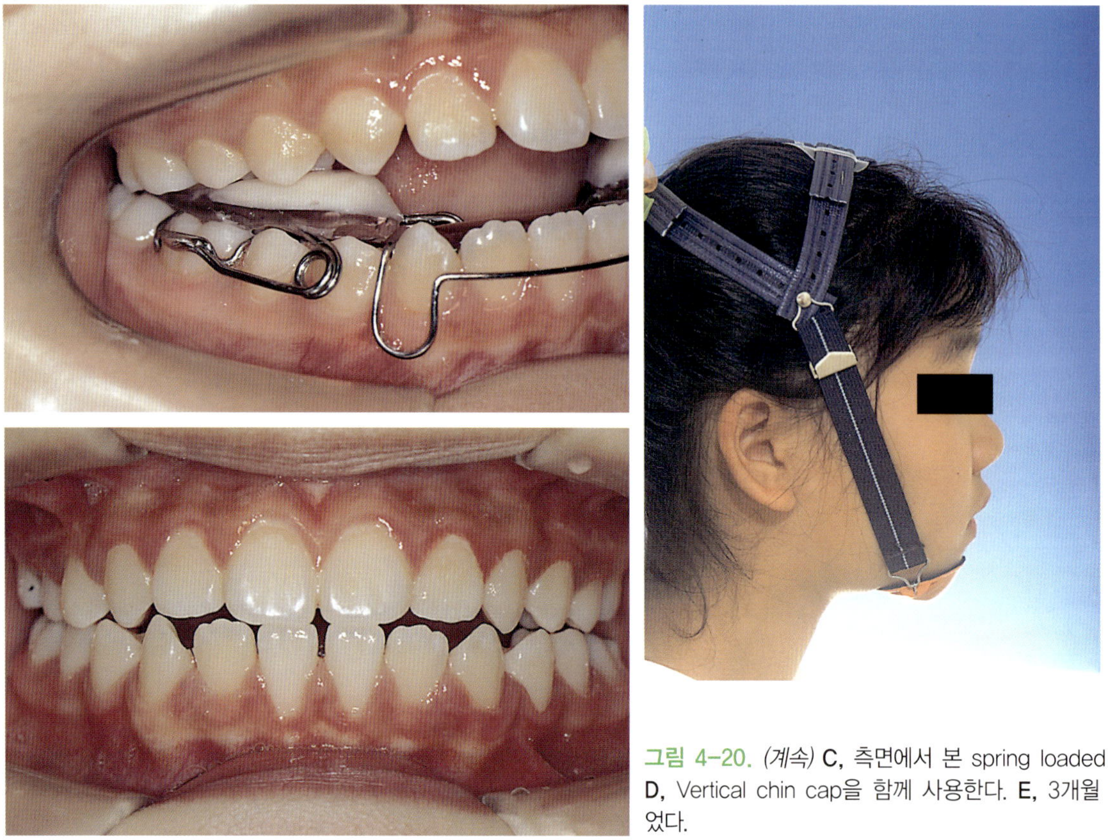

그림 4-20. *(계속)* C, 측면에서 본 spring loaded posterior bite plane. D, Vertical chin cap을 함께 사용한다. E, 3개월 후 개방교합이 개선되었다.

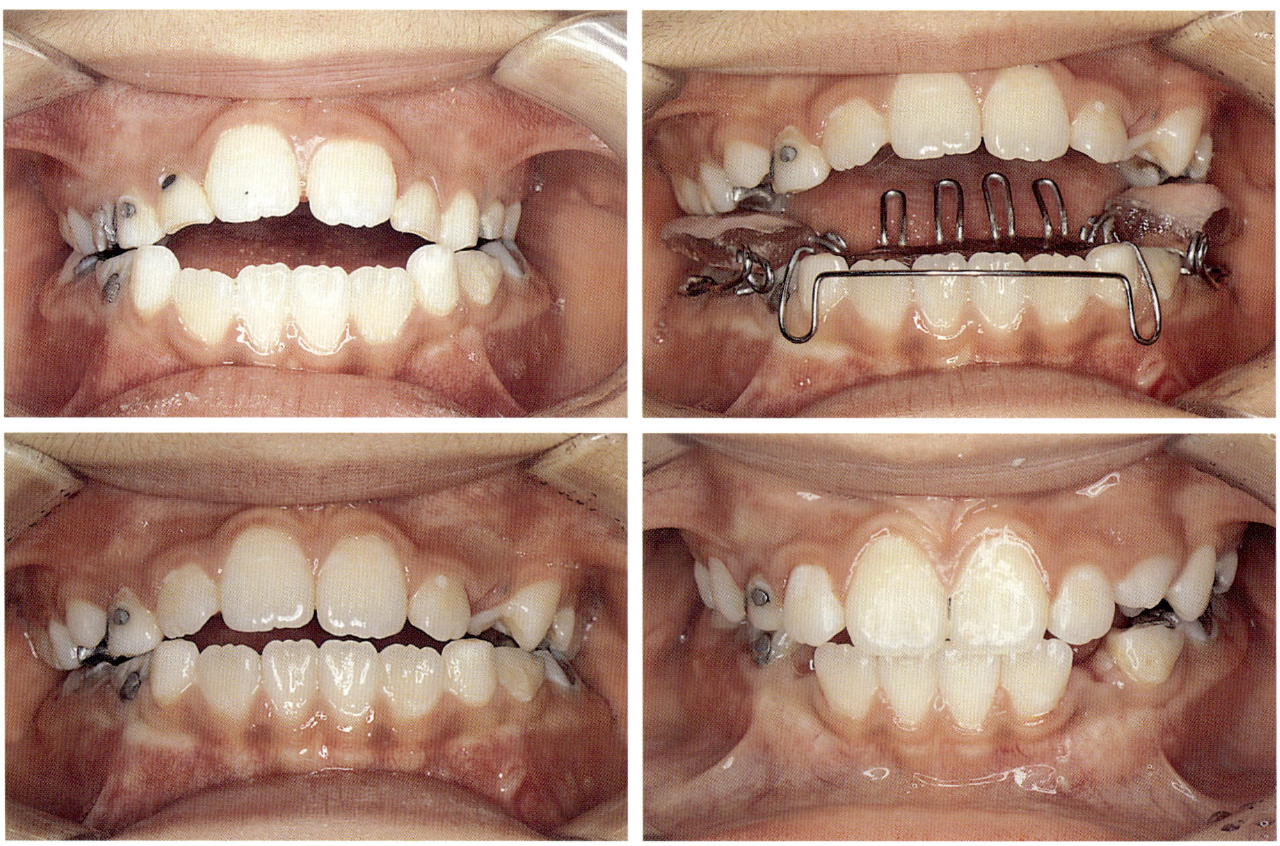

그림 4-21. A, B, 개방교합 개선을 위하여 tongue crib이 포함된 spring loaded posterior bite block을 사용하였다. C, 1개월 후. D, 3개월 후 개방교합이 개선되었다.

제5장

Sagittal Appliance

최신 가철식 교정치료학

Contemporary Removable Orthodontics

제5장 Sagittal Appliance

치아 배열을 위한 공간을 확보하기 위해서는 발치 또는 악궁의 확장이 필요하다. 악궁의 확장이 필요한 경우 sagittal appliance는 전후방(sagittal) 확대에 효과적인 arch lengthening 장치이다. 악궁의 후방 확대가 필요한 경우 제2대구치의 발거 후 sagittal appliance를 사용하면 구치부가 후방 이동되며, 제2대구치가 있는 경우에는 전방으로의 확대가 일어나서 전치부 총생이나 반대교합의 치료에 효과적이다. Sagittal appliance에는 상악에서 이용되는 sagittal I, sagittal Ⅱ, class Ⅲ sagittal과 하악의 lower sagittal이 있으며 치료 초기의 공간 확보에 효과적인 장치이다.

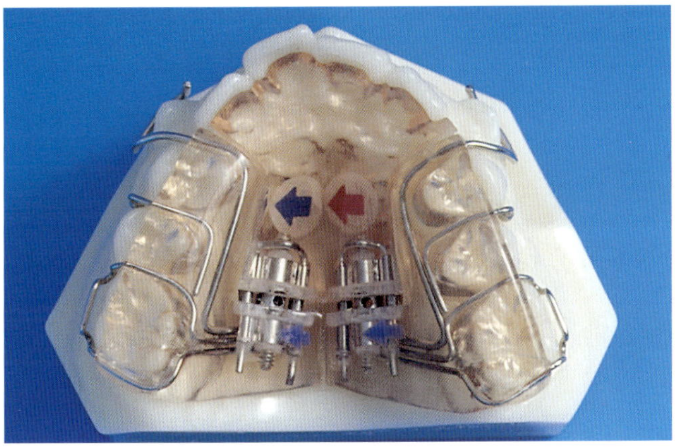

그림 5-1. Sagittal appliance.

Sagittal I

구치의 후방 이동을 도모하는 장치로 제2대구치 발치 후 사용하면 좋은 결과를 얻을 수 있다. 총생을 동반한 I급 부정교합이나 Ⅱ급 1류의 부정교합에 사용한다(그림 5-1).

장치의 구성

Base plate

전방부 acrylic component와 구치부 bite plate를 포함하는 2개의 후방부 acrylic component로 이루어져 있다(그림 5-2). 전방부는 구치의 후방 이동에 대한 고정원 역할을 하며 labial bow나 spring 등이 첨가될 수 있다(그림 5-3). 후방부는 clasp와 cuspid retractor를 포함하며 구치 교합면 설측 3/4을 덮는 bite plate가 있다.

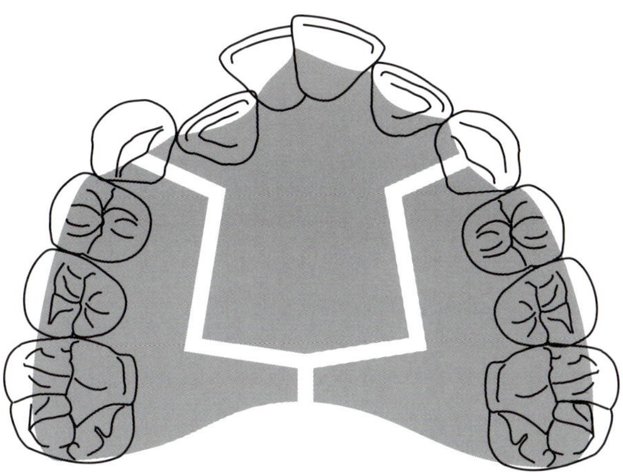

그림 5-2. Sagittal appliance의 base plate. 3부분으로 나누어져 있으며 후방부에는 bite plate가 있다.

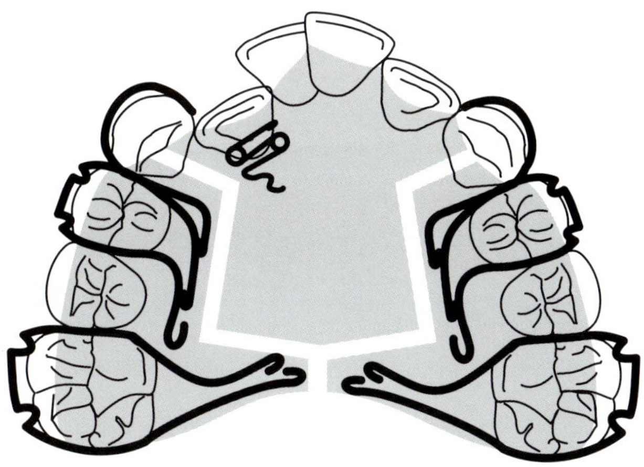

그림 5-3. Wire component. Adams clasp, cuspid retractor로 이루어져 있으며 필요에 따라 여러 종류의 spring, labial bow 등도 사용된다.

Wire component(그림 5-3)

1. Labial bow: 전치의 순측경사를 막거나 설측 이동을 위하여 설계할 수 있다. 0.7mm의 wire로 제작한다.
2. Spring: 개개 치아의 이동이 필요하다면 helical spring 등이 사용될 수 있다.
3. Adams clasp: 제1소구치 또는 제1유구치와 제1대구치에서 장치의 유지력을 얻는다.
4. Cuspid retractor: 순측 맹출한 견치를 제 위치시키는 데 사용되며 전치부 고정원의 보강이 필요하다면 견치에 접촉되지 않게 조정할 수 있다(그림 5-4). 0.8mm의 wire로 제작한다(그림 5-5).

Screw

Screw를 제2소구치와 제1대구치 사이에 악궁 형태의 방향과 일치하게 위치시키고 장치의 부피를 최소화하도록 구개에 밀착시킨다(그림 5-6).

장치 제작

1. 상 · 하악 인상을 채득하고 구치부가 1.5~2mm 이개되도록 구성교합(construction bite)을 채득한다.
2. Verticulator에 부착(mounting)한다.
3. Base plate의 외형(그림 5-7)과 wire component(그림 5-8)를 그린 후 분리제를 바른다.
4. Wiring 한다.
5. 통법에 따라 장치를 완성한다.

A B

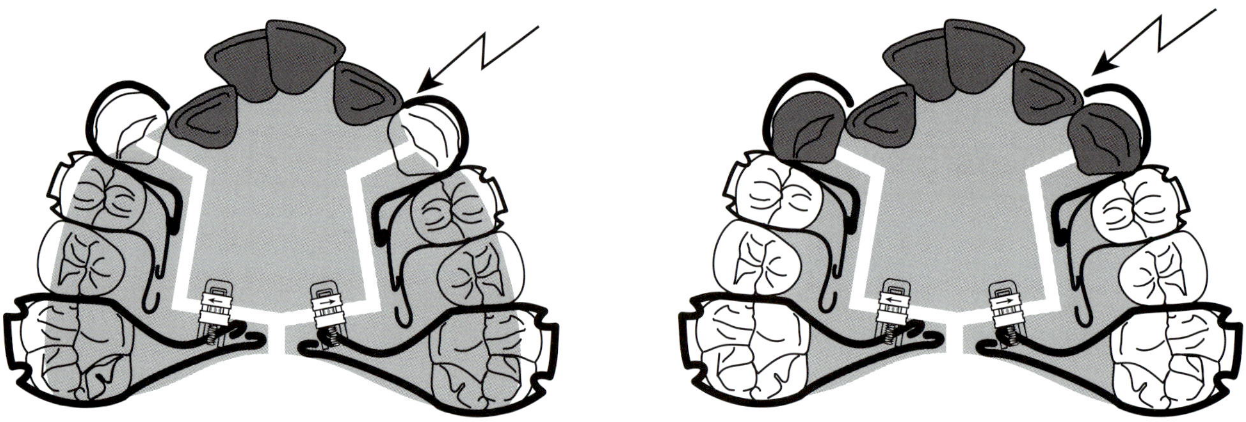

그림 5-4. A, Cuspid retractor를 견치와 접촉시켜 전방부 고정원이 약해졌다. B, Cuspid retractor가 견치와 접촉되지 않아 전방부 고정원이 강화되었다.

A B

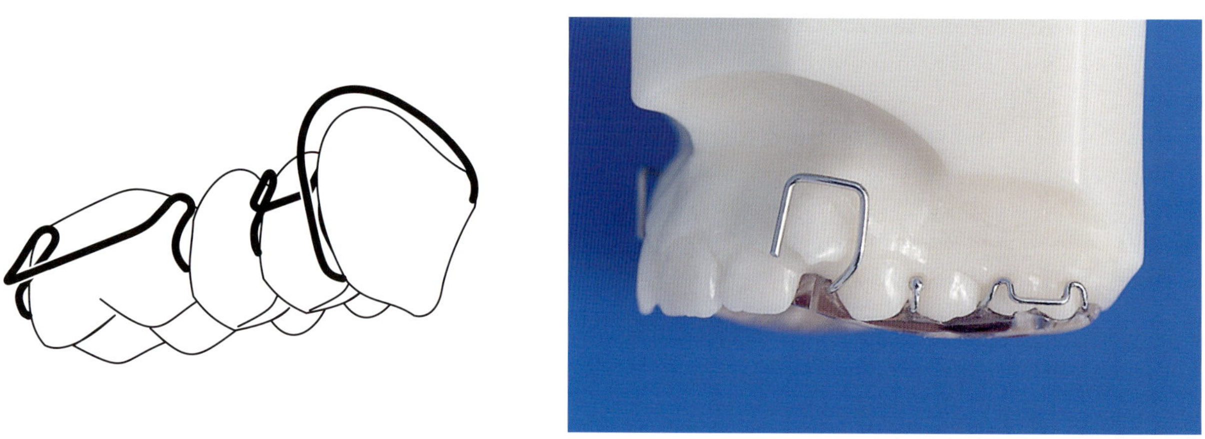

그림 5-5. A, B, Cuspid retractor.

임상 응용

1. 장치 장착 후 하악 견치와 구치가 bite plate와 균일하게 교합되도록 한다(그림 5-9).
2. 균일한 교합이 이루어지면 소구치와 구치부를 1/4mm 정도 삭제하여 하악 견치만 전방부 base plate에 밀접하게 교합되도록 한다(그림 5-10, 5-11). 이는 교합력에 의하여 전치부의 고정원을 강화시켜 구치의 후방 이동을 도모하기 위해서이다.
3. Cuspid retractor가 있다면 견치와 접촉하지 않도록 조정한다(그림 5-4B). 이는 후방부 base plate에 포함되는 치아의 수를 줄이고 전방부의 치아의 수를 늘려 전방부의 고정원을 강화시킨다(그림 5-4).
4. 장치는 식사 시간을 포함하여 24시간 장착하게 한다. 식사 시간에 장착함으로써 전방부의 고정원이 유지되며 치료 효과가 빨리 나타난다.
5. Screw는 환자의 나이 또는 협조도를 고려하여 3~4일에 1/4회전시킨다.
6. 가철식 교정장치의 일반적 사항을 지시한다(그림 8-30 참조).
7. 3~4주마다 내원하여 교합을 조정한다.

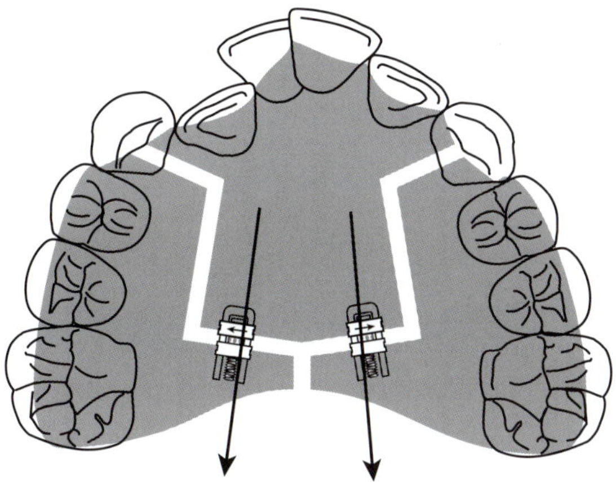

그림 5-6. Screw의 방향은 악궁의 형태와 일치시킨다.

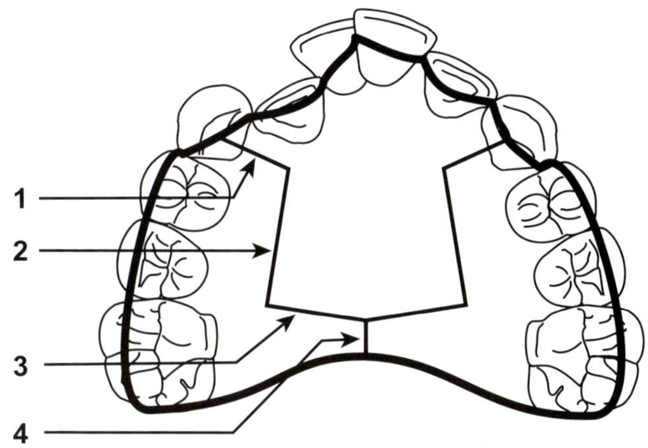

그림 5-7. Base plate 외형의 설계. 1, 하악 견치가 전방부의 base plate에 교합되도록 설정한다. 2, 구치부와 평행하게 그린다. 3, Screw가 소구치와 대구치 사이에 위치하도록 한다. 4, 중심선에 설정한다.

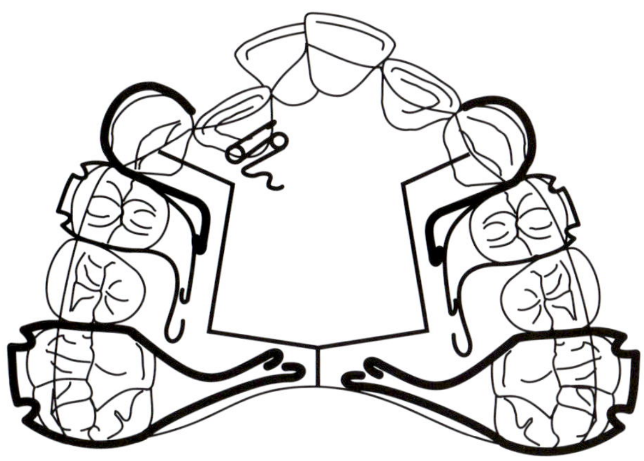

그림 5-8. Wire component의 설계. 제1대구치의 clasp leg는 중심선까지 연장되어 base plate의 강도를 보강한다. Cuspid retractor는 후방 base plate에서 나와 견치의 근심에 접촉되게 한다. 필요한 spring 등을 설계한다. Leg는 서로 겹치지 않으면서 base plate section에 방해되지 않도록 한다.

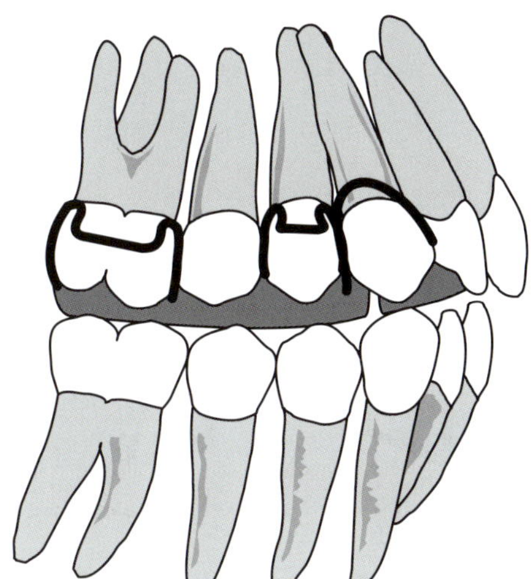

그림 5-9. 하악의 견치와 구치부가 균일하게 교합되도록 조정된 sagittal appliance.

8. 필요한 공간이 얻어졌다면 screw가 벌어진 공간을 resin으로 채워 장치의 안정성을 보강한 후 cuspid retractor를 견치에 접촉시켜(그림 5-4A) activation하고 3~4개월 더 장착한다.

작용 원리

하악 견치가 전방 base plate와 긴밀히 교합하고 구치가 후방 이동되는 시기에는 cuspid retractor가 상악 견치와 접촉하지 않으므로 전방부의 고정원이 보강되고 제2대구치의 발치가 동반된다면(그림 5-12) 후방부의 고정원이 약해져서 구치의 후방 이동을 최대로 할 수 있다. 보통 공간 확보량의 4/5는 구치부의 후방 이동, 1/5은 전치부의 전방 이동에 의하여 얻어진다.

Sagittal II (그림 5-13)

제2대구치를 고정원으로 하여 전치부의 전방 이동을 목적으로 한다. 따라서 Ⅱ급 2류 부정교합(그림 5-14, 5-15), 기능성, 치성 Ⅲ급 부정교합 그리고 전치부의 과도한 설측 경사와 깊은 피개교합으로 인한 측두하악 관절 문제가 있는 경우에 사용할 수 있다. Sagittal I과 형태는 동일하나 구치부의 고정원 강화를 위하여 다음

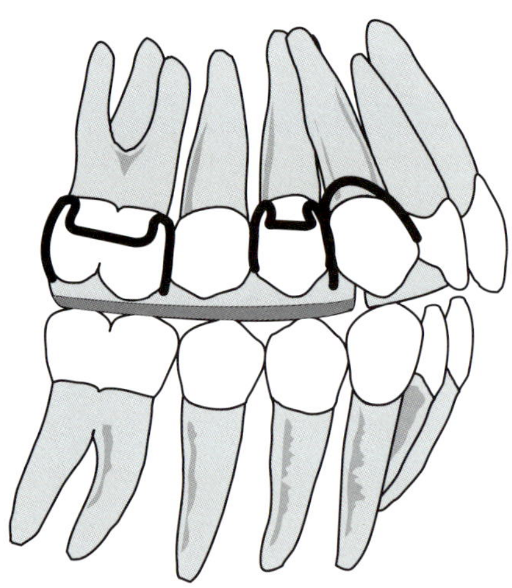

그림 5-10. 하악 견치를 제외한 구치부를 약 1/4mm 삭제하여 하악 견치가 장치와 더욱 긴밀히 접촉되도록 한다.

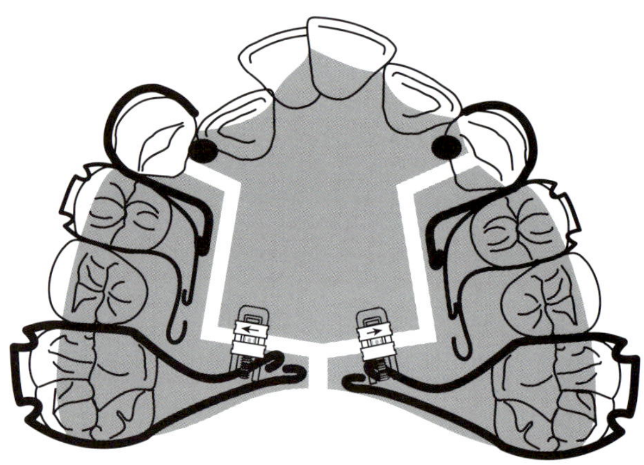

그림 5-11. 하악 견치가 장치와 대합되는 부위. 전방부 base plate와 대합하여 전방부의 고정원을 보강한다.

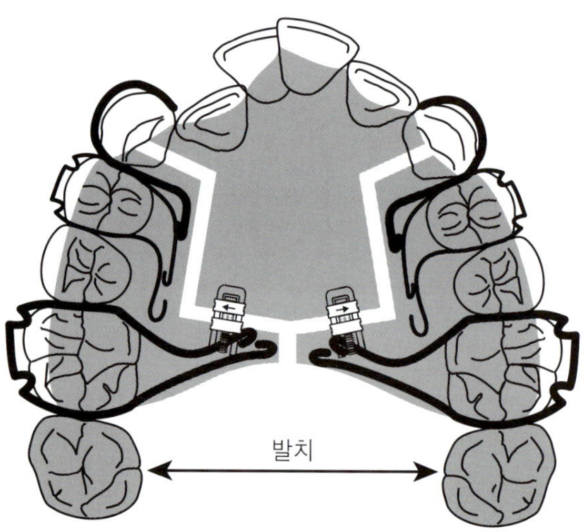

그림 5-12. 제2대구치를 발거하면 후방부 고정원이 약화된다.

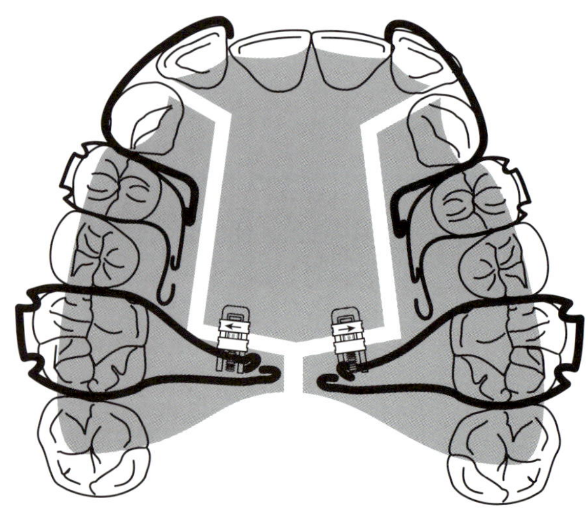

그림 5-13. Sagittal II.

사항들을 반영한다.

1. 하악 견치가 후방부 base plate에 교합되도록 한다 (그림 5-16).
2. 하악 견치, 소구치, 대구치 모두 bite plate에 균일하게 교합되도록 한다.
3. 치료 시작부터 cuspid retractor가 견치와 접촉하도록 한다.

이러한 요소들과 제2대구치로 인하여 후방부 고정원이 강화되어 주로 전치가 전방으로 이동되어 공간이 확보된다. 공간의 4/5는 전치의 전방 이동, 1/5은 구치의 후방 이동에 의하여 얻어진다. 절치의 순측경사가 필요 없는 경우라면 치아와 접촉하는 면을 삭제하여 premaxilla 부위의 성장만을 도모할 수도 있다.

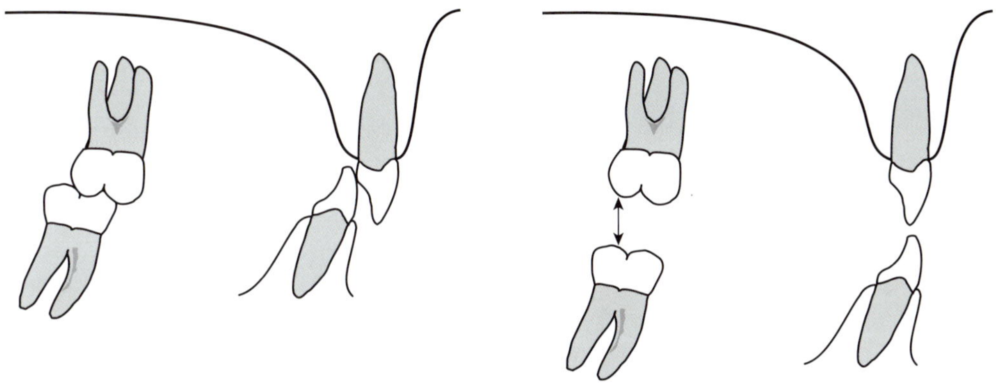

그림 5-14. 상악 전치가 직립된 II급 2류 환자에서 악기능장치를 사용할 경우 구성교합의 채득을 위하여 하악골을 전방 이동시키면 상악 전치의 직립으로 인하여 구치부의 개구량이 과대해진다.

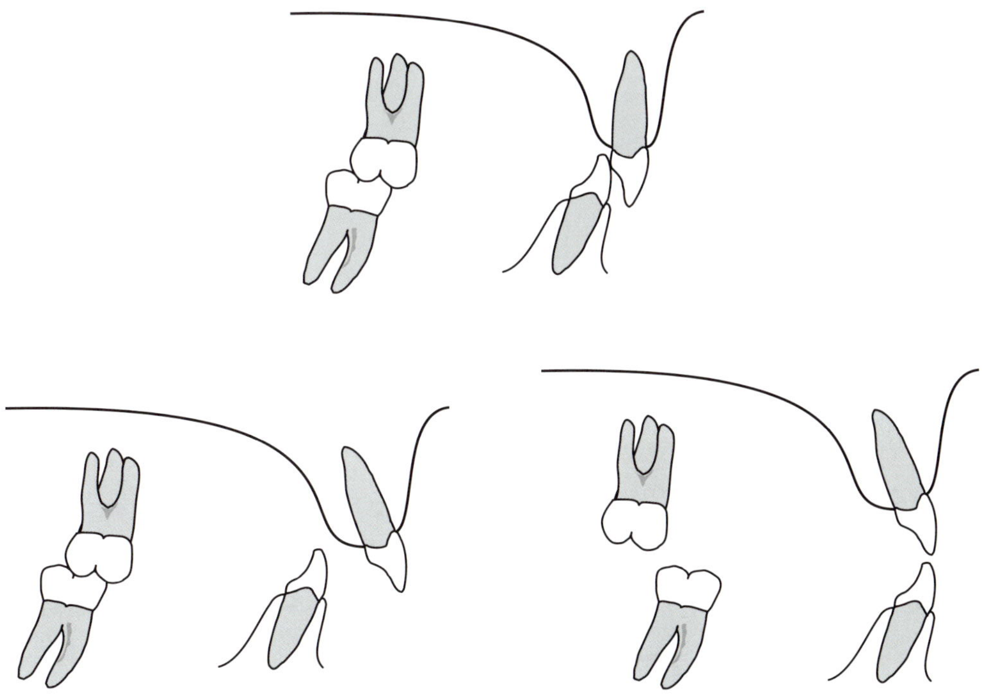

그림 5-15. 상악 전치가 직립되어 있는 II급 2류 환자에서는 먼저 sagittal II appliance를 이용하여 상악 전치를 순측경사 시키고 구성교합을 채득하면 수직고경이 바람직한 구성교합을 얻을 수 있다.

Class Ⅲ Sagittal(그림 5-20, 5-21)

상악의 총생과 전치부 반대교합이 있는 기능성, 치성 Ⅲ급 부정교합의 전치부 전방 이동과 premaxilla의 성장을 도모하기 위하여 사용한다. Sagittal Ⅱ와 그 형태가 유사하나 다음과 같은 사항에서 차이가 있다.

1. 상순이 절치의 순측 이동에 방해되지 않도록 lip pad를 설계한다(그림 10-38, 제12장 FR Ⅲ 참조).
2. 절치의 순측 치체 이동을 도모하고 반대교합이 개선되면서 생길 수 있는 교합간섭을 제거하기 위하여 절치부에 capping을 형성할 수 있다(그림 5-17).

Lower Sagittal

하악의 전후방적 확대가 필요한 경우 종종 제2대구치의 발치와 동반하여 사용한다(그림 5-18).

3-way Sagittal

악궁의 전후방 확대와 동시에 측방 확대가 필요한 경우에 사용할 수 있다(그림 5-19).

그러나 보통 다른 장치로 측방 확대 후 sagittal appliance를 사용하는 것이 일반적이다.

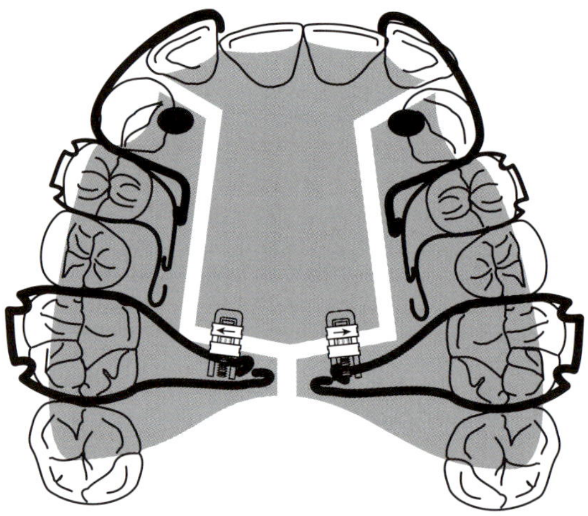

그림 5-16. 하악 견치가 교합되는 부위는 후방부 base plate가 되도록 한다.

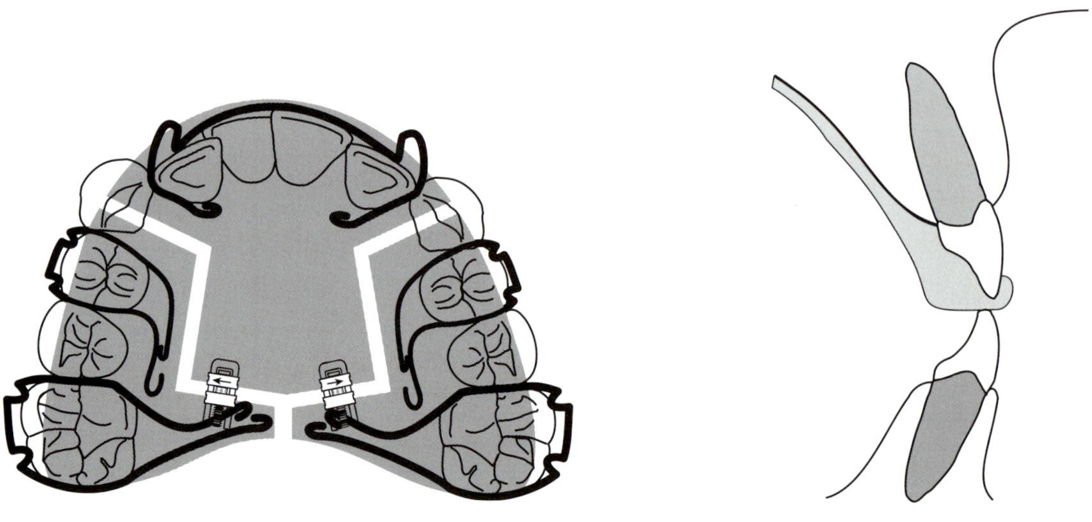

그림 5-17. 전치부에 capping을 형성한 Class Ⅲ sagittal.

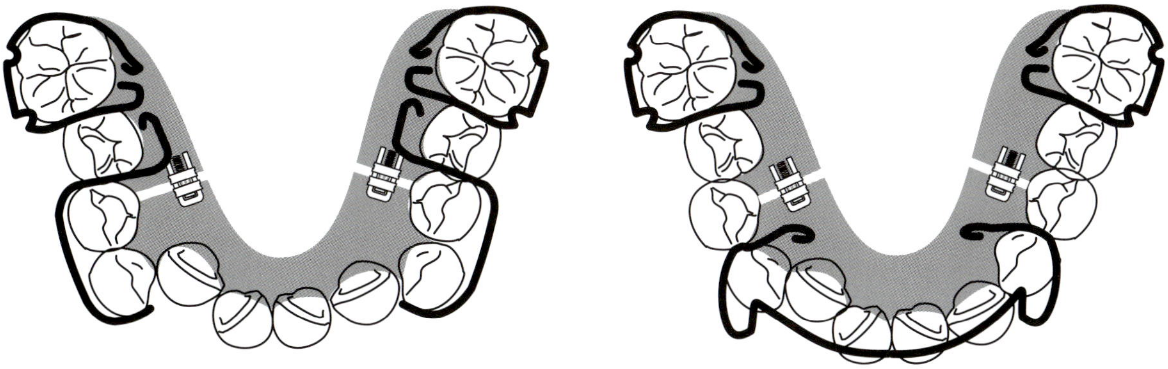

그림 5-18. Lower sagittal.

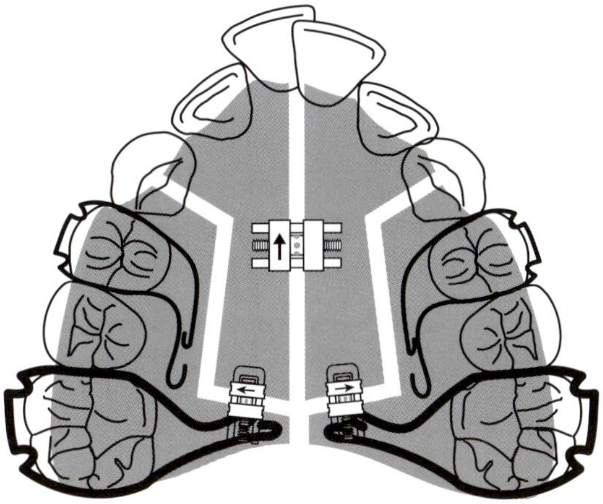

그림 5-19. 3-way sagittal.

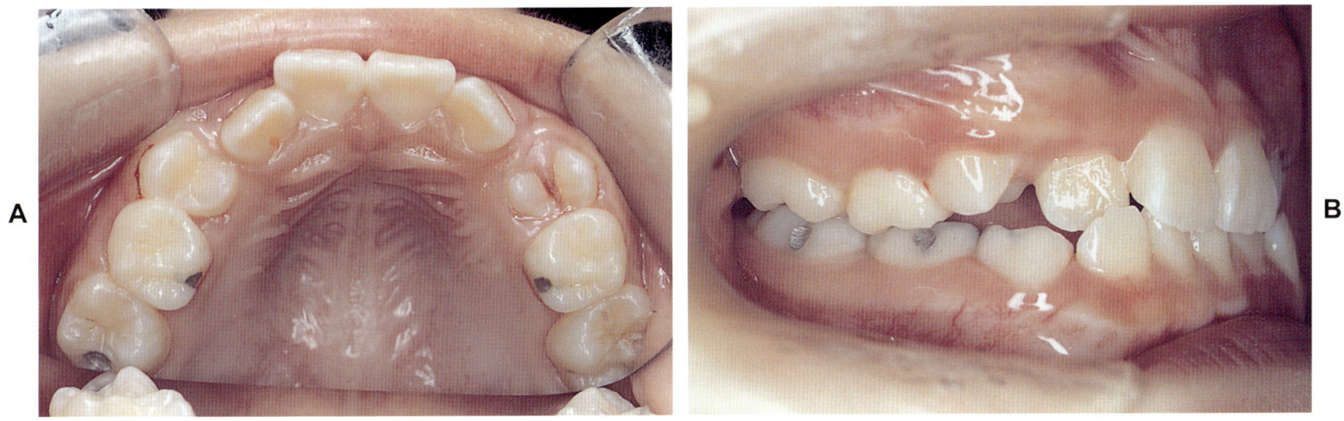

그림 5-20. A, B, 견치가 맹출될 공간이 부족하다. *(계속)*

C D E F

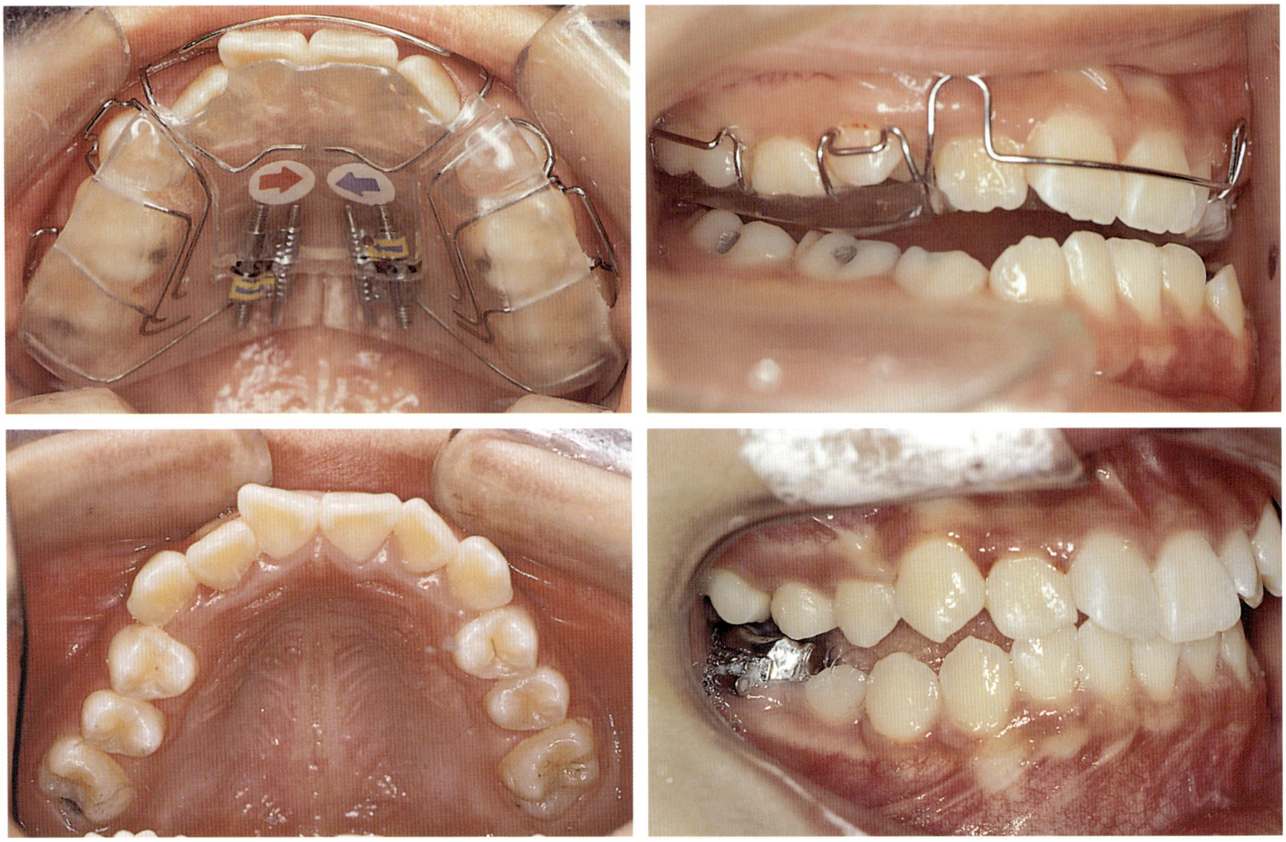

그림 5-20. *(계속)* C, D, 맹출 공간의 확보를 위하여 sagittal appliance를 사용하였다. E, F, 견치가 맹출될 공간이 확보되어 견치가 맹출하였다.

A B C

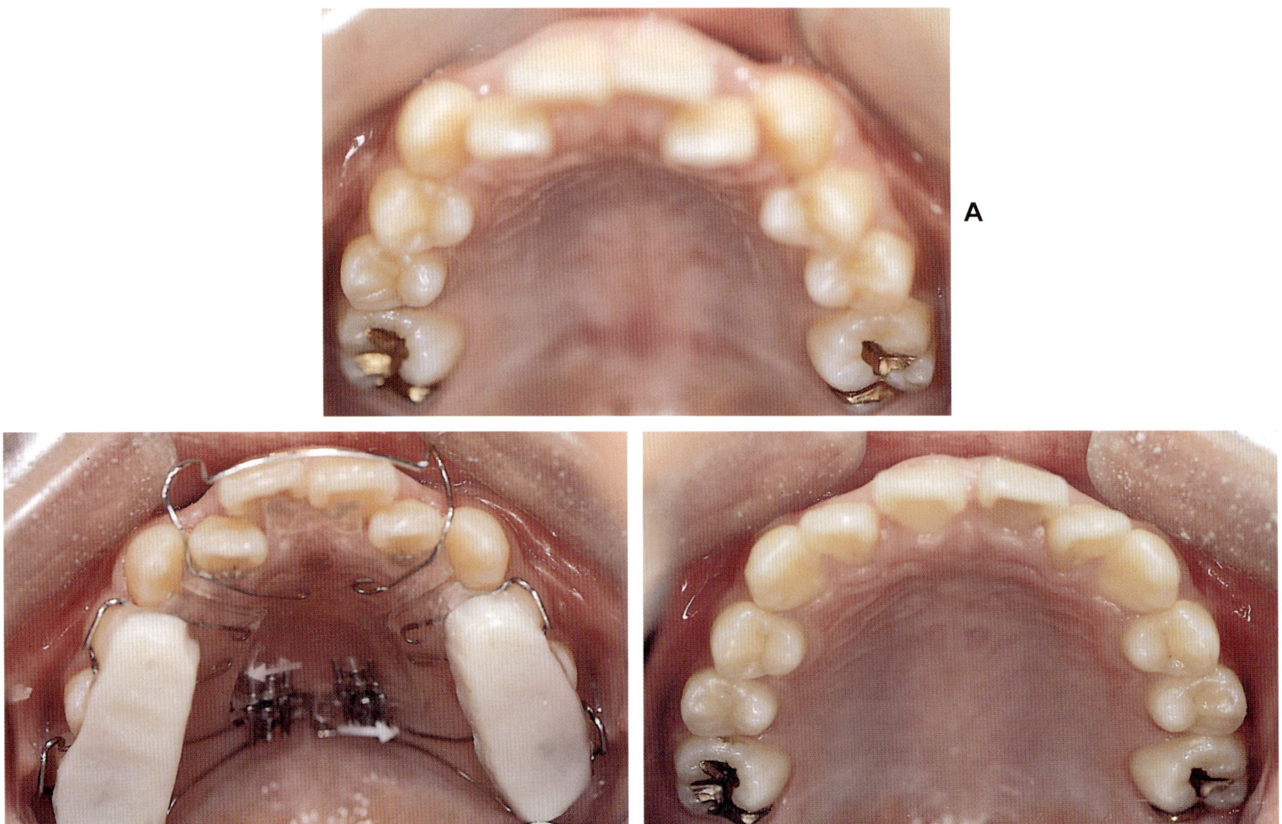

그림 5-21. A~C, 전치부의 총생을 sagittal appliance로 해소하였다.

Contemporary Removable Orthodontics

제6장

Habit Control Appliance

최신 가철식 교정치료학

Contemporary Removable Orthodontics

제6장 Habit Control Appliance

Vestibular Screen

Vestibular screen(oral screen)은 1912년 Newell에 의하여 소개된 이래 Kraus, Hotz, Nord, Fingeroth 등에 의하여 발전되어 왔다. Vestibular screen은 기능적 문제 때문에 부정교합이 악화되는 경우, 특히 수평피개교합이 점차 증가되는 경우, 차단 교정(interceptive treatment)에 유용한 장치이다(그림 6-1).

적응증

기능적 문제로 수평피개교합이 야기되거나 악화되는 경우는 다음과 같다.

1. Thumb sucking, lip biting, tongue thrusting
2. 기도의 물리적인 폐쇄의 경우가 아닌 구호흡
3. 유치열기나 혼합치열기의 premaxillary protrusion과 개방교합이 동반된 경미한 원심교합. 유치열 초기에 특히 유용하다.
4. Flaccid, hypotonic orofacial musculature

작용 원리 (그림 6-2)

비정상적인 입술이나 혀의 작용이 flush terminal plane 상태의 유치열이나 혼합치열기에 영향을 미치면 Ⅱ급 1류의 부정교합이 발생하거나 악화될 수 있다(그림 6-6). 이러한 비정상적 근육의 작용을 차단하기 위하여 vestibular screen을 사용한다. Vestibular screen은 구강전정에 위치하여 비정상적 근육 활성과 동반되는 thumb sucking, lip biting, mouth breathing을 차단하고 전치와 치조골에 근육에 의한 압력을 전달하여 돌출을 막는 동시에(그림 6-3) 구치부에서는 협측에서의 힘을 차단하여 구치부를 확장시킨다(그림 6-4).

제작 방법

Vestibular screen은 Newell의 고전적인 형태로부터 입술의 exercise를 위한 손잡이가 달린 Hotz의 변형(그림 6-5), Rehak의 변형, Kraus의 변형 등 다양한 형태가 있다

1. 인상채득: Sulcus 부위가 잘 재현되어야 한다.
2. 구성교합 채득: 치아의 전후방적 관계가 정상이거나 하악에 총생이 없으면서 terminal plane인 경우는 상·하악의 모형을 그대로 교합시키고, 원심교합이 존재하는 경우에는 하악을 전방 이동시켜 구성교합을 채득한다. 수직피개교합이 깊은 경우에는 bite를 띄워 구성교합을 채득한다. 구성교합의 전방 이동량

A 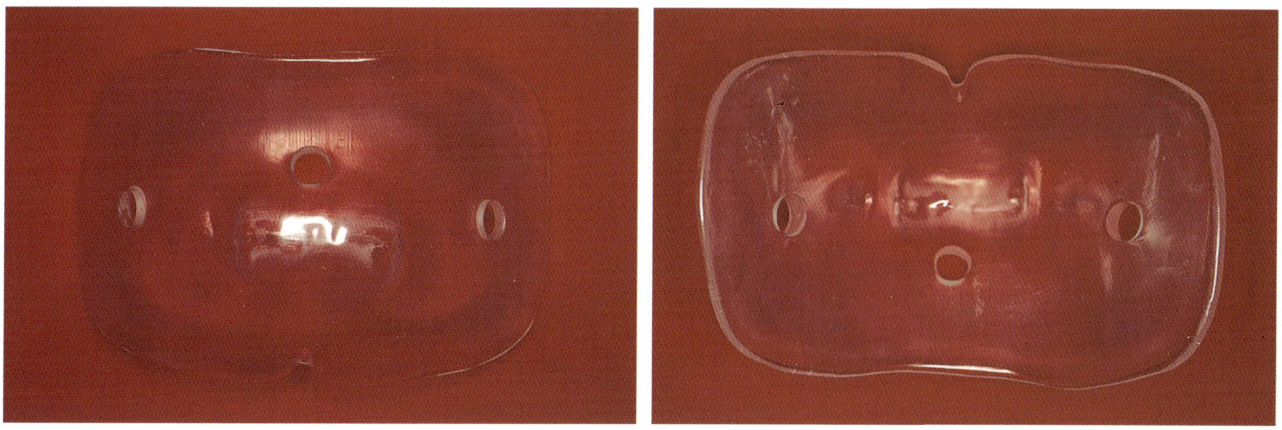 B

그림 6-1. A, B, Vestibular screen.

은 1~3mm, bite opening양은 2mm를 넘지 않도록 한다.

3. Verticulator(fixator)에 mounting 한다.
4. 상악 절치의 절단 쪽 반 이외의 부분을 2mm 두께로 제1대구치 부위까지 waxing 한다.
5. 통법에 의하여 resin으로 제작한다.
6. 손잡이나 호흡을 위한 구멍을 만들어 줄 수 있다.

이외에 열가소성 수지 기성품에 열을 가하여 모형에 접착, 성형하고 냉각한 후 사용할 수도 있다.

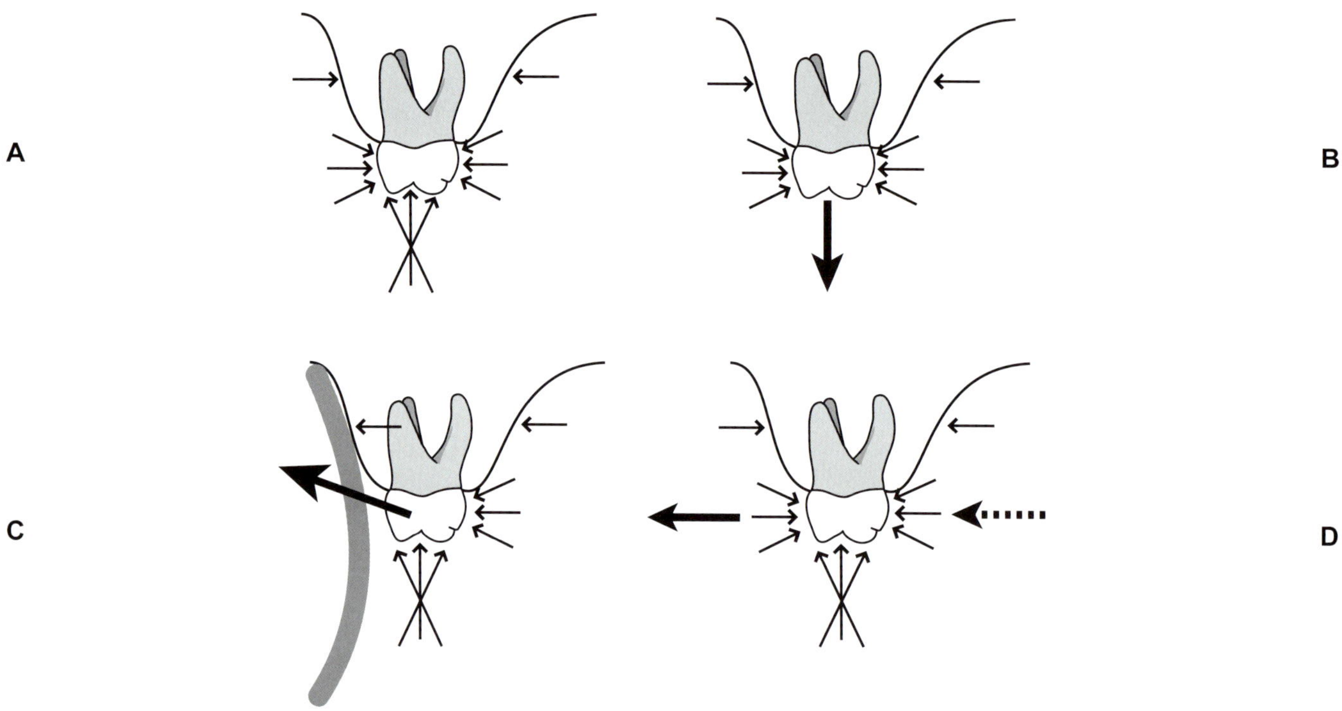

그림 6-2. 치아는 평형상태를 이루고 있는 힘들의 균형이 깨지면 움직인다. **A**, 평형상태의 치아에 작용하는 힘. **B**, 교합면에 작용하는 힘을 제거하면 치아는 맹출한다. **C**, Perioral muscle의 힘이 차단된 경우 치아는 협측으로 이동한다. **D**, 평형상태에 인위적인 힘이 가해진 경우 치아는 움직이게 된다.

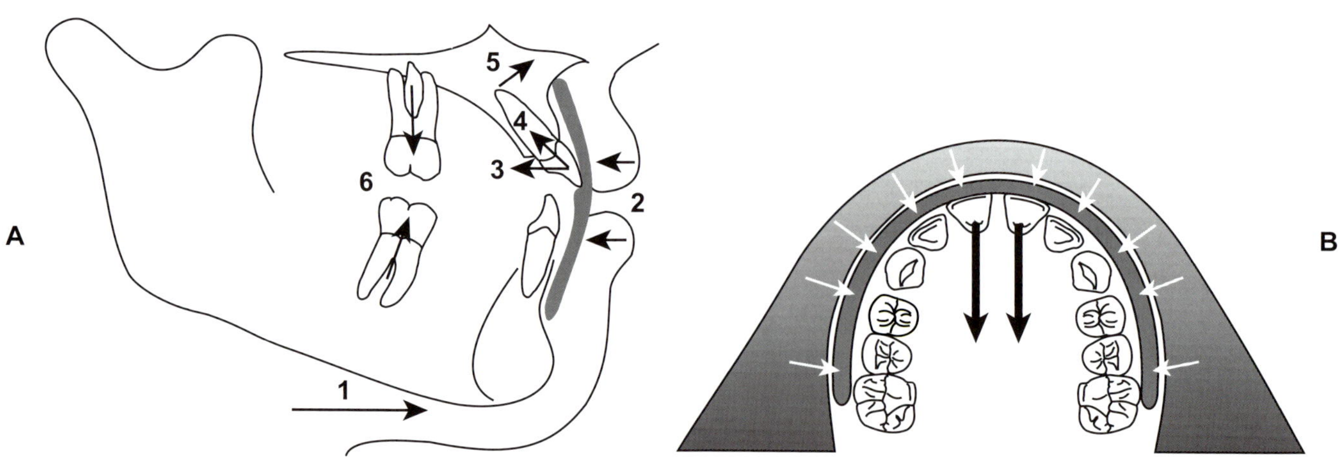

그림 6-3. **A**, 1, 하악의 전방 이동. 2, Hypotonic lip의 action. 3, Retrusion of upper incisor. 4, Intrusion of upper incisor. 5, Forward movement of root. 6, 구치의 bite raising. **B**, Perioral muscle의 압력이 구치부에서는 차단되고 상악 전치부에 전달된다.

임상 응용

치아 이동이 일어나면 상악 절치 부위에 resin을 첨가하여 지속적 치아 이동을 도모할 수 있다. 하지만 기본적으로 vestibular screen은 치아의 이동보다는 부정교합의 악화를 막는 장치이다. Flaccid, hypotonic lip의 경우에는 손잡이를 이용하여 lip exercise를 시행한다. 손잡이로 장치를 제거하려는 힘을 가하면서 입술을 수축시키는 운동을 1회 수분간 하루에 30~45분 정도 시행하고 항상 상 · 하순을 접촉하도록 한다.

Lip Bumper

턱끝근(mentalis muscle)의 과도한 긴장이나 하순을 빠는 습관이 있는 경우 사용되며 하악 절치의 순측경사나 구치의 원심 이동이 필요한 경우에도 사용한다. 1956년에 Renfroe에 의하여 lip guard라는 명칭으로 소개되었다.

적응증

1. 연하 시 턱끝근의 과도한 긴장을 나타내는 상악전돌 환자

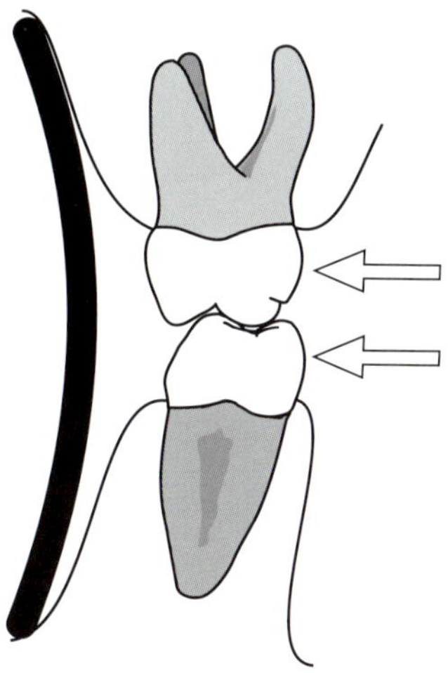

그림 6-4. Perioral muscle의 압력이 차단되어 구치부가 확장된다.

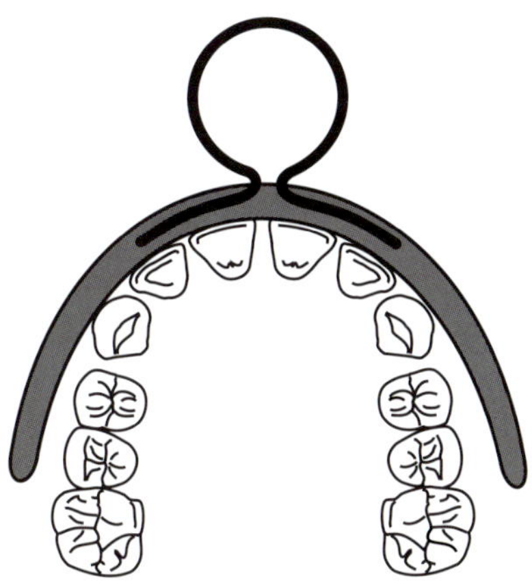

그림 6-5. Modification of Hotz.

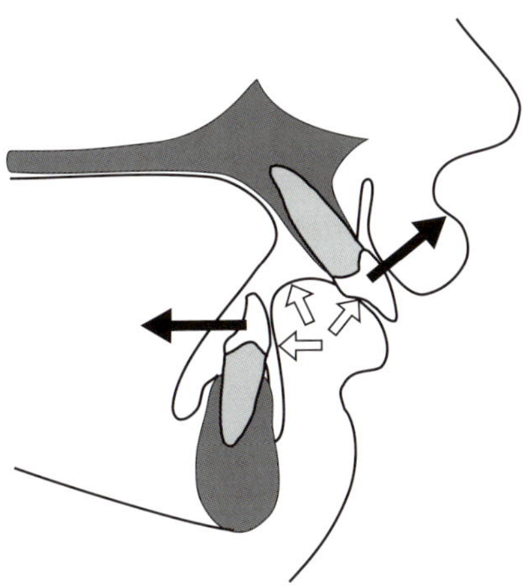

그림 6-6. 절치 사이에 위치한 하순에 의하여 하악 절치는 설측으로, 상악 절치는 순측으로 이동된다.

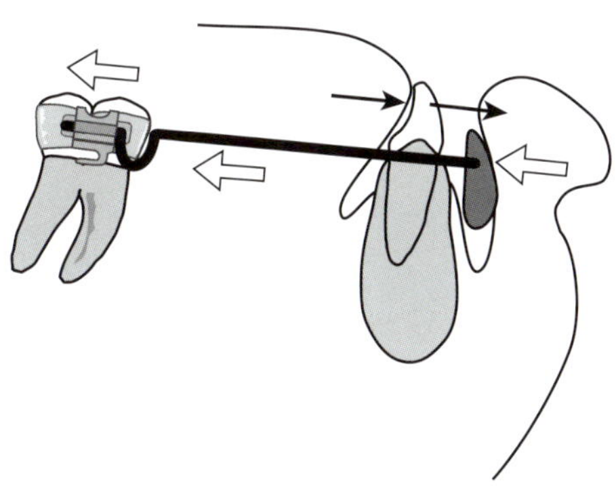

그림 6-7. Lip bumper가 하악 절치 및 제1대구치에 미치는 효과. 구치는 원심 이동, 절치는 순측경사된다.

2. 하순을 빨거나 깨무는 습관이 있는 경우
3. 제1대구치의 근심 이동을 막기 위한 간격유지장치
4. 유구치의 조기상실로 인한 공간소실의 회복(space regaining)이나 구치의 uprighting이 필요한 경우

작용 원리

수평피개교합이 큰 경우 하순은 상악 절치의 설측에 위치하기 쉬우며 이러한 경우 하순에 의하여 상악 절치는 순측으로 하악 절치는 설측으로 이동된다(그림 6-6). Lip bumper는 하순이 절치 사이에 위치하는 것을 막아 하악 절치는 혀에 의하여 순측으로 이동하고 상악 절치도 설측 이동이 용이해진다. 따라서 수평피개교합의 감소, 치열궁 길이 증가, 전치부 총생 해소 효과를 얻을 수 있으며 구치의 후방 이동이나 uprighting도 기대할 수 있다(그림 6-7).

제작 방법

고정식과 가철식이 있으며 다양한 형태로 제작된다. 보통 하악 제1대구치 banding 후 0.9mm wire와 resin을 이용하여 제작하며 기성품을 이용할 수도 있다. 환자의 협조가 좋은 경우에는 Hawley type appliance에 lip shield를 첨가하여 사용할 수도 있다.

임상 응용

장치는 절치의 치경부에 위치하며 lip shield가 하악 절치에서 2~3mm 정도 떨어지도록 구치 전방의 'U' loop를 조정한다(그림 6-8).

Tongue Crib

악골의 성장 발육, 치열궁 형성에서 혀의 역할은 중요

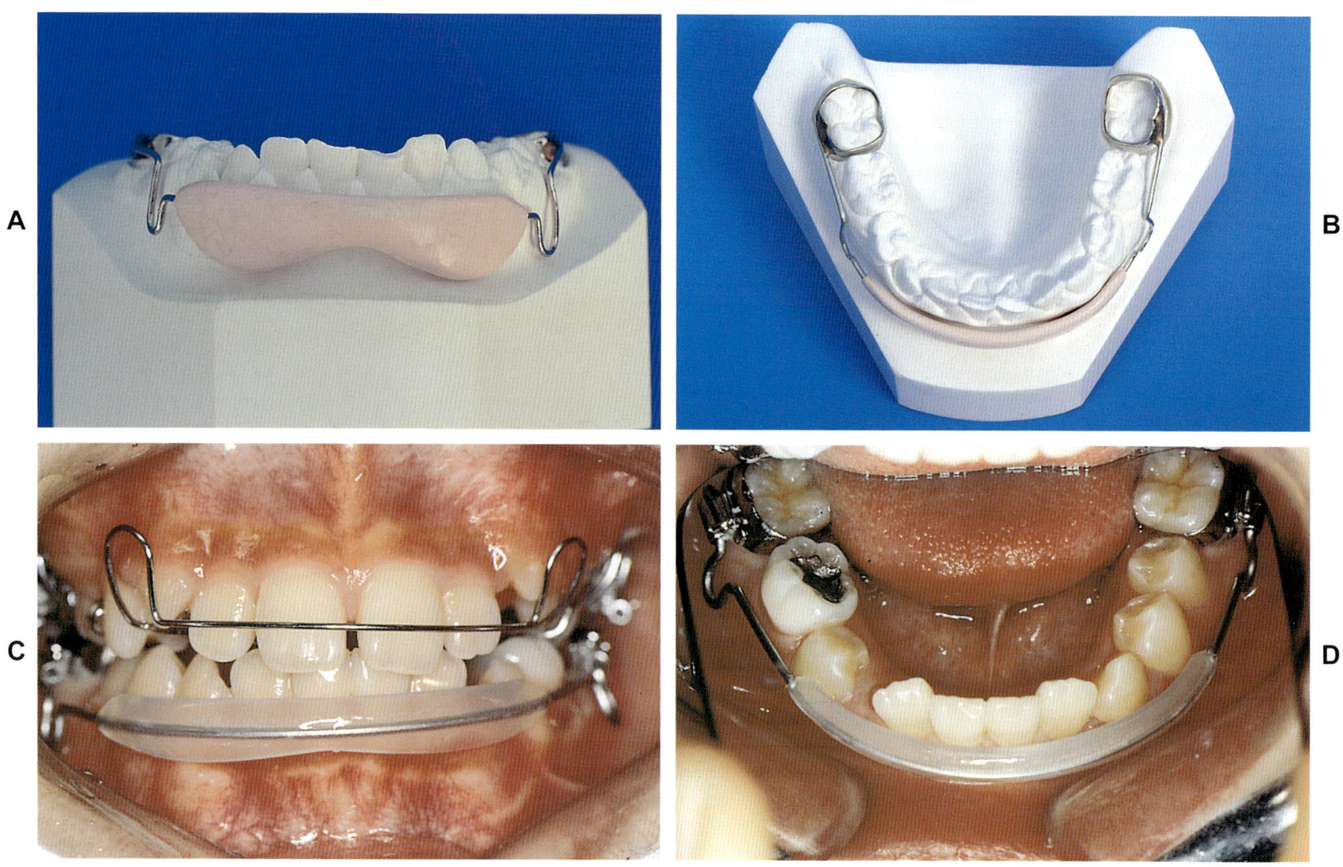

그림 6-8. A~D, Lip bumper.

하며 혀의 기능 및 rest position의 이상은 부정교합의 중요한 원인 중 하나이다. 혀의 기능이나 위치 이상으로 개방교합이나 spacing이 생길 수 있으며 이러한 부정교합의 원인을 제거하기 위하여 tongue crib을 사용한다(그림 6-9).

적응증

지속적인 infantile swallowing, tongue thrusting, finger sucking habit에 의한 개방교합 또는 개방교합의 발생 가능성을 차단하고자 하는 경우(그림 6-10)

작용 원리

혀나 손가락을 절치 사이에 위치하지 못하도록 하여 구강 내·외의 압력 평형을 회복시키며, 무의식적인 행동 중 이를 인식하게 하여 악습관의 중단을 돕는다. 압력 평형이 회복되면 개방교합과 spacing의 감소, 치축의 설측 경사가 나타난다.

제작 방법

보통의 Hawley type 장치의 설측에 0.7mm의 wire를 이용하여 crib를 제작한다.

임상 응용

Tongue thrusting habit 환자에서는 장착 수일 전부터 혀를 구개에 위치시키고 연하하도록 하고 장치의 장착 후에도 정기적으로 연습하도록 한다. 장착 시에는 crib이 반대악 치아에 닿지 않도록 조정한다. Tongue crib 이외에도 혀의 후방 위치 연습을 돕기 위한 palatal roll이나 grid가 있는 vestibular screen을 사용할 수도 있다.

A

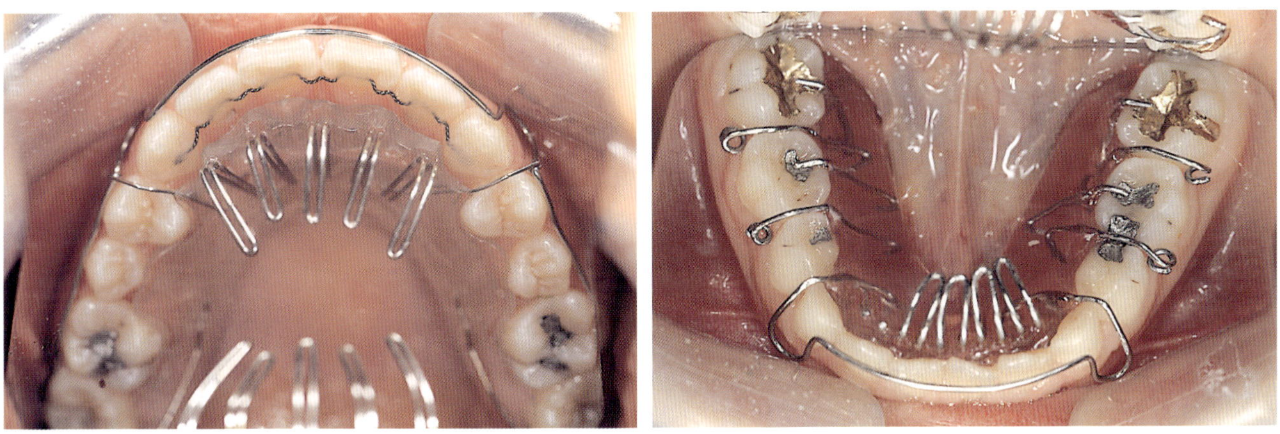

B

그림 6-9. A, 상악에 사용 중인 tongue crib. B, 하악에 사용 중인 tongue crib.

A
B
C
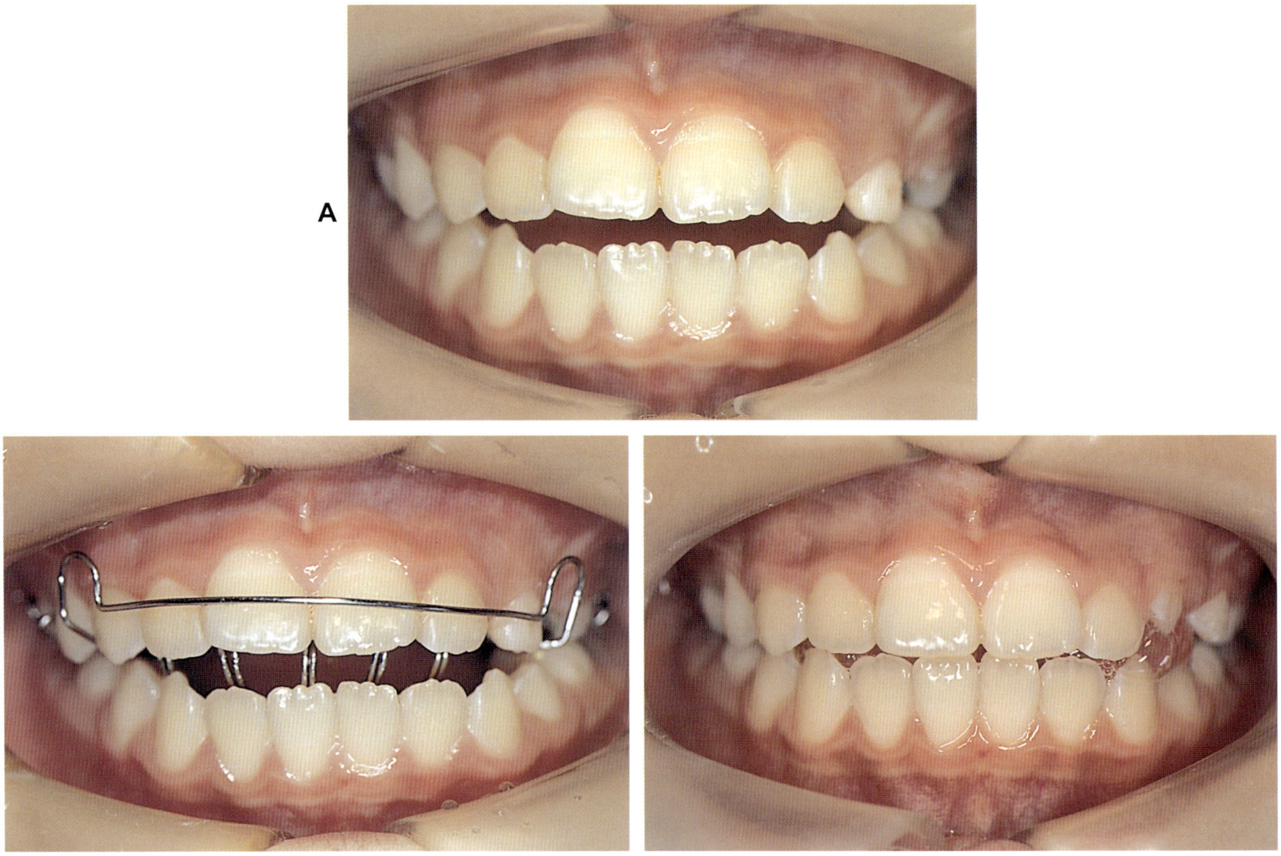

그림 6-10. A~C, Tongue crib으로 tongue thrusting이 차단되자 개방교합의 개선되었다.

Contemporary Removable Orthodontics

제 7 장

보정장치

최신 가철식 교정치료학

Contemporary Removable Orthodontics

제7장 보정장치

교정치료로 만족할 만한 결과를 얻었더라도 이러한 결과의 장기적 유지는 또 하나의 중요한 교정치료의 목표가 된다. 치아 이동 후에는 치은이나 치주조직의 재형성 과정에 필요한 시간이나 잔여 성장의 기간 동안 보정(retention)이 필요하며 이는 치료의 지속적인 과정으로 인식되어야 한다.

보정장치(retainer)는 가철식과 고정식으로 나누어 볼 수 있으며, 가철식은 수동적 보정장치와 능동적 보정장치로 나누어 볼 수 있다. 또 악기능장치도 잔여 성장에 의한 회귀 현상을 막기 위하여 보정장치로 사용된다.

Hawley Type Retainer

1919년 Hawley에 의하여 고안된 장치이며 base plate, labial bow와 구치부의 calsp로 구성된다. clasp의 종류, labial bow의 형태, base plate는 필요에 따라 변형하여 사용한다(그림 7-1, 2-23 참조).

소구치의 발치 증례에서 발치 공간을 가로 질러 labial bow를 제작하면 쐐기 역할을 하여 발치 공간이 다시 벌어지는 경우가 흔하다(그림 7-2). 따라서 4 전치부에만 labial bow를 하거나 제1대구치의 Adams clasp나 최후방 구치에 제작된 circumferential clasp에 labial bow를 납착(solder)하여 사용하기도 한다.

과개교합의 보정 시에는 다시 교합이 깊어지는 것을 막기 위하여 anterior bite plate를 형성하여 주기도 한다. Hawley type retainer는 치아를 수평적으로 유지하는 데에는 효과적이나 치아의 수직적 재발을 막기는 부족하다.

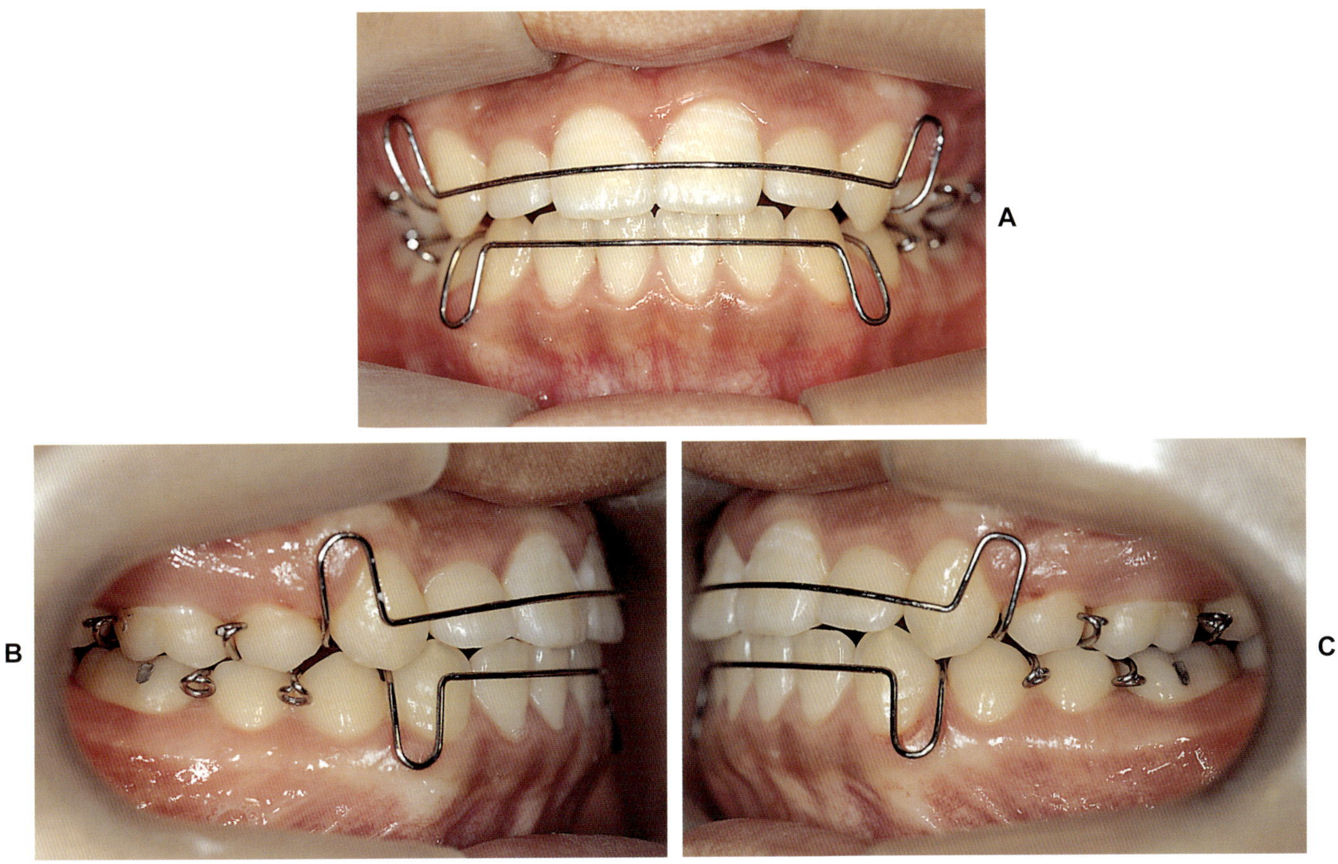

그림 7-1. A~C, Hawley type retainer. 필요에 따라 다양한 clasp를 사용할 수 있다. *(계속)*

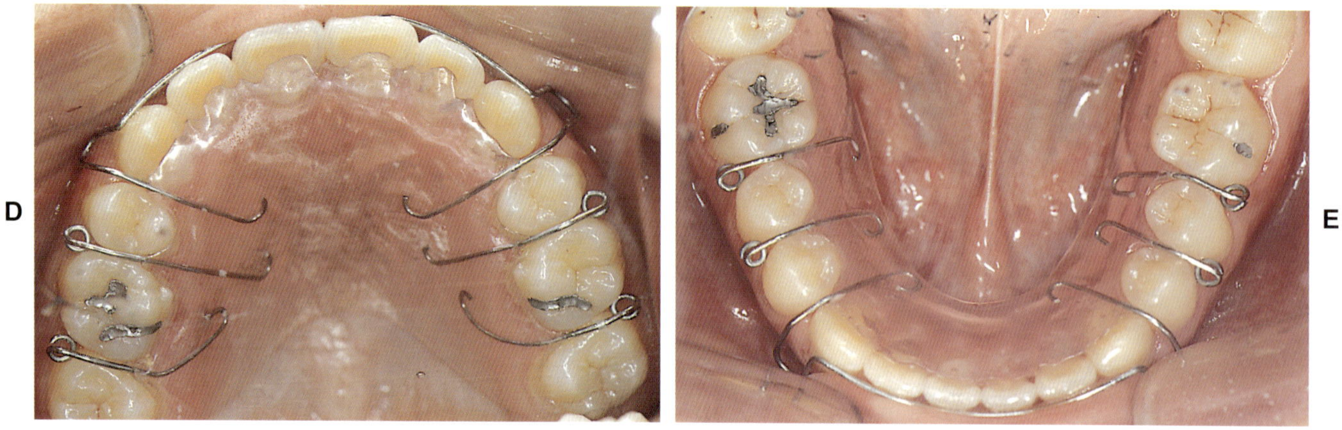

그림 7-1. *(계속)* **D, E,** Hawley type retainer. 필요에 따라 다양한 clasp를 사용할 수 있다.

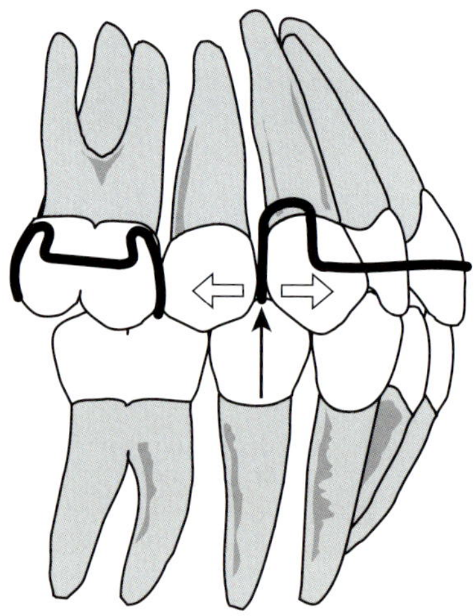

그림 7-2. 발치 부위를 가로 지르는 labial bow가 쐐기 역할을 하여 발치 공간이 벌어지는 경우가 있다.

Circumferential Retainer

교합면을 가로지르는 wire가 없어 교합에 장애는 없으나 너무 긴 wire로 인하여 변형이 오기 쉽다. 이를 방지하기 위하여 가는 보조선을 사용하기도 한다(그림 7-3, 7-5A). Wrap-around retainer라고도 한다.

Spring Retainer

Clip-on retainer라고도 한다. 보정 기간 중에 자주 발생하는 하악 전치부 총생의 재발 시 치아의 재배열을 시도하는 능동적 보정장치이다. Stripping을 통해 전치의 폭경을 감소시키고 모형상에서 치아를 재배열하여 제작한다(그림 7-4~7-6).

Tooth Positioner

모형상에서 치아를 배열한 후 탄성재를 이용하여 제작하여 치료의 마무리 장치로서 사용된 후 보정장치로서 이용된다. Positioner는 일반적인 보정장치로 지속적으로 사용하기에는 부피가 크고 불편하다(그림 7-7).

A

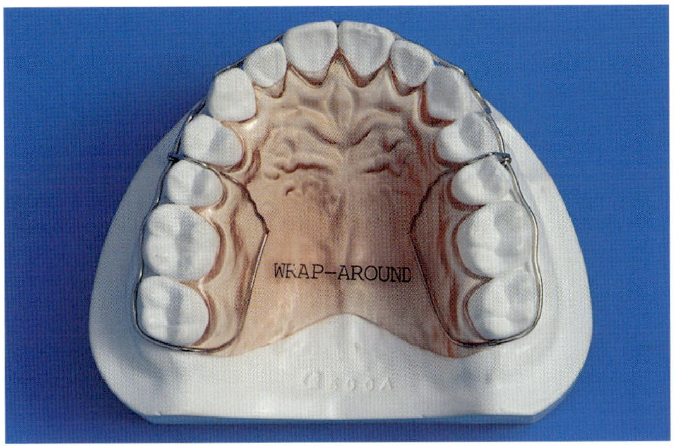

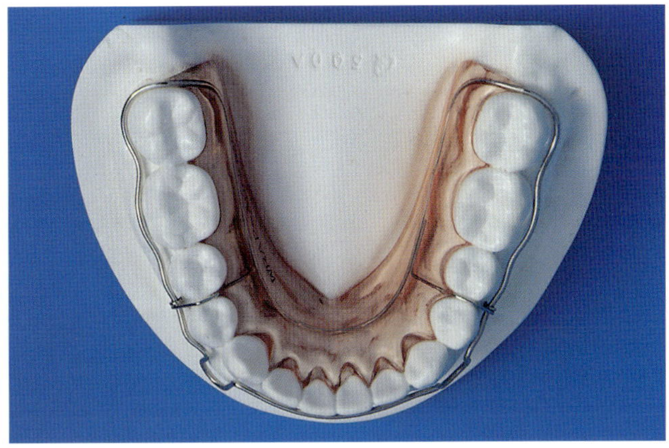

B

그림 7-3. Circumferential retainer. 소구치 사이에 보조선이 있다.

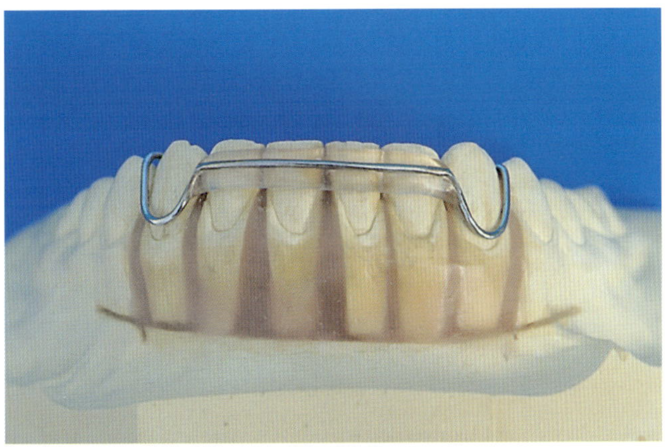

A

B

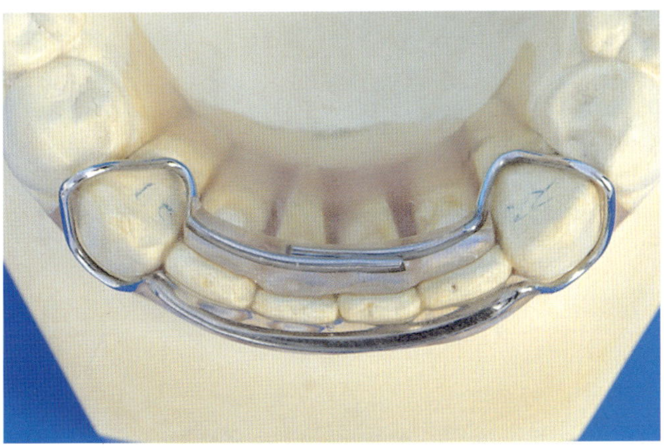

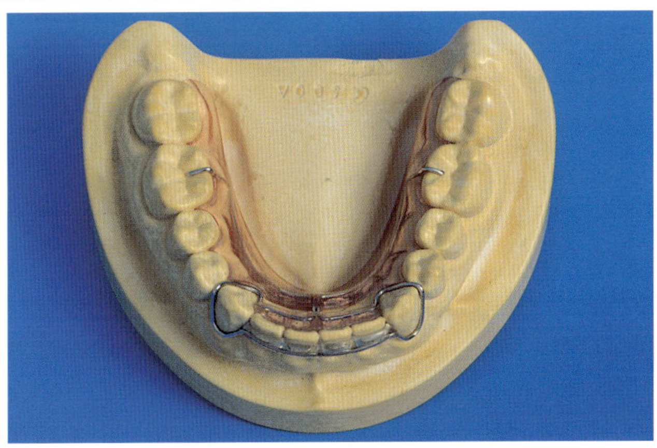

C

그림 7-4. A, B, 모형상에서 치아를 재배열한 후 제작한 spring retainer. C, 구치부까지 base plate를 연장한 spring retainer.

Clear Retainer / Aligner

Clear retainer 또는 clear aligner는 투명한 열가소성 필름(thermoplastic film)을 치아 모형에서 진공을 이용해 suck down하여 만든 보정장치로서, clear retainer는 치아 모형의 셋업 없이 제작하는 수동적 보정장치이며, clear aligner는 전치부 총생 또는 치간공극 등의 재발 시 치아 모형의 셋업 후 제작하는 능동적 보정장치이다(그림 7-8). 이들 장치의 가장 큰 특징은 얇고 투명하여 눈에 거의 보이지 않고, 발음 장애가 발생하지 않는다는 점으로서 특히 성인 환자들이 선호한다. 이 장치는 고정식 보정장치와 효율성에서는 큰 차이가 없으나, 교합면을 덮어 debond 후 교합의 정착(settling)을 방해할 수 있고 내구성이 약하다는 단점이 있다.

Clear retainer와 clear aligner는 모형 셋업 여부를 제외하고 제작 과정이 동일하다(그림 7-9~7-23). Clear retainer의 경우 필름의 두께가 0.75mm인데 반해, clear aligner는 셋업한 모형에서 필름의 두께가 0.5mm, 0.75mm인 2개의 장치를 제작하여 각각 2주씩 순차적으로 착용하도록 한다. 치아의 이동 거리가 1mm 이상일 경우에는 모형 셋업을 2단계 이상으로 나누어 시행하며, 각 단계당 2개의 장치를 제작하게 된다.

A

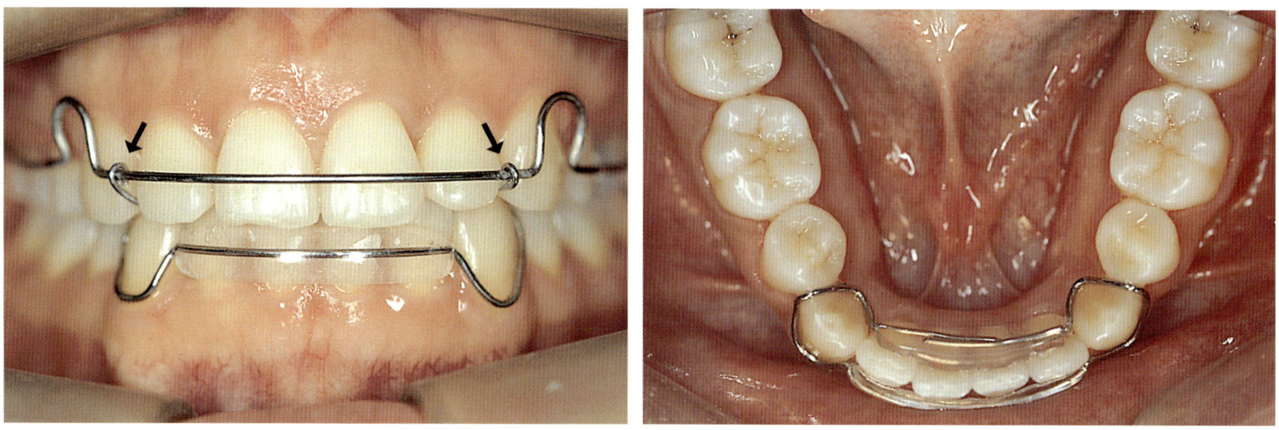

B

그림 7-5. A, 상악에는 circumferential retainer, 하악에는 spring retainer를 사용하고 있다. 상악 측절치와 견치 사이에 보조선(↑표시)이 있다. B, 교합면에서 본 spring retainer.

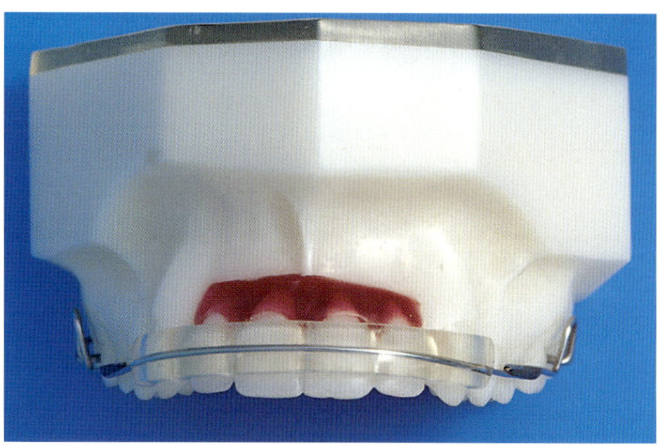

그림 7-6. 상악의 spring retainer.

A 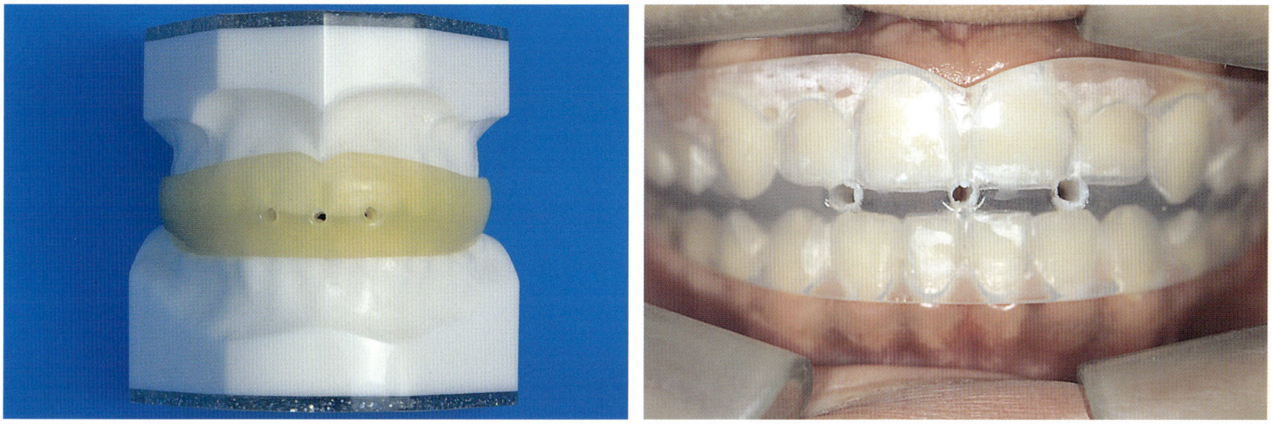 B

그림 7-7. A, B, Tooth positioner.

A 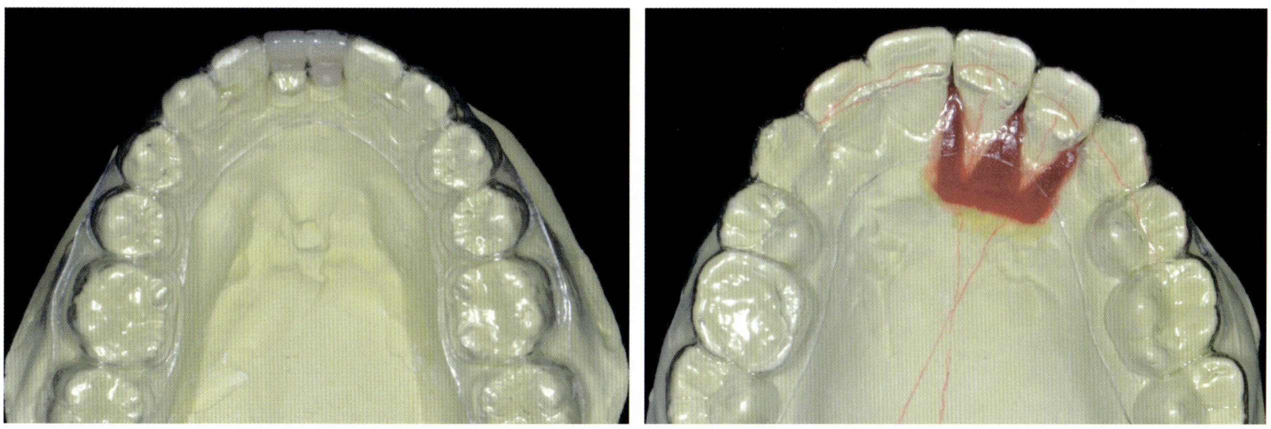 B

그림 7-8. A. Clear retainer. #31, 41의 pontic을 포함하는 수동적 보정장치이다. B. Clear aligner. #21, 22를 셋업하여 제작한 능동적 보정장치이다.

A
B
C
D
E

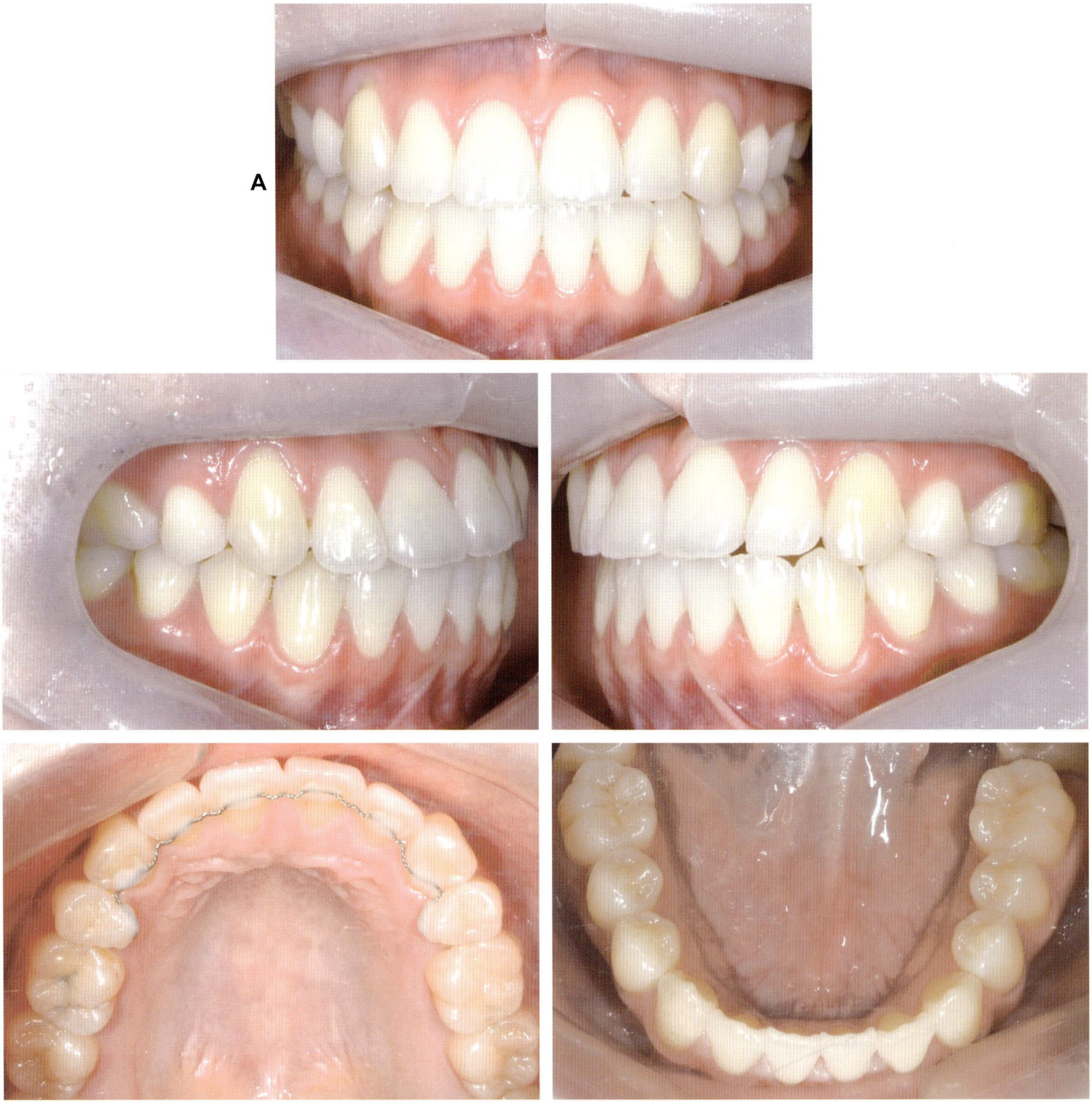

그림 7-9. **A~E,** 치료 종료 후 하악의 고정식 장치의 탈락 및 보정장치 미착용으로 인해 33~34, #43~44 사이의 spacing, #32 부위의 labioversion, #22~32 사이의 bite opening 등이 관찰되어 하악만 clear aligner로 치료하기로 하였다.

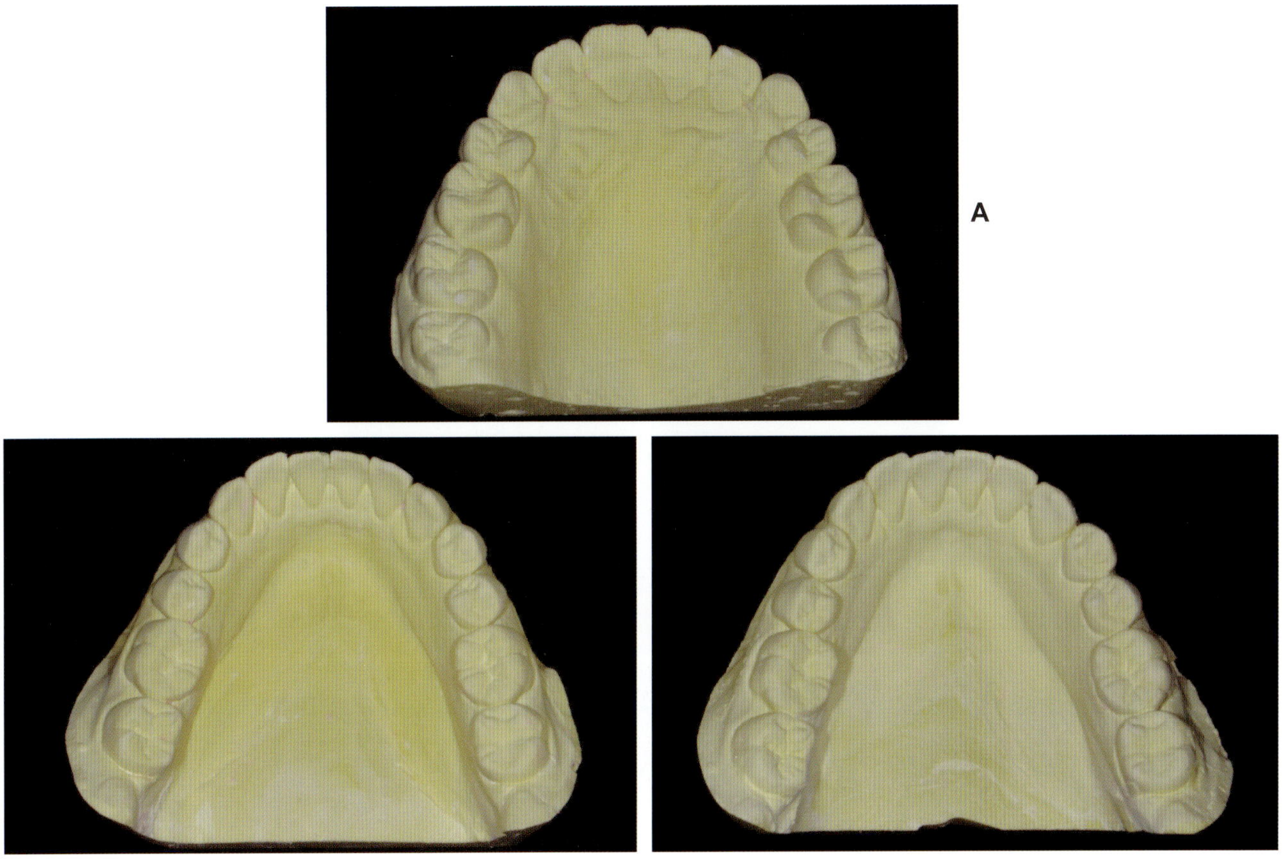

그림 7-10. **A~C,** 상·하악 alginate impression 후 cast를 제작한다. 하악 cast는 alginate로 복제하여 추후 셋업한 모형과 비교용으로 남겨 둔다.

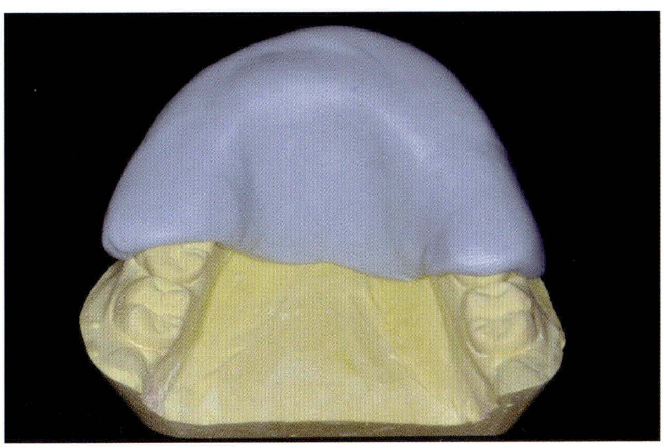

그림 7-11. 셋업할 부위를 putty로 찍어 index를 만든다.

A 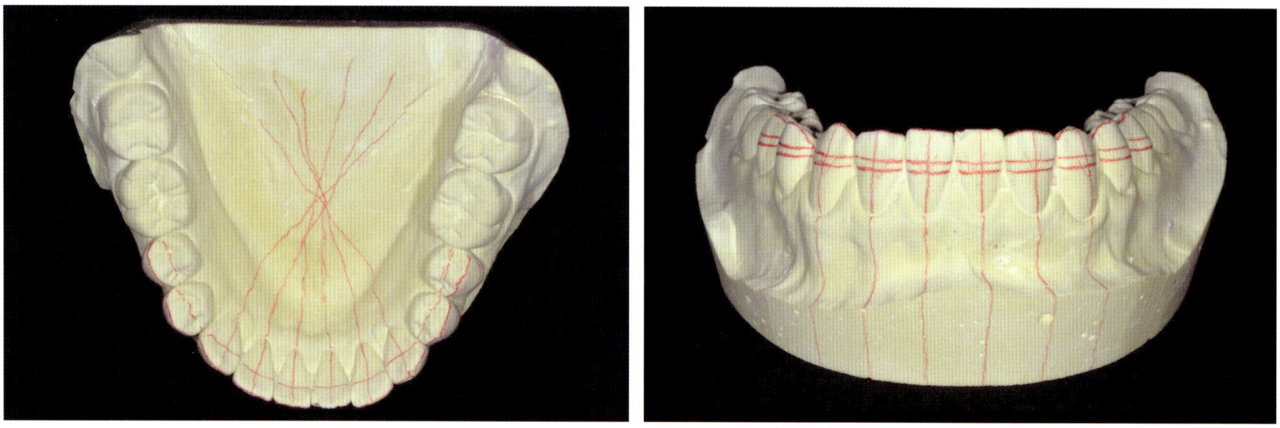 B

그림 7-12. A, B, 원본 cast에 셋업 전후 치축 및 치아 이동량을 비교하기 위한 reference line을 그린다.

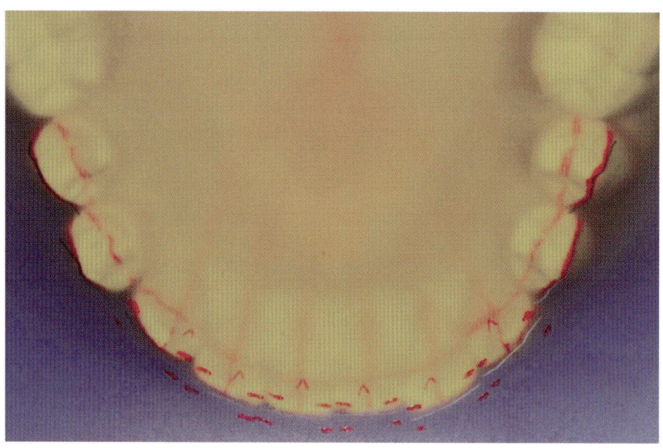

그림 7-13. 아세테이트지를 cast 교합면에 올려놓고 검은색 샤프로 각 치아의 절단연을 표시한 후 해당 선으로부터 이동 가능한 순협측 한계 범위(보통 1mm)를 붉은색 샤프로 표시한다.

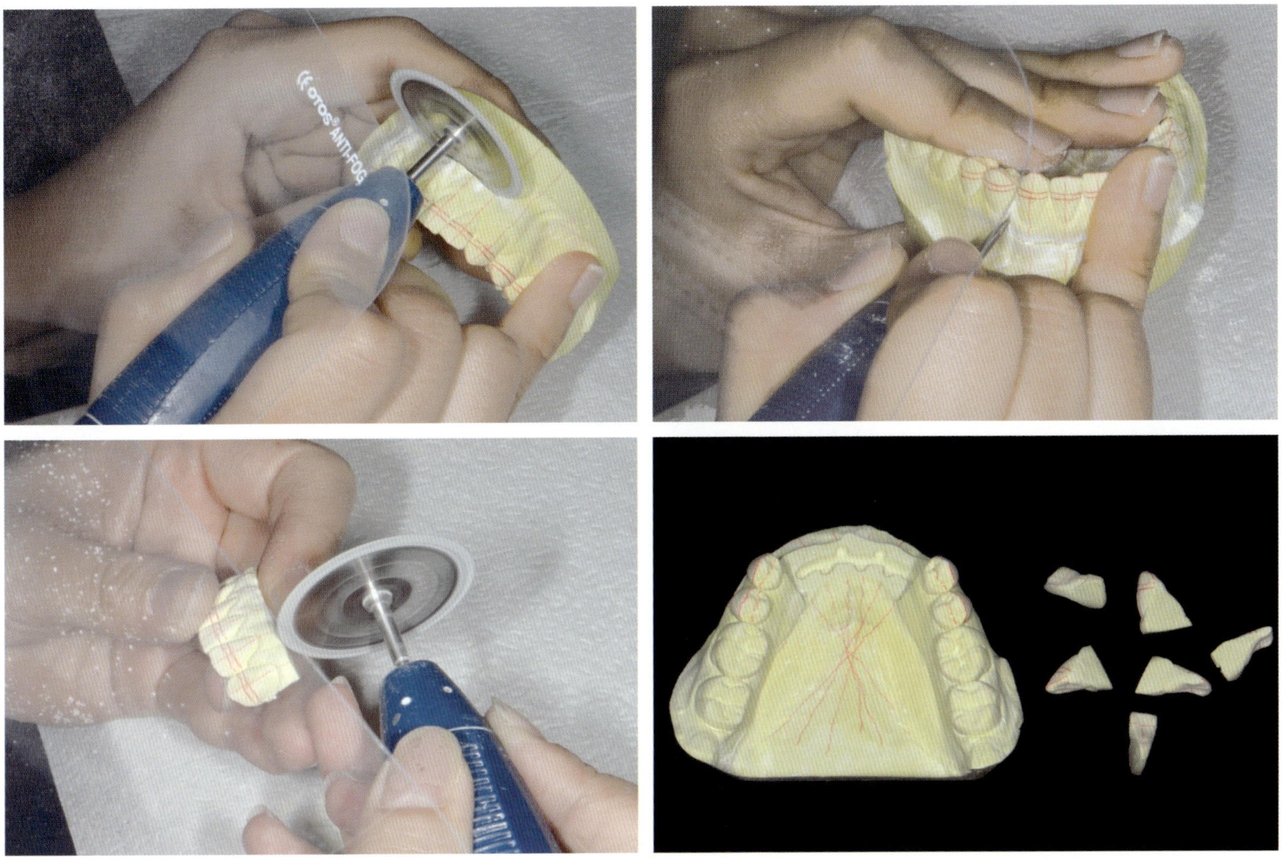

그림 7-14. A~D, Disc와 fissure bur를 사용해 셋업할 치아를 분리한다.

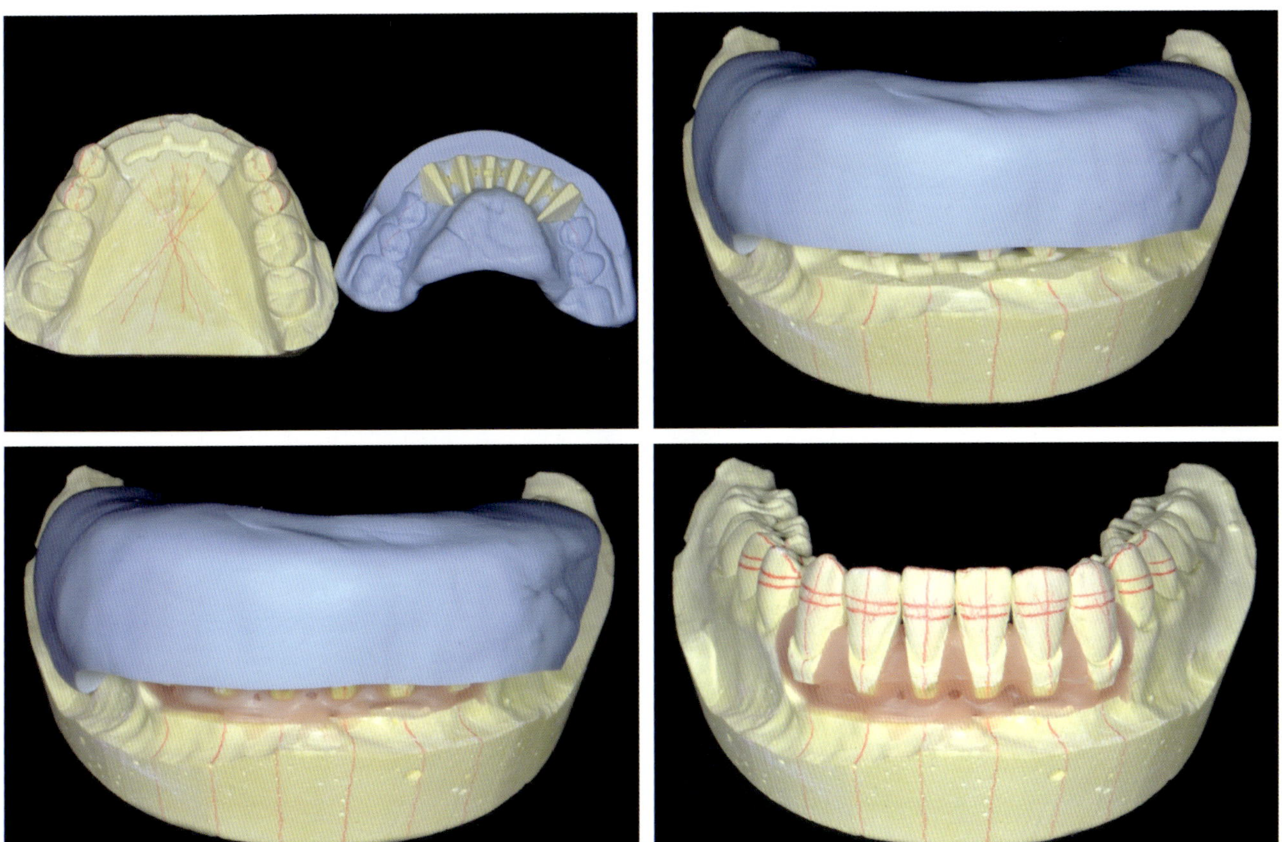

그림 7-15. 분리된 치아를 putty index에 꽂고(A), cast에 위치시킨 후(B), wax를 녹여 채운다(C, D).

A
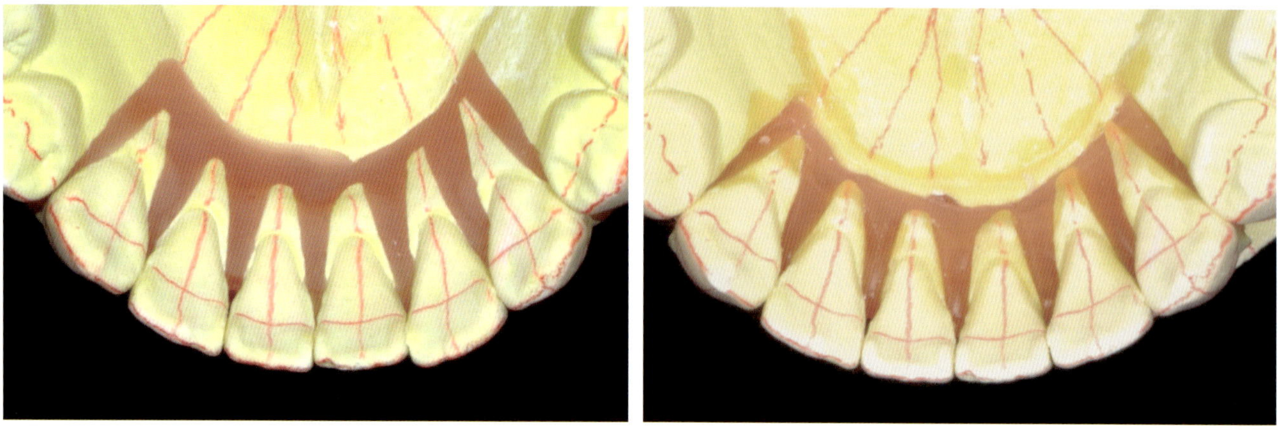
B

그림 7-16. 배열 전(A)과 후(B). 이때 그림 7-13에서 제작한 아세테이트지를 사용해 한계 범위 내에서 치아가 이동되도록 하며, 복제한 하악 cast와도 비교해 본다.

A
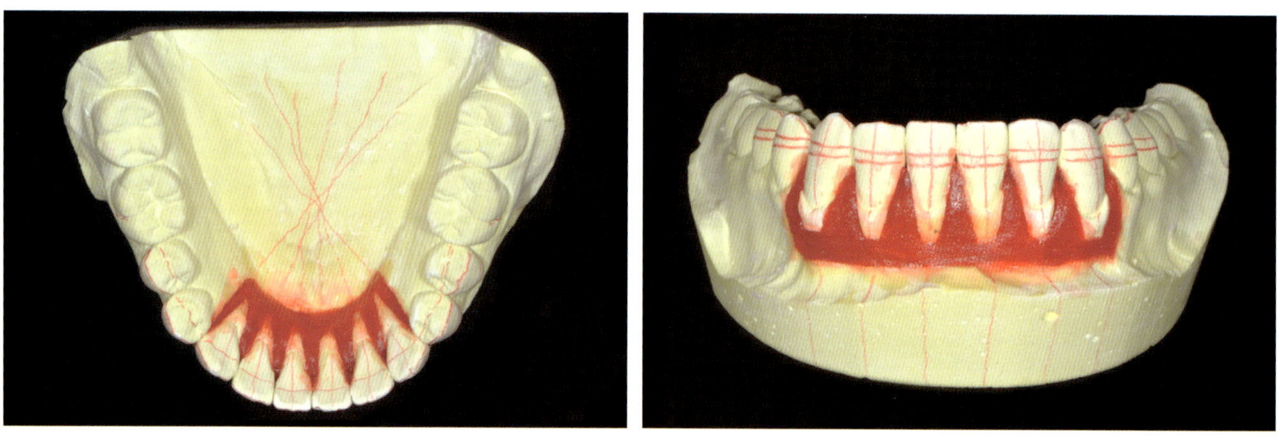
B

그림 7-17. A, B, 왁스가 연화되지 않도록 pattern resin을 치은 형태를 고려하여 축성한다.

A
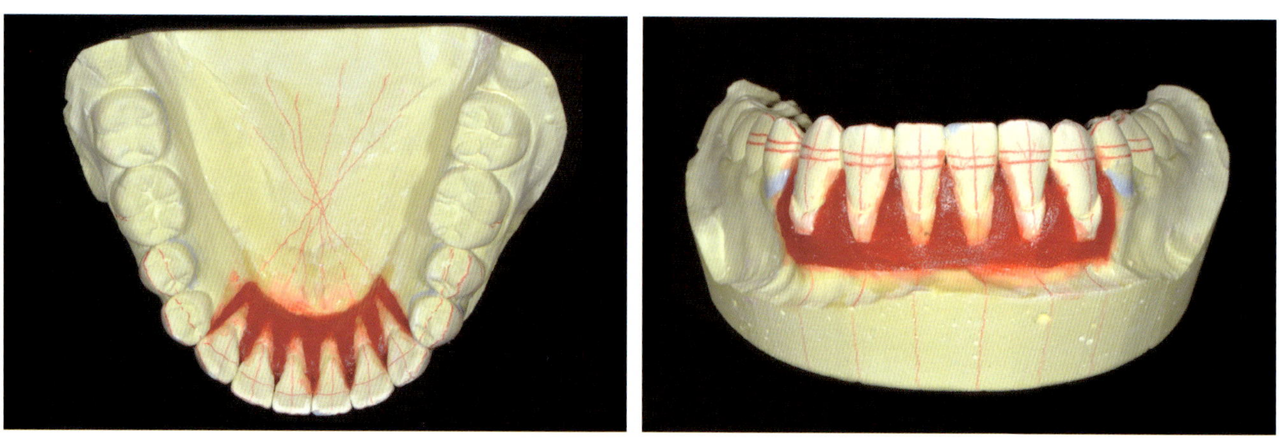
B

그림 7-18. A, B, Putty를 사용해 언더컷 부위를 relief한다.

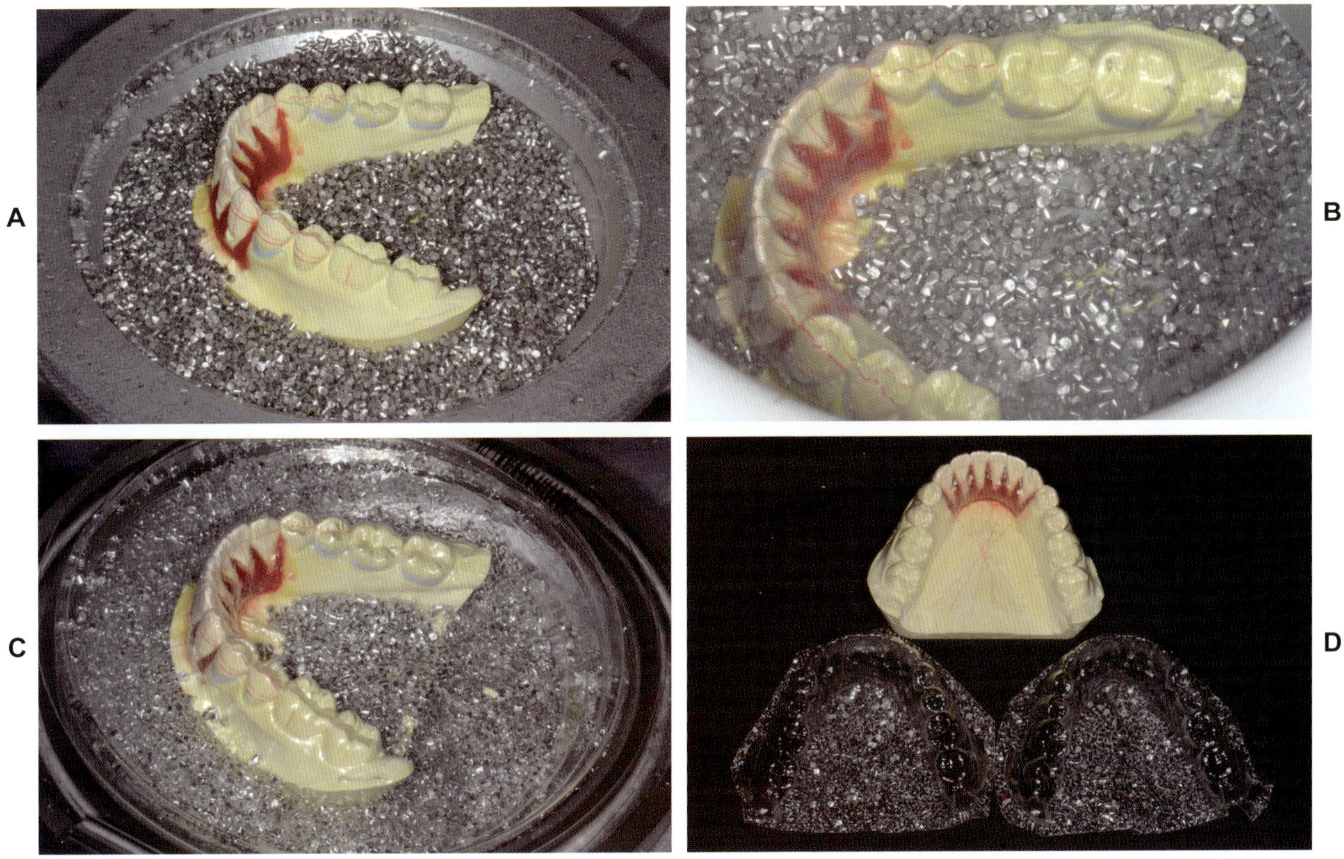

그림 7-19. **A,** 옴니백에 cast를 언더컷이 없도록 위치시킨다. **B,** Isofolan 0.1mm로 suck down한다. Isofolan은 최종 clear aligner의 재료가 되는 duran과 cast를 분리시키는 분리재 역할 및 clear aligner와 치열 사이에 clearance를 제공하는 역할을 한다. **C,** Isofolan을 제거하여 대략적으로 margin을 다듬은 뒤 isofolan 위에 duran 0.5mm, 0.75mm로 suck down한다. Duran을 제거하면 isofolan은 cast에 남아 있게 된다. **D,** Duran 0.5mm(좌하)와 0.75mm(우하).

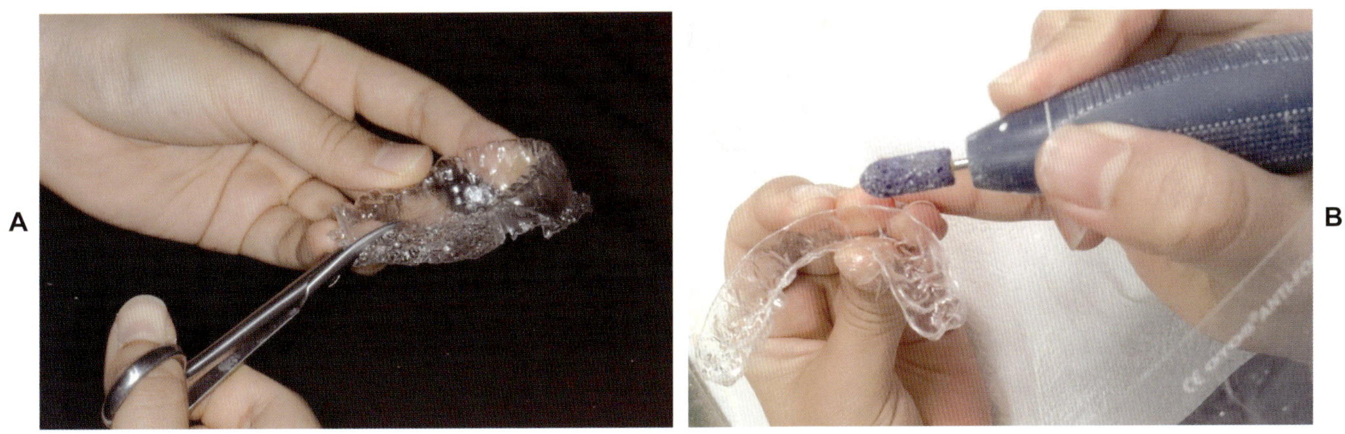

그림 7-20. 치은연에서 2mm가 되도록 가위로 자르고(A), polishing 한다(B). 장치의 철거를 용이하게 하기 위해 최후방 구치(본 환자에서는 제2대구치) 부위는 치은연 상방으로 margin을 형성한다.

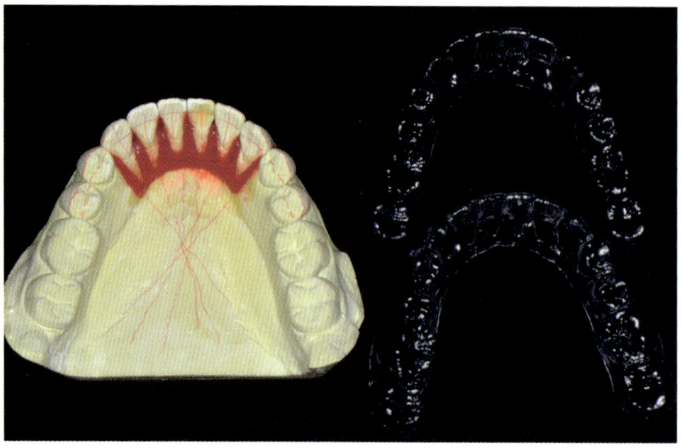

그림 7-21. 완성된 clear aligner. 0.5mm duran(우상), 0.75mm duran(우하).

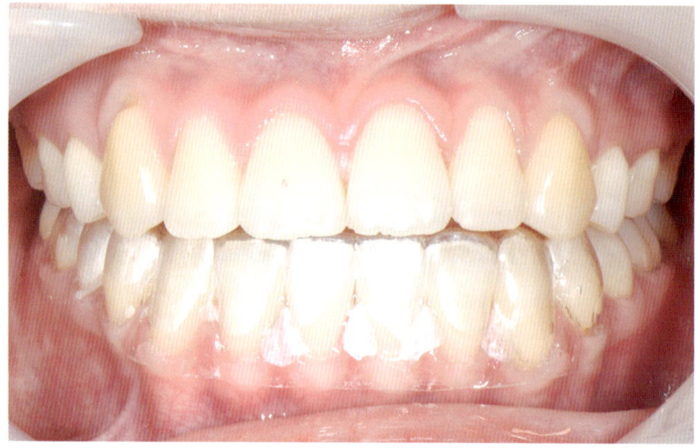

그림 7-22. Clear aligner를 착용한 모습.

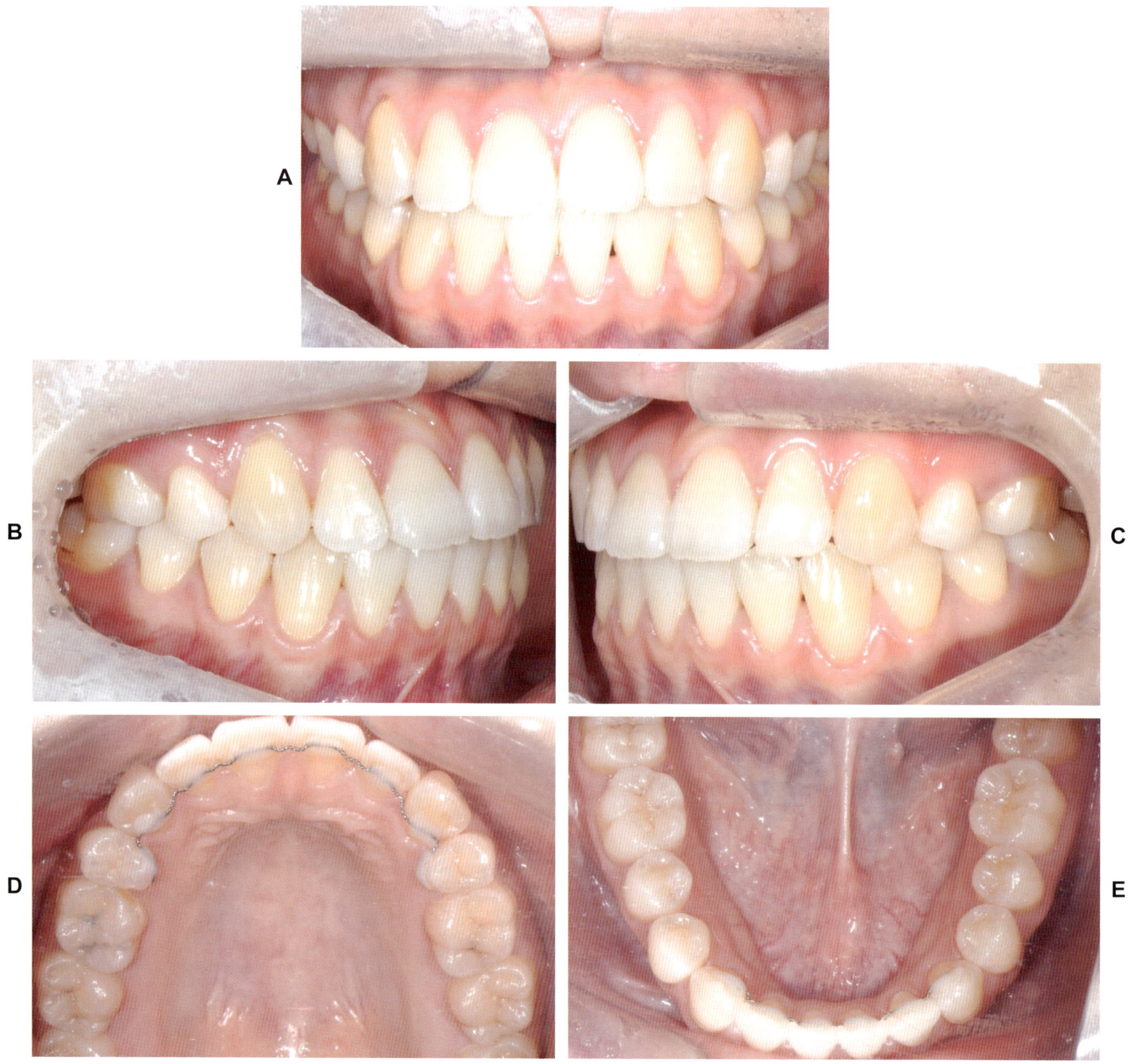

그림 7-23. A~E, Clear aligner 2개월 착용 후 고정식 보정장치를 부착한 후의 사진. 적절한 배열과 수직피개를 얻었다.

Contemporary Removable Orthodontics

제 8 장

가철식 교정장치의 제작

제8장 가철식 교정장치의 제작

재료 및 기구

1. Plier: #139 plier, Angle wire bending plier가 필요하며, 그 이외에 adrer(3-jaw) plier, young loop forming plier, Adams plier, arrow clasp forming plier, Adams clasp bending plier도 사용할 수 있다(그림 8-1).
2. Wire cutter(그림 8-1)
3. 다양한 굵기의 wire(그림 8-2)
4. Marking pencil
5. 분리제(그림 8-3)
6. Wax
7. 교정장치 제작용 resin(그림 8-3)
8. Screw
9. Resin curing unit(Polyclave)(그림 8-4)
10. Trimming bur(denture bur)(그림 8-5)
11. Polishing용 lathe & pumice

Model 준비

1. 인상채득 시 변형이 생기지 않았는지 검사한다.
2. 적절한 크기로 trimming한다.

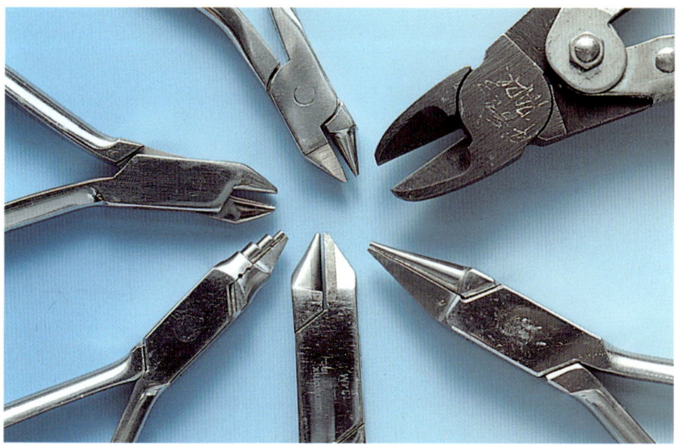

그림 8-1. 가철식 교정장치 제작에 사용되는 plier.

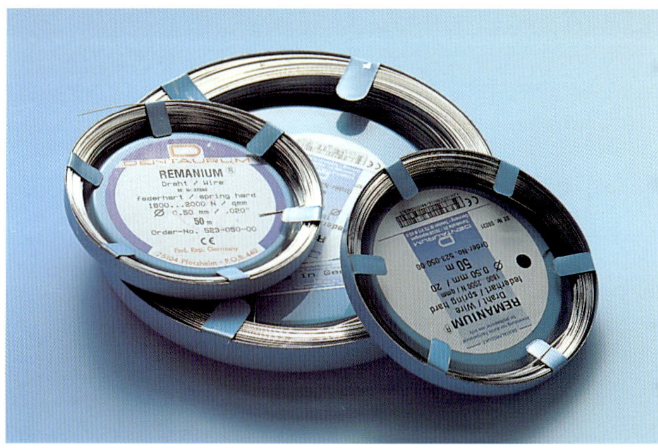

그림 8-2. 다양한 굵기의 교정장치 제작용 wire

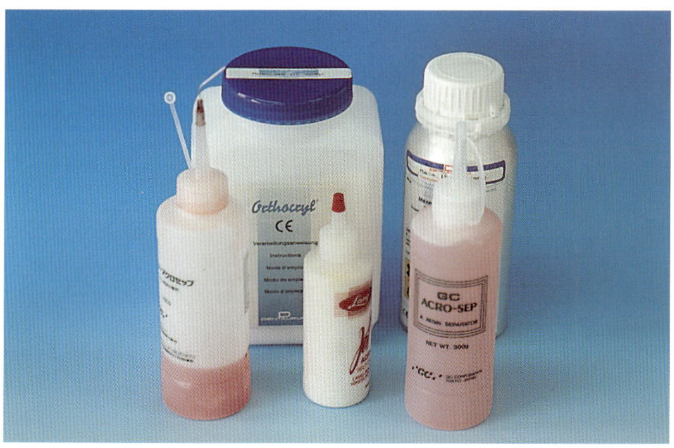

그림 8-3. 교정장치용 resin polymer, monomer, 분리제.

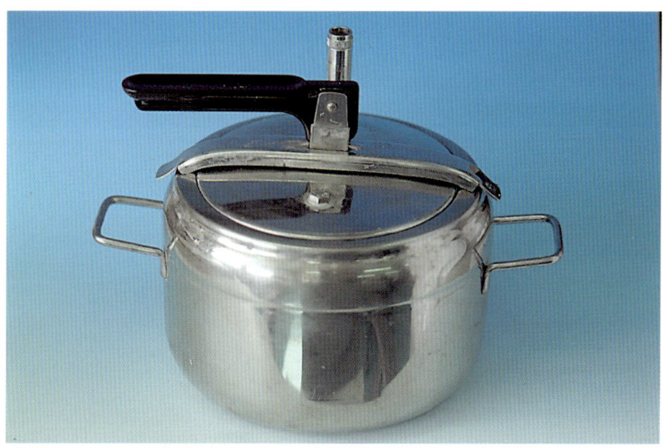

그림 8-4. Resin curing에 사용되는 polyclave.

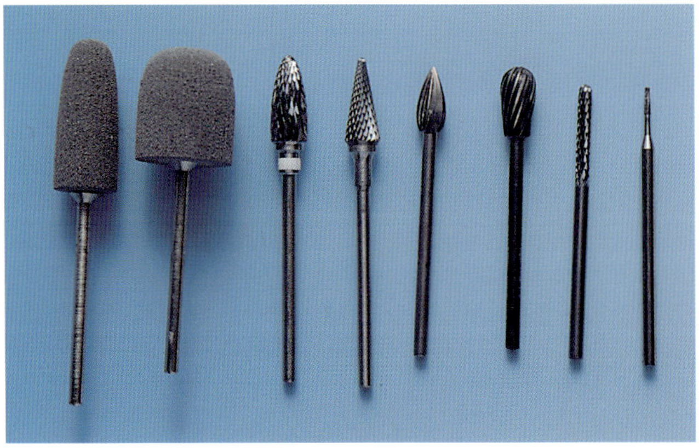

그림 8-5. 장치의 trimming에 사용되는 각종 bur.

3. 기포를 제거한다.
4. 연필로 정확하게 design한다(그림 8-6).
5. 필요한 부분, 특히 하악 설측 undercut을 wax를 이용하여 relief한다. Wax의 표면을 매끄럽게 처리한다(그림 2-6 참조).
6. 분리제를 바르고 건조시킨다(그림 8-7).

Wiring

Labial bow (그림 8-8~8-15)

1. 0.7mm wire를 이용한다.
2. Bow의 수평 부분은 치관의 incisal 1/3~1/2을 지나며 절치의 순면과 접촉되어야 한다.

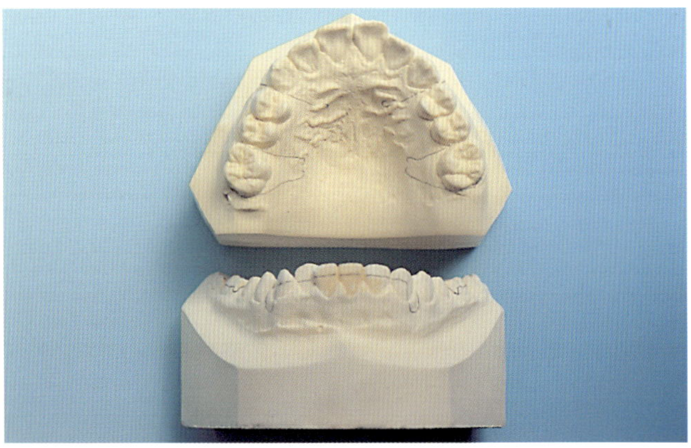

그림 8-6. 기포를 제거한 후 상·하악의 Hawley type retainer를 제작하기 위하여 design하였다.

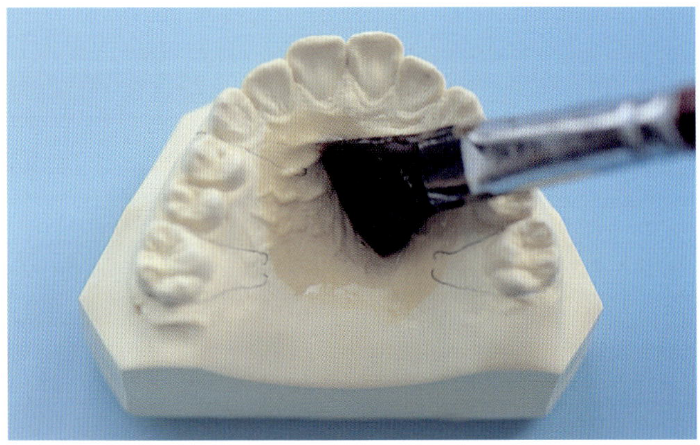

그림 8-7. 분리제를 바르고 건조시킨다.

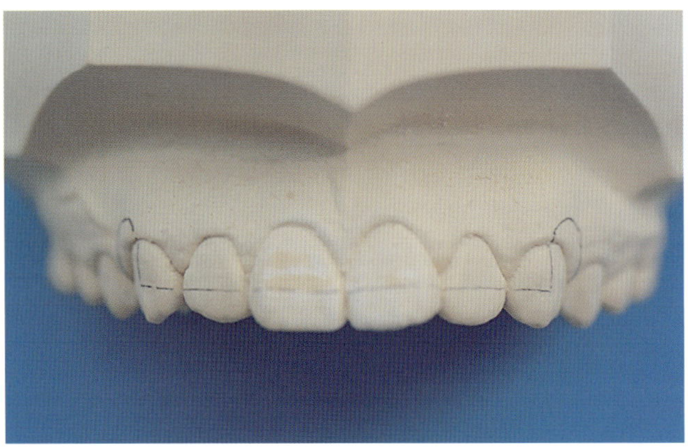

그림 8-8. Labial bow의 design. 치관의 절단측 1/3~1/2을 지나며 견치의 근심쪽 1/3에서 직각으로 구부러져 U-loop를 형성한다. U-loop의 길이는 치은연보다 2~3mm 정도 길게 하였다.

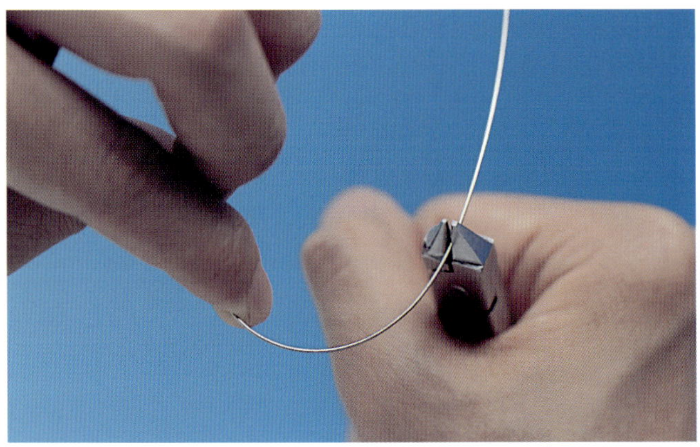

그림 8-9. Plier로 wire를 잡고 손가락으로 악궁 형태를 만든다.

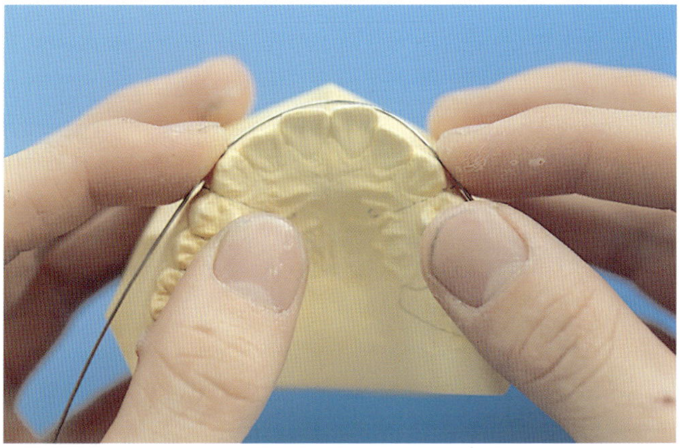

그림 8-10. 총생이 심한 경우가 아니라면 wire가 bending되지 않는 범위 내에서 6전치에 모두 접촉되어야 한다.

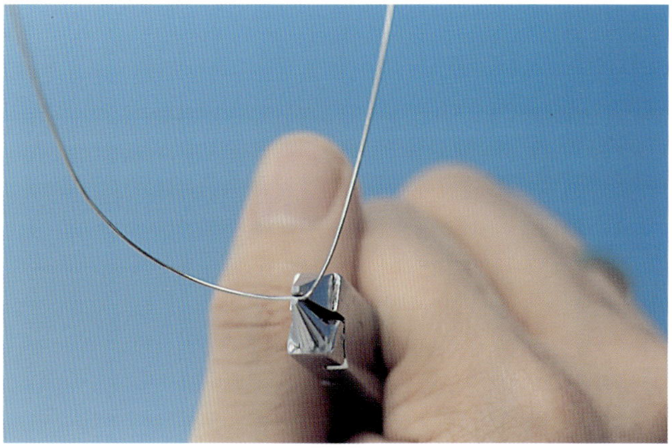

그림 8-11. U-loop을 형성하기 위하여 wire를 치은 쪽으로 직각으로 구부린다.

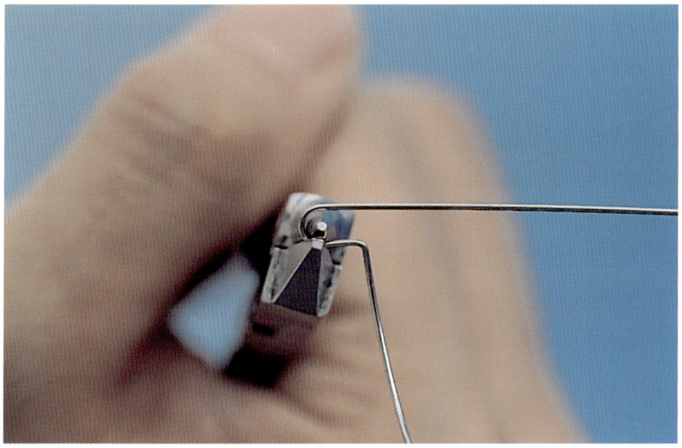

그림 8-12. Plier의 둥근 beak를 이용하여 U-loop을 형성한다.

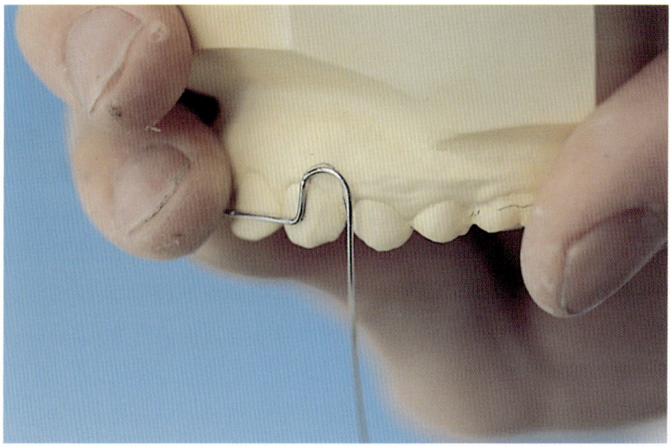

그림 8-13. 모형에 적합시켜 U-loop이 치은과 살짝 접촉하거나 접촉되지 않도록 조정하고 구개측으로 넘어갈 부위에 표시한다.

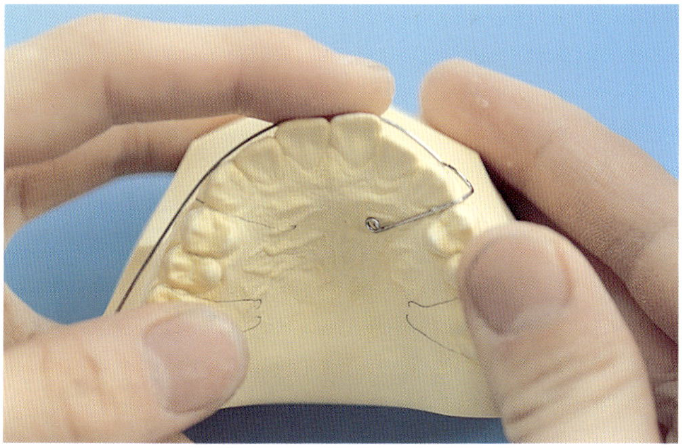

그림 8-14. 교합에 방해가 되지 않도록 구개측으로 구부린 후 tag를 형성한다.

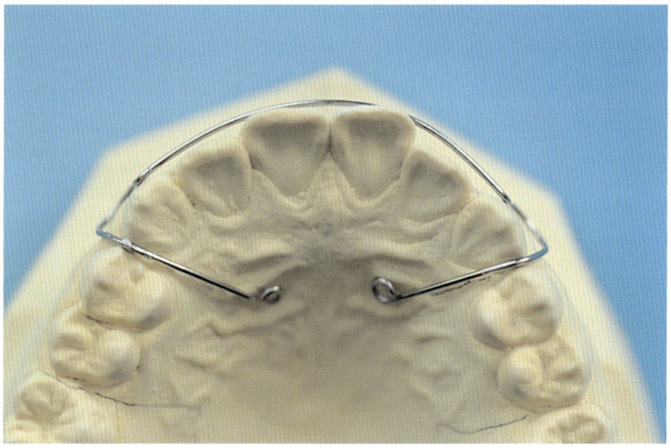

그림 8-15. 완성된 labial bow.

3. U-loop는 견치의 근심측 1/3에서 직각으로 구부린다.
4. U-loop는 치아나 치은과 접해서는 안 되며 협측으로 1mm 떨어지게 한다.
5. U-loop의 길이는 치경부보다 치근단 쪽으로 2~3mm 길게 제작하며 보통 6mm 정도가 된다. 하지만 상당량의 치아 이동이 필요한 경우라면 구강전정의 깊이가 허용하는 범위 내에서 길게 제작할 수도 있다.
6. U-loop의 원심측 leg는 협측 contour에 맞추어 제작하고 교합에 방해가 되지 않도록 구개측으로 구부린다.
7. 구개면과 0.5mm 간격이 있도록 하며 tag를 형성한다.
8. 완성 후 모형상에서 passive하게 위치되어야 한다.

Adams clasp (그림 8-16~8-23)

1. 견치에서는 0.6mm를, 그 외에는 0.7mm wire를 이용한다.
2. Clasp가 위치될 치아가 부분 맹출하였거나 undercut이 치은연 하방에 위치하는 경우 근심협측, 원심협측 undercut 부위를 0.5mm 정도 삭제한다. 이때 너무 깊게 삭제하면 clasp가 치은에 손상을 가하게 된다. Undercut이 명확한 성인에서는 이러한 삭제가 불필요하다.
3. Bridge의 길이는 상악에서는 근원심 폭경의 2/3, 하악에서는 3/4 정도 되도록 한다.
4. Bridge는 치아의 협면에서 1.5mm 정도 떨어지도록 제작한다.
5. Bridge의 높이는 치관의 middle 1/3을 지나도록 한다.

고정 (그림 8-24)

1. Boxing이 필요하면 spring이 움직일 공간을 boxing 한다.
2. 필요한 screw를 wax로 모형에 고정한다.
3. 제작된 wire를 wax로 모형에 고정한다. 이때 resin이 도포되지 않을 부위에 고정시킨다.

Resin Pouring (그림 8-25)

1. 두께가 2mm 정도 되도록 powder와 liquid를 이용하여 pouring 한다.
2. 과량의 resin을 wax carver 등을 이용하여 제거한다.
3. Curing unit에서 curing 한다(그림 8-26).

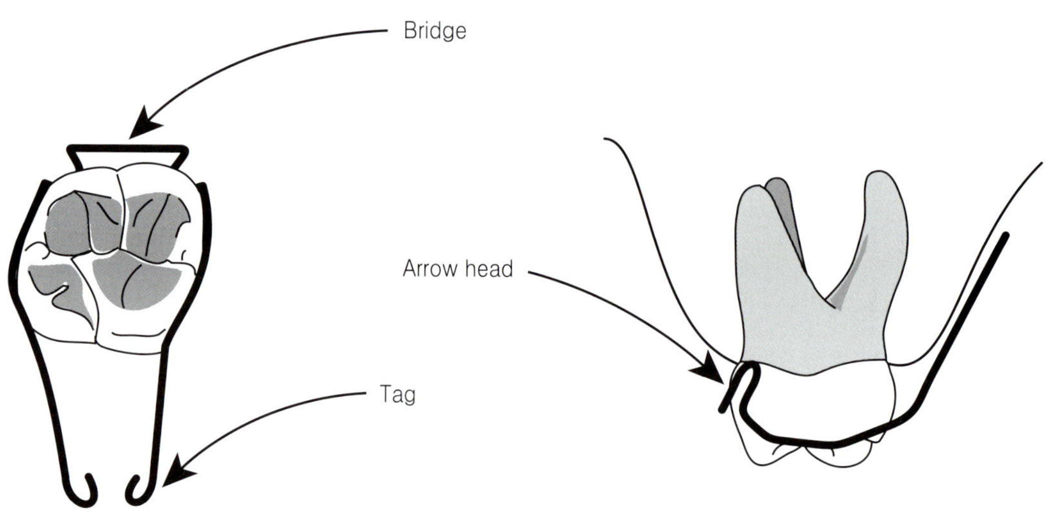

그림 8-16. Adams clasp의 각 부위와 명칭.

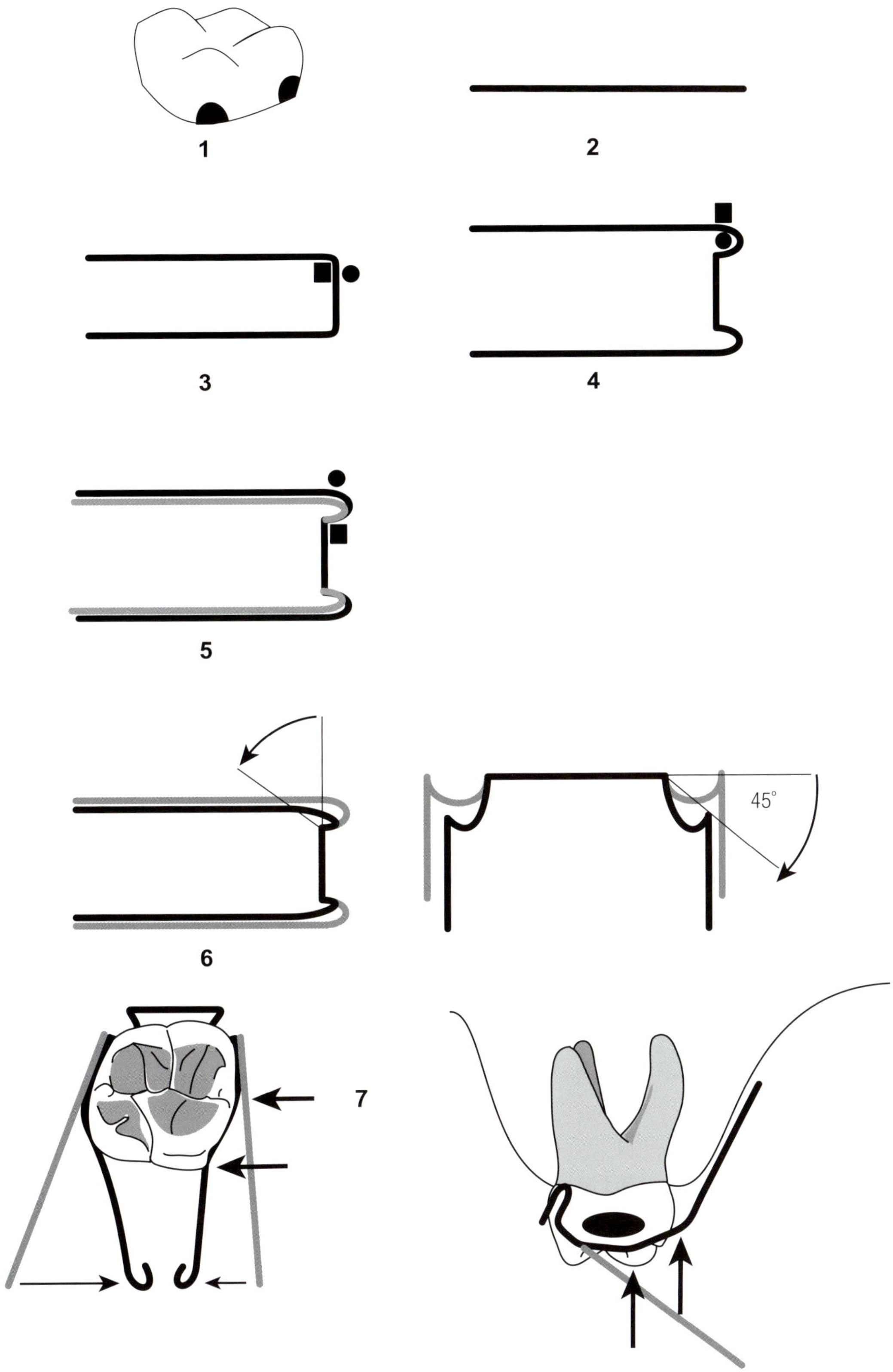

그림 8-17. Adams clasp의 제작 순서. 1, 모형상에서 undercut 부위를 약간 삭제한다. 2, 필요한 wire를 적당한 길이로 자른다. 3, 상악에서는 근원심 폭경의 2/3, 하악에서는 3/4 정도로 bridge를 형성한다. 4, Arrowhead를 형성한다. 5, Arrowhead를 plier로 squeezing 한다. 6, Arrowhead를 내측으로 45° 구부린다. 7, Wire가 모형과 긴밀히 접촉하며 설측으로 넘어가도록 조정하고 tag를 형성한다.

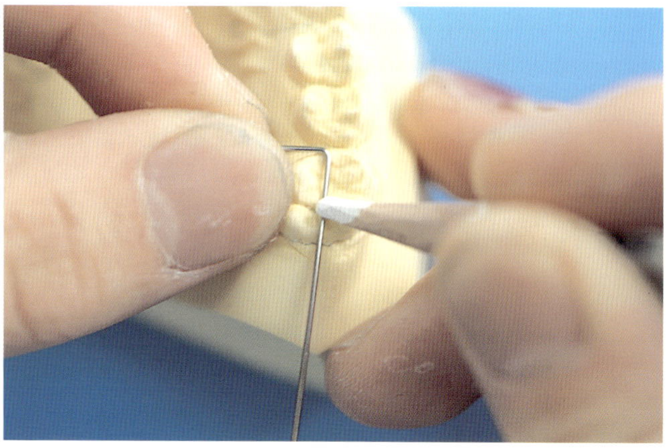

그림 8-18. 근원심 폭경의 2/3를 표시한다.

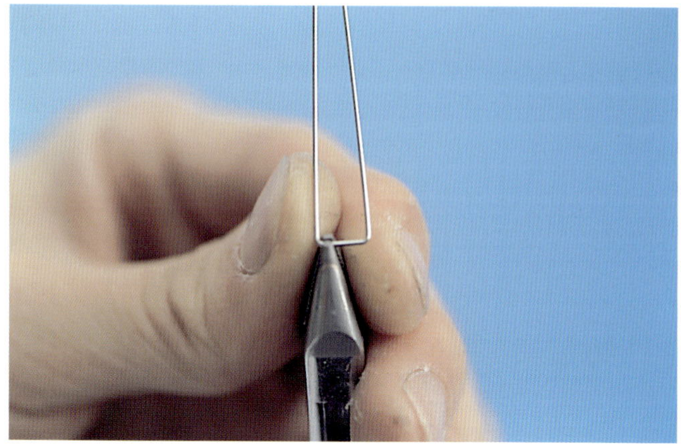

그림 8-19. Bridge를 형성한다.

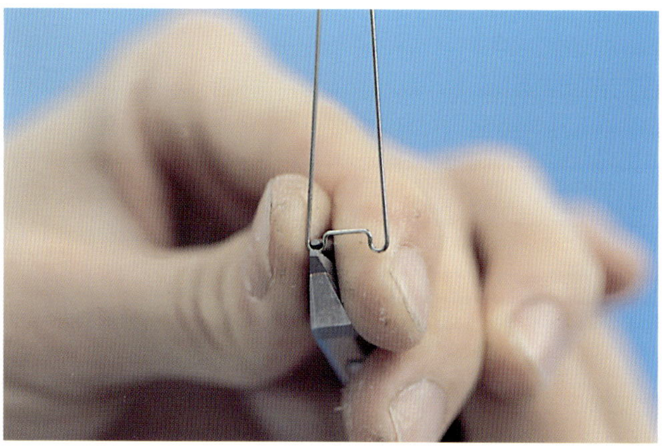

그림 8-20. Arrowhead를 형성한다.

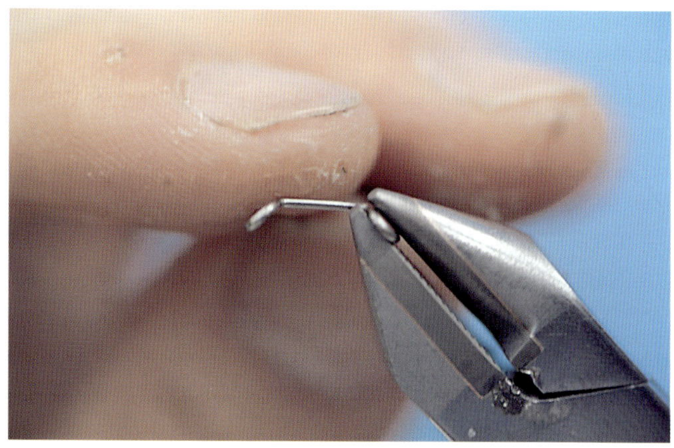

그림 8-21. Arrowhead를 내측으로 45° 구부린다.

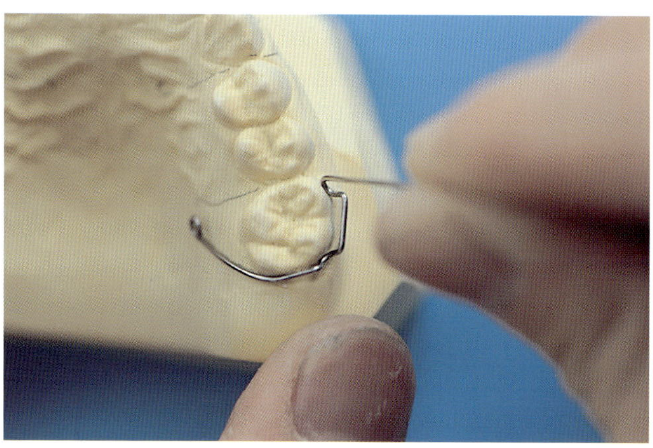

그림 8-22. 한쪽 tag를 완성한다.

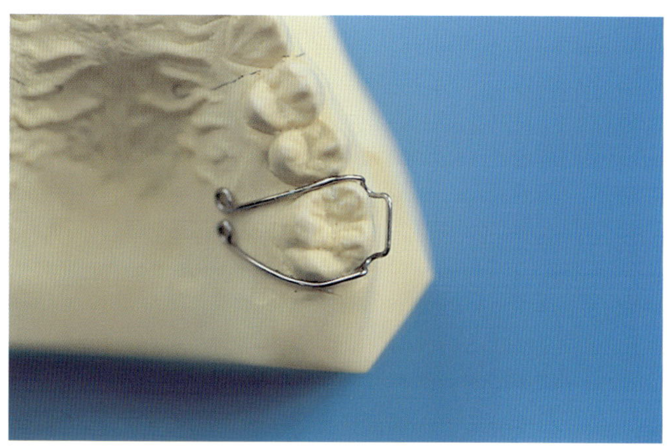

그림 8-23. 완성된 Adams clasp.

A B

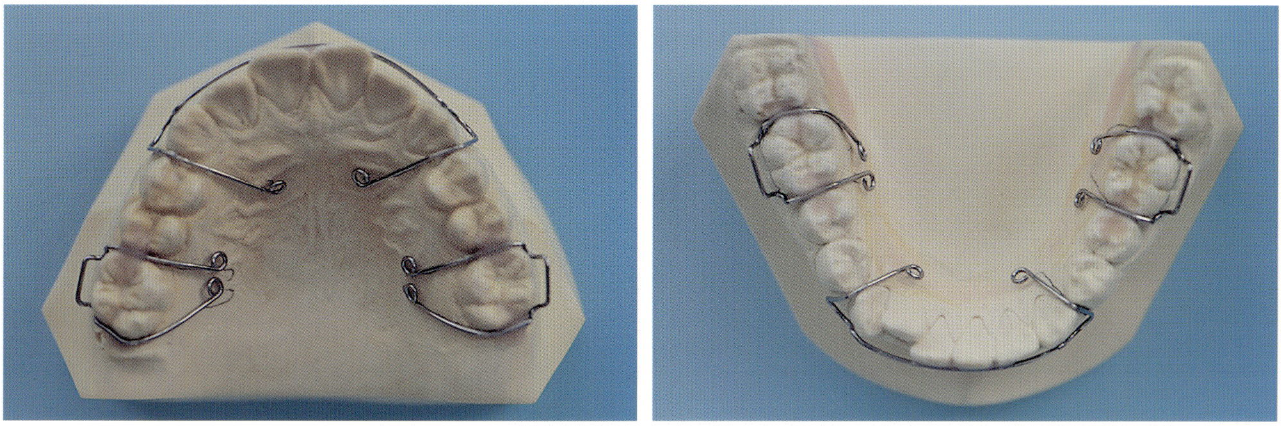

그림 8-24. A, B, 완성된 labial bow와 clasp를 고정하였다.

A B C

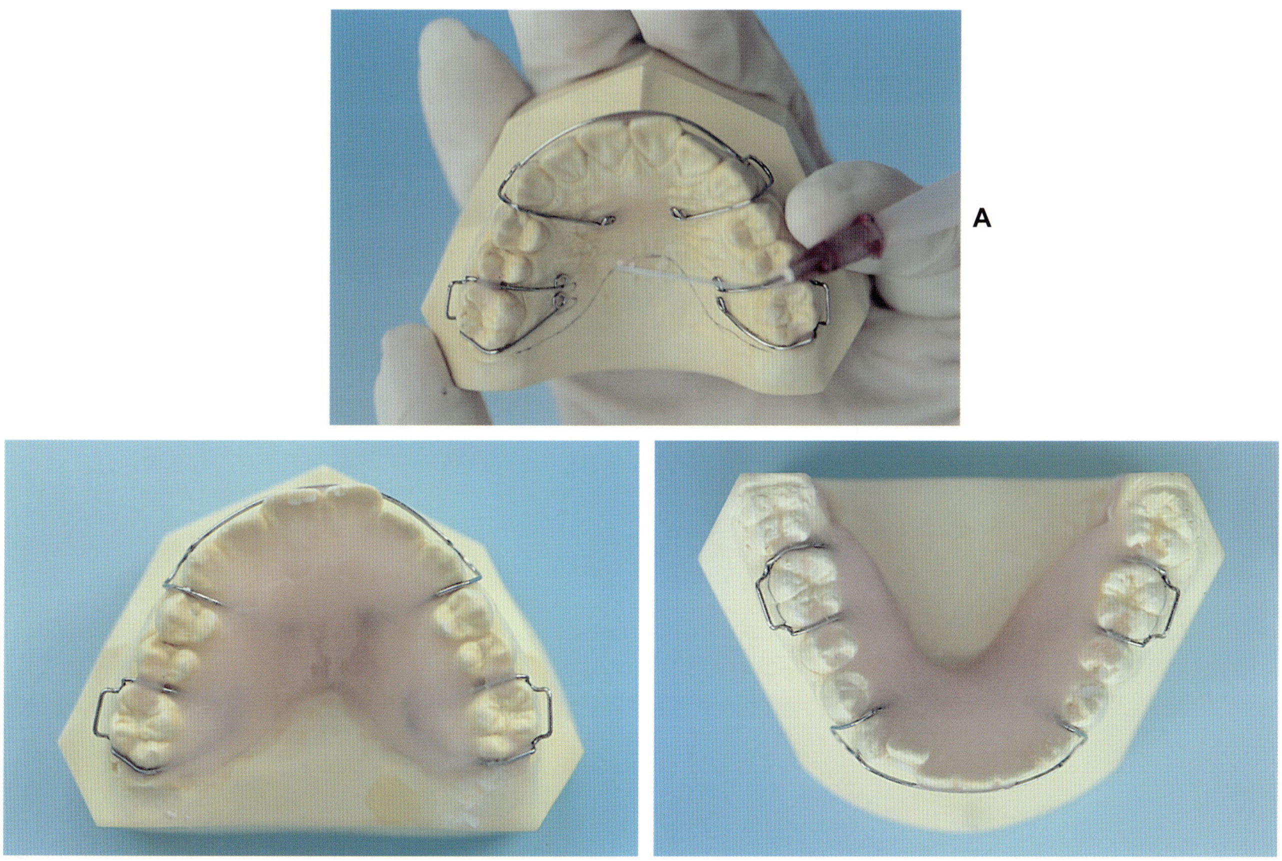

그림 8-25. A, Monomer와 polymer를 번갈아 뿌린다. B, C, Resin pouring이 완료된 상태.

Trimming 및 Polishing (그림 8-27)

1. 경화된 장치를 모형에서 분리하여 boxing이나 고정 시 이용한 wax를 제거한다.
2. Bur로 1~2mm 정도의 두께가 되도록 삭제한다.
3. 치아와 치은 경계부의 날카로운 부위를 부드럽게 한다.
4. Polishing 한다.
5. 모형에 적합시켜 본다.

임상 과정

1. 손가락으로 base plate나 wire에 날카로운 부분이 없는지 살핀다. 날카로운 부분은 제거하여 장착 시 불편감이 없도록 해야 한다.
2. 구강 내에 시적해 본다. 잘 맞지 않는 경우 그 원인을 찾는다. 주로 맹출 중인 영구치에 의한 간섭이나 잘못된 인상채득이 원인이며, 장치를 사용하다가 새로운 장치로 바꾸는 경우, 치아의 이동으로 새장치가 맞지 않는 경우도 있다. 잘못된 인상이나 치아의 이동이 일어난 경우에는 새로운 장치를 제작하는 것이 바람직하다.
3. 구강 내에 잘 시적된다면 wire나 base plate에 의한 연조직 자극 부위가 있는지 검사하여 조정한다.
4. 교합 시 교합면 위로 지나가는 wire가 교합에 방해가 되지 않도록 조정한다.
5. 장치가 충분히 효과를 발휘할 수 있도록 clasp를 조정한다.

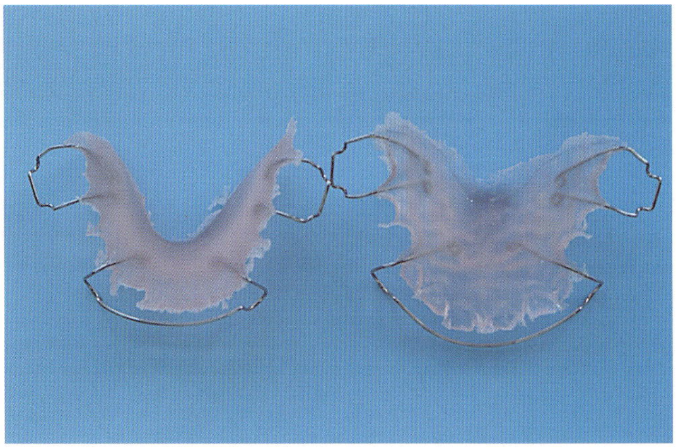

그림 8-26. Polyclave에서 curing이 완료된 상태.

A

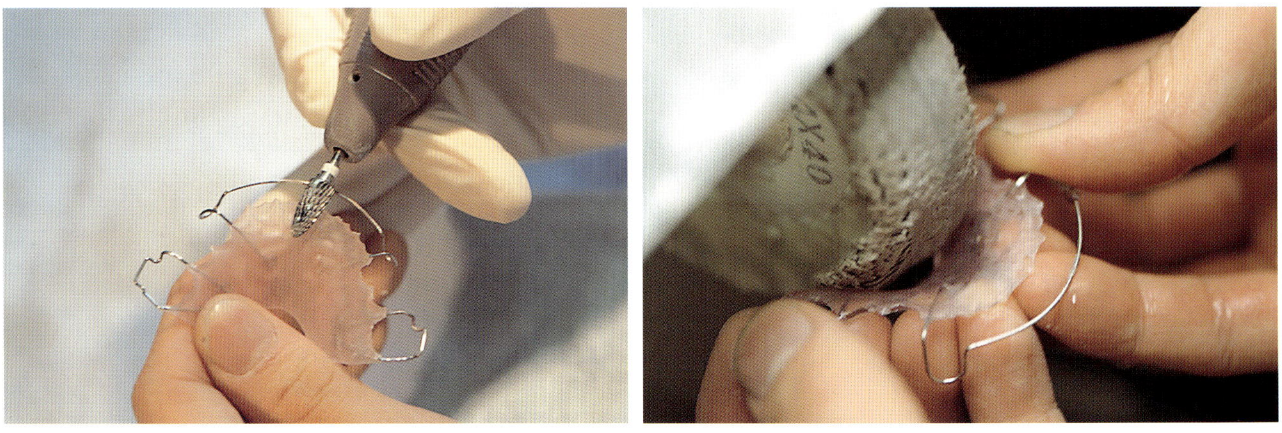

B

그림 8-27. A, Trimming을 시행하고 있다. B, Polishing lathe로 polishing을 시행하고 있다.

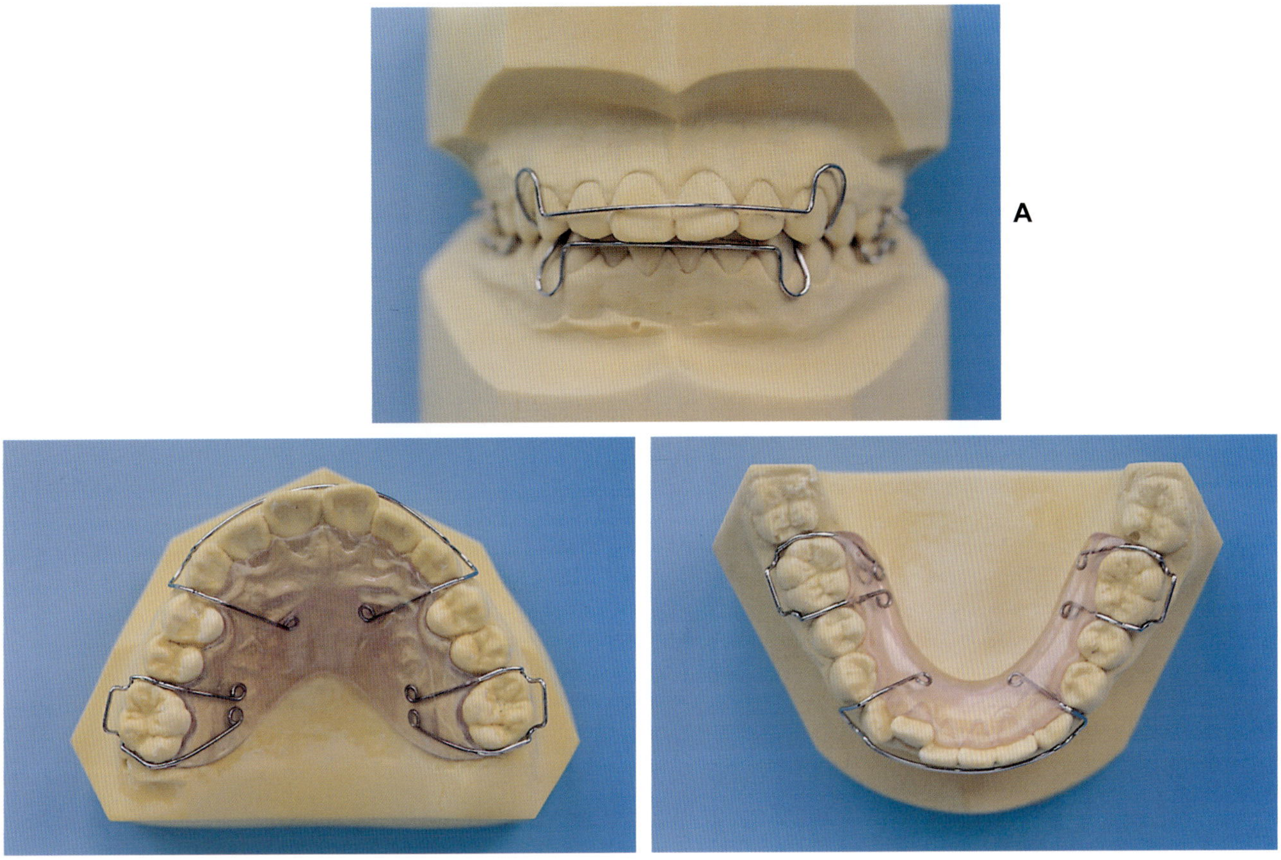

그림 8-28. A~C, 완성된 상·하악의 Hawley type retainer.

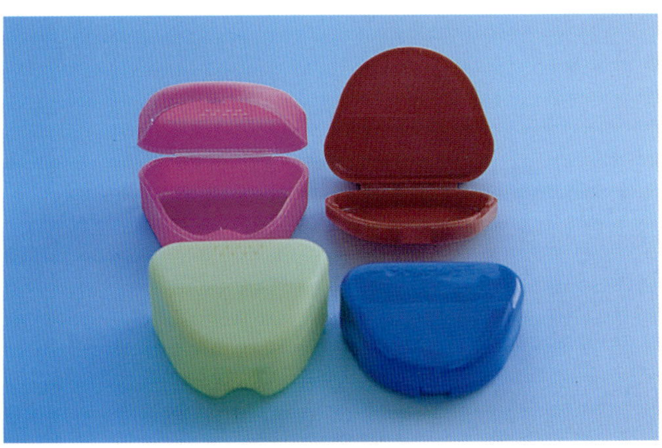

그림 8-29. 가철식 장치통.

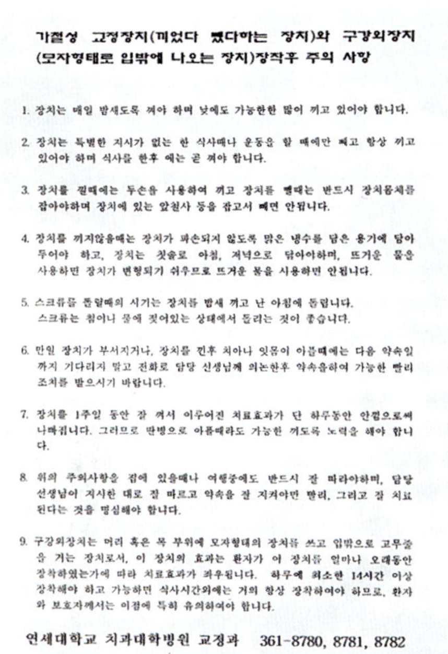

가철성 교정장치(끼었다 뺐다하는 장치)와 구강외장치 (모자형태로 입밖에 나오는 장치)장착후 주의 사항

1. 장치는 매일 밤새도록 껴야 하며 낮에도 가능한한 많이 끼고 있어야 합니다.

2. 장치는 특별한 지시가 없는 한 식사때나 운동을 할 때에만 빼고 항상 끼고 있어야 하며 식사를 한후 에는 곧 껴야 합니다.

3. 장치를 낄때에는 두손을 사용하여 끼고 장치를 뺄때는 반드시 장치몸체를 잡아야하며 장치에 있는 앞철사 등을 잡고서 빼면 안됩니다.

4. 장치를 끼지않을때는 장치가 파손되지 않도록 맑은 냉수를 담은 용기에 담아 두어야 하고, 장치는 칫솔로 아침, 저녁으로 닦아야하며, 뜨거운 물을 사용하면 장치가 변형되기 쉬우므로 뜨거운 물을 사용하면 안됩니다.

5. 스크류를 돌릴때의 시기는 장치를 밤새 끼고 난 아침에 돌립니다. 스크류는 침이나 물에 젖어있는 상태에서 돌리는 것이 좋습니다.

6. 만일 장치가 부서지거나, 장치를 낀후 치아나 잇몸이 아플때에는 다음 약속일까지 기다리지 말고 전화로 담당 선생님께 의논한후 약속을하여 가능한 빨리 조치를 받으시기 바랍니다.

7. 장치를 1주일 동안 잘 껴서 이루어진 치료효과가 단 하루동안 안낌으로써 나빠집니다. 그러므로 반병으로 아플때라도 가능한 끼도록 노력을 해야 합니다.

8. 위의 주의사항을 집에 있을때나 여행중에도 반드시 잘 따라야하며, 담당 선생님이 지시한 대로 잘 따르고 약속을 잘 지켜야만 빨리, 그리고 잘 치료된다는 것을 명심해야 합니다.

9. 구강외장치는 머리 혹은 목 부위에 모자형태의 장치를 쓰고 입밖으로 고무줄을 거는 장치로서, 이 장치의 효과는 환자가 이 장치를 얼마나 오래동안 장착하였는가에 따라 치료효과가 좌우됩니다. 하루에 최소한 14시간 이상 장착해야 하고 가능하면 식사시간외에는 거의 항상 장착하여야 하므로, 환자와 보호자께서는 이점에 특히 유의하여야 합니다.

연세대학교 치과대학병원 교정과 361-8780, 8781, 8782

그림 8-30. 가철식 교정장치를 사용하는 환자의 주의사항을 기록한 인쇄물.

6. Spring 등에 의하여 치아가 이동될 부위의 base plate는 삭제한다.
7. Bite plane이 있다면 교합력이 적절히 분산되도록 조정한다.
8. 처음부터 교정력을 가할 수도 있지만 장치에 적응된 후 active component를 조정하여 교정력을 가하는 것이 바람직하다.

장치 조정 후 다음과 같은 사항을 지시한다.

1. 장치의 삽입과 철거법을 교육한다. 장치의 삽입 시에는 먼저 전치부부터 장착하고 손가락으로 구개 부위의 base plate를 약하게 눌러 삽입을 완료한 후 모든 wire component가 제 위치에 있는지 확인한다. 철거 시에는 구치부 clasp에 집게손가락으로 가볍게 철거하도록 한다. 장치를 깨물어서 위치시키거나 과도한 힘으로 제거하지 않도록 한다. 환자 스스로 삽입, 철거가 가능한지 확인하고 반복 교육한다.
2. 식사 후 칫솔 등으로 장치를 세척하도록 한다. 특히 인상면(tissue surface)을 주의 깊게 세척하도록 하고 뜨거운 물에 넣지 않도록 주의한다.
3. 심한 운동 등 불가피하여 장치를 제거한 경우 적절한 용기에 보관하여 파손, 분실되지 않도록 한다(그림 8-29).
4. 처음 장치를 사용하면 침이 많이 나오고, 음식을 삼키기 힘들며, 발음하기가 곤란할 수 있다. 이는 정상적인 반응이며 점차 적응이 된다. 보통 연하곤란이나 침이 많이 나오는 것은 수시간 내, 발음의 어려움은 수일 내에 적응된다. 이러한 사항을 환자에게 설명한다.
5. 장치에 달라붙는 껌이나 엿 등을 제외한 식사는 정상적으로 할 수 있다.
6. 장치 파손 시에는 즉시 내원하도록 하여 이동된 치아가 제자리로 돌아가지 않도록 한다.
7. 기타 screw 작동 등에 관한 사항을 교육한다.

이상의 주의사항을 환자와 보호자에게 주지시키고, 인쇄된 주의사항(그림 8-30)을 주는 것이 바람직하다.

제 9 장

가철식 교정장치의 응용

최신 가철식 교정치료학

Contemporary Removable Orthodontics

제9장 가철식 교정장치의 응용

제9장에서는 가철식 교정장치, 특히 active plate를 이용한 증례를 살펴보면서 장치의 설계와 효과에 대하여 알아보기로 하자. 이미 제1장에서 언급되었지만 가철식 교정장치만을 이용하여 치료하는 경우는 드물기 때문에 대부분의 증례는 가철식 교정장치와 고정식 교정장치를 함께 이용하여 치료하였으며 여기에서는 가철식 교정장치를 이용하여 치료한 부분만을 소개하였다.

▶ 증례 1

치아가 배열될 공간이 부족한 총생 증례이다. 약 5개월간의 median screw의 사용으로 치아가 배열될 공간을 확보하였다. 장치 사용 후 상악 정중선과 하악의 절치부에 공간이 형성되었으며 공간 확보 후 고정식 장치로 마무리하였다. Median screw는 악궁의 측방 확대를 목적으로 사용한다.

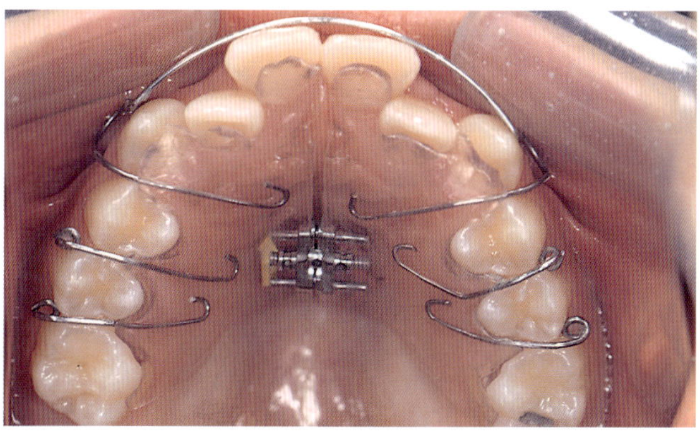

그림 9-1A

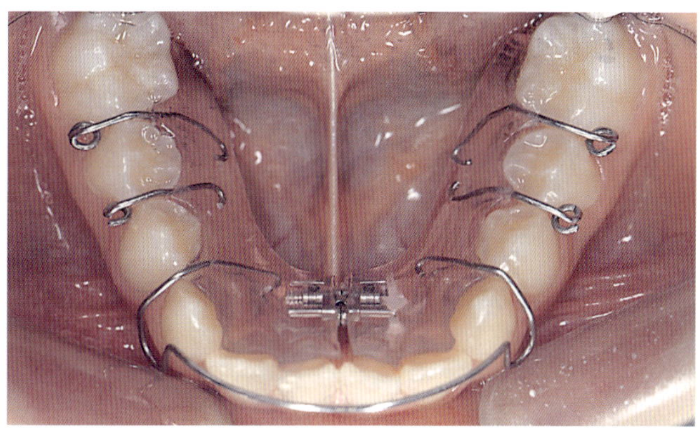

그림 9-1B

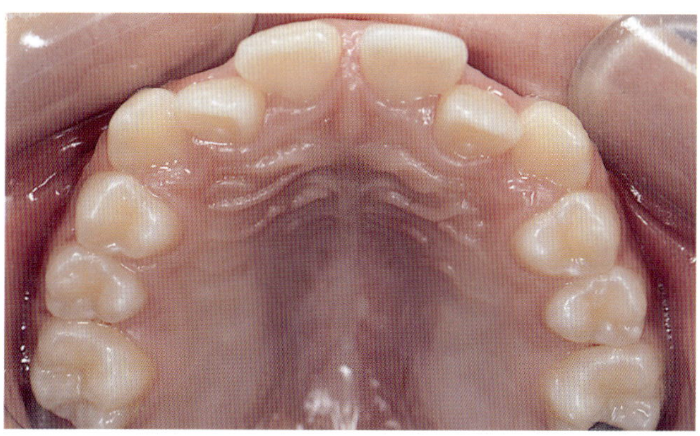

그림 9-1C

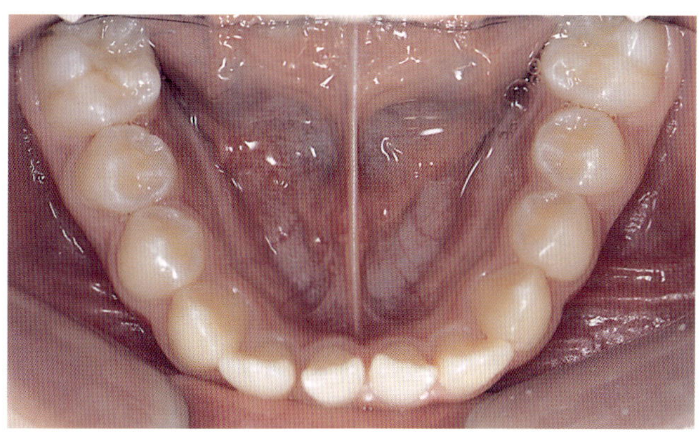

그림 9-1D

▶ 증례 2

역시 상악과 하악에 median screw를 사용하여 공간을 확보하였다. 상악 측절치 부위의 총생이 해소되었다.

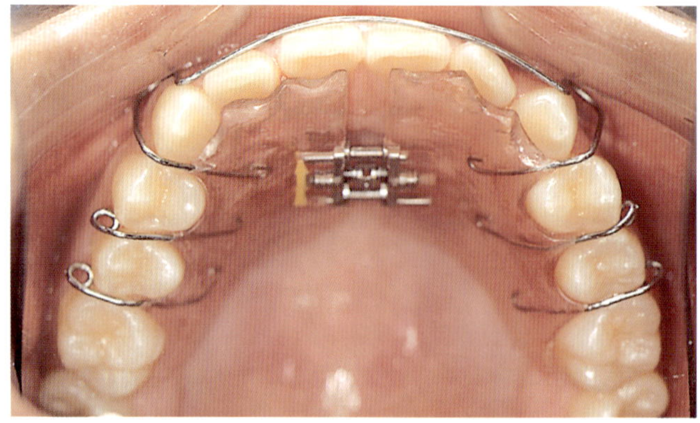

그림 9-2A

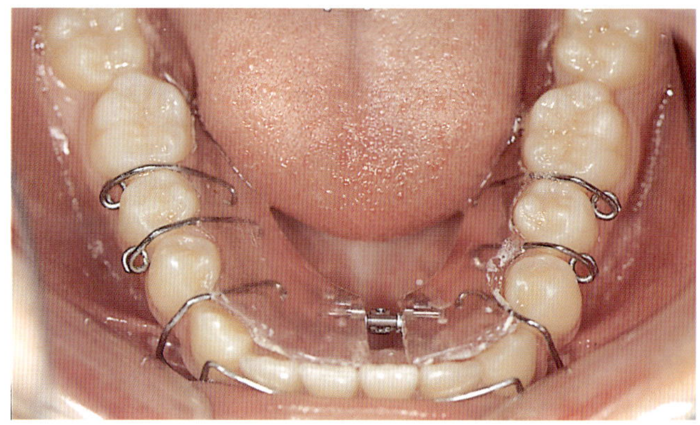

그림 9-2B

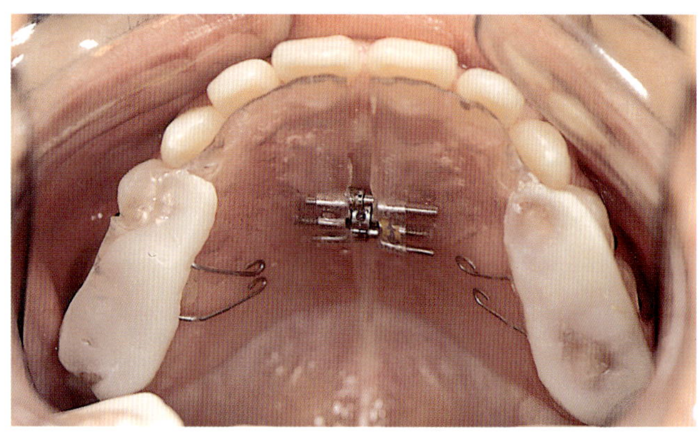

그림 9-2C

▶ 증례 3

수직피개교합이 깊으며 총생이 있는 환자이다. 상악은 median screw와 anterior bite plane을 사용하여 악궁을 확대하고 수직피개교합의 감소를 시도하였으며 하악 역시 median screw를 사용하였다. 약 10개월 후 총생과 수직피개교합이 감소된 양상을 보인다.

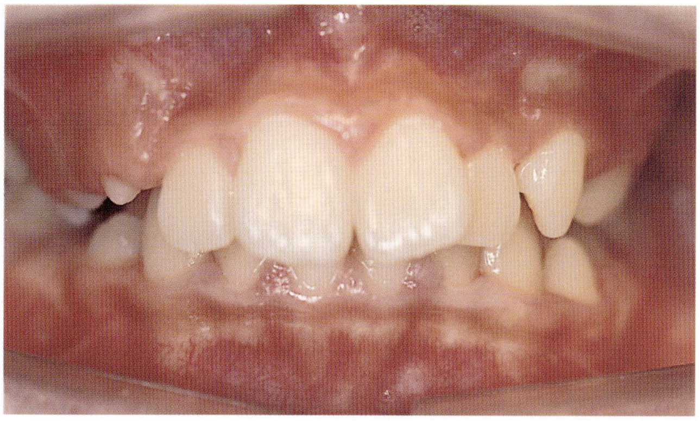

그림 9-3A

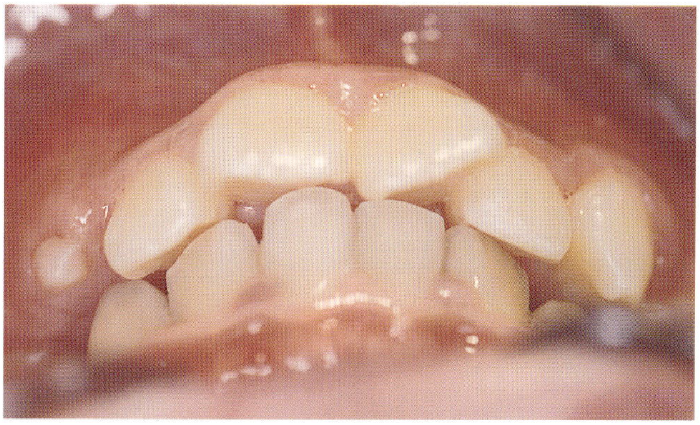

그림 9-3B

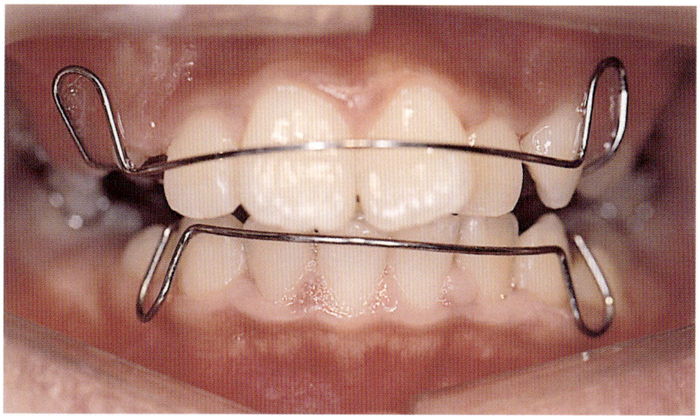

그림 9-3C

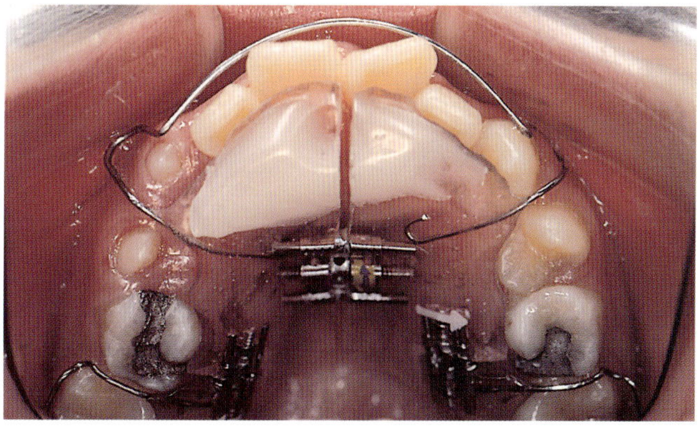

그림 9-3D

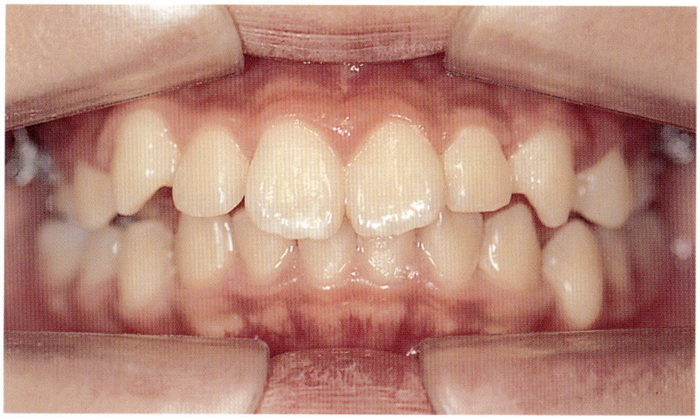

그림 9-3E

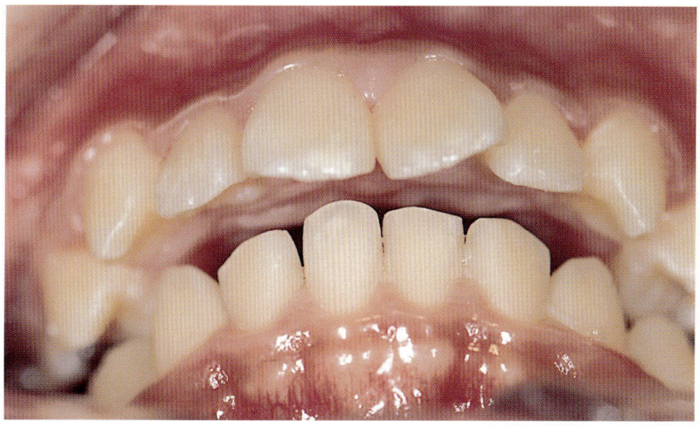

그림 9-3F

▶ 증례 4

Taper한 악궁 형태를 보이며 견치가 맹출할 공간이 부족하고 수직피개교합이 깊은 양상을 보인다. Fan type screw와 anterior bite plane의 사용 후 악궁이 확장되고 견치가 제 위치에 맹출하였다.

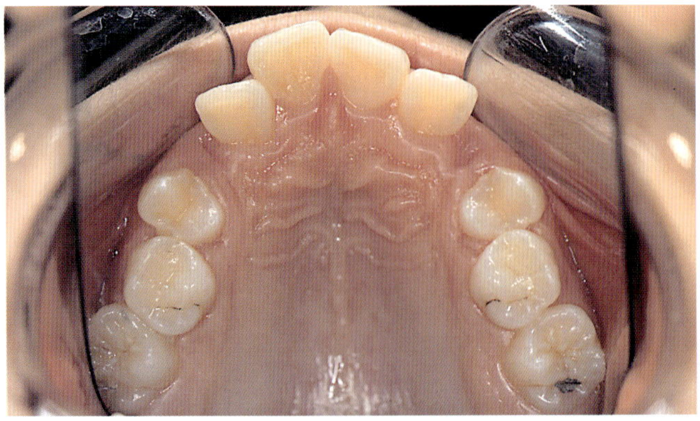

그림 9-4A

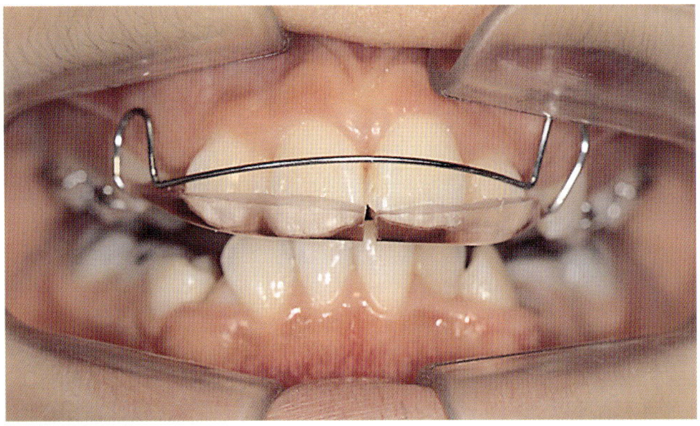

그림 9-4B

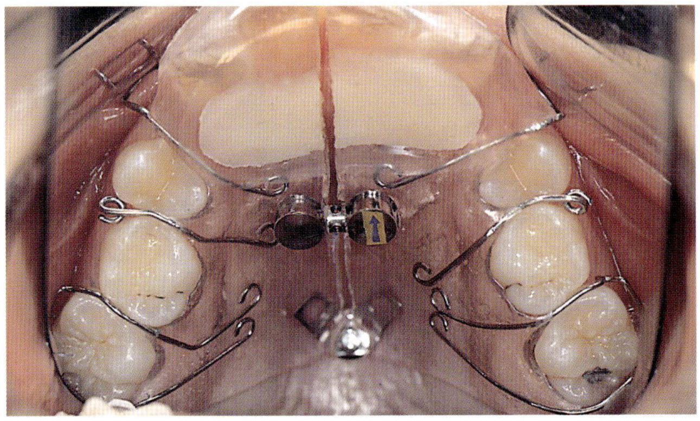

그림 9-4C

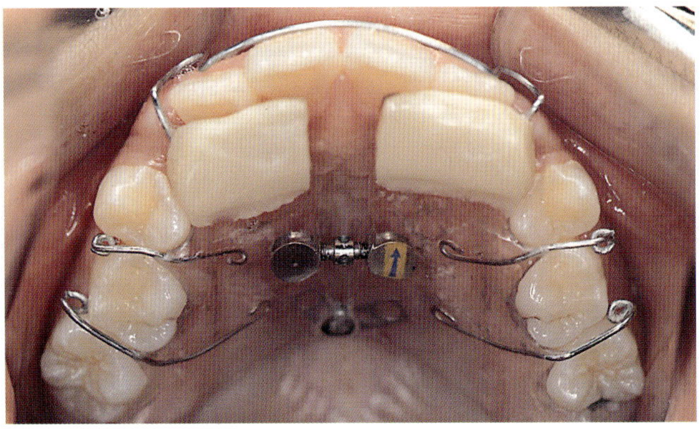

그림 9-4D

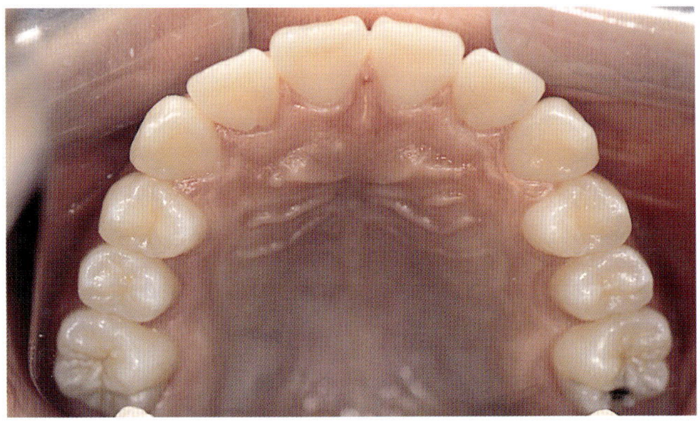

그림 9-4E

▶ 증례 5

상 · 하악에 총생을 보이는 경우이다. 상악은 악궁 확장을 위하여 fan type screw와 우측 측절치의 반대교합 해소를 위하여 loop spring(push spring)을 사용하였다. 하악은 median screw로 악궁의 확장을 시도하면서 상악 측절치의 반대교합 개선 시 생길 수 있는 교합간섭을 최소화하기 위하여 posterior bite plane을 같이 설계하였다. 상악의 labial wire는 U loop 대신 오메가 형태의 loop를 사용하였다. 장치 사용 약 6개월 후 총생이 많이 감소되었고 반대교합도 개선되고 있는 양상을 보인다. 이후에는 고정식 장치를 사용하여 마무리하였다.

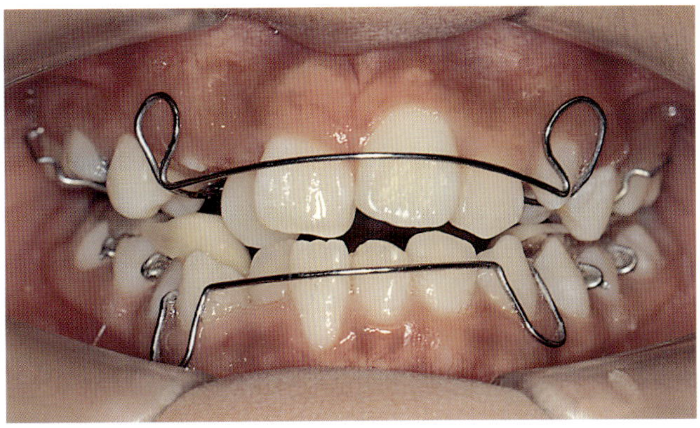

그림 9-5A

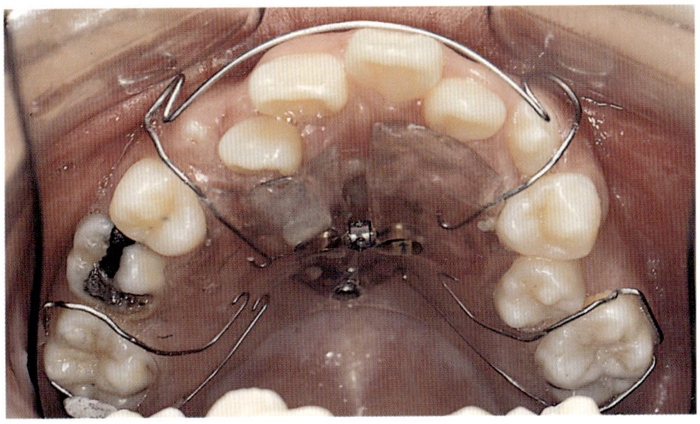

그림 9-5B

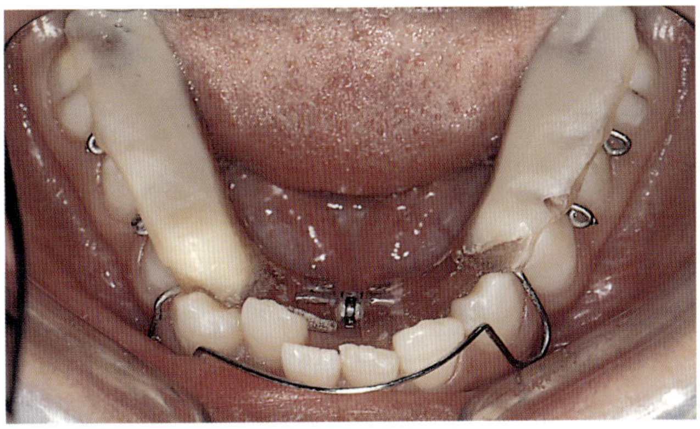

그림 9-5C

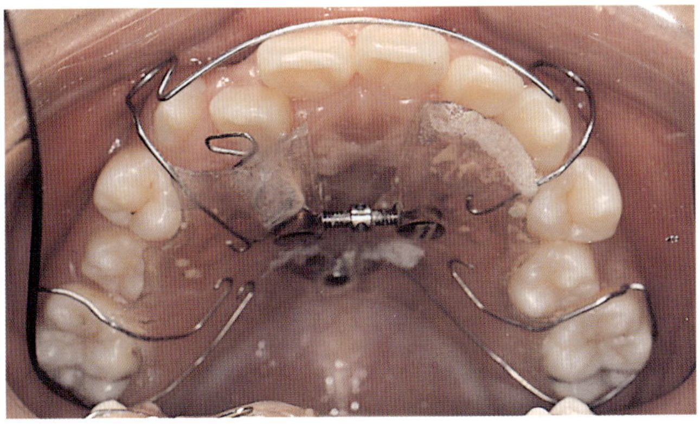

그림 9-5D

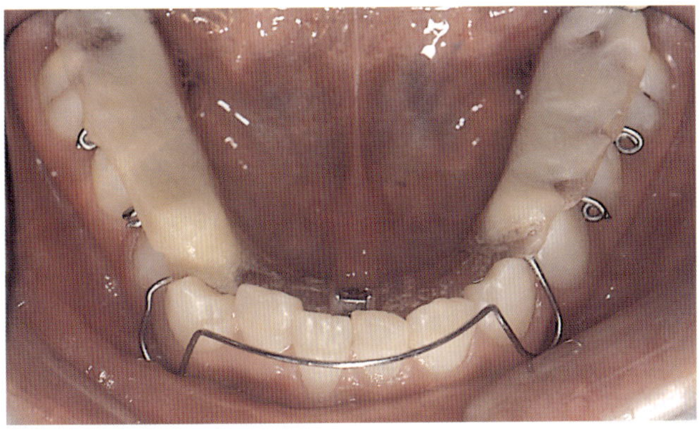

그림 9-5E

▶ 증례 6

Fan type screw와 양쪽 측절치에 loop spring을 사용하고 있다.

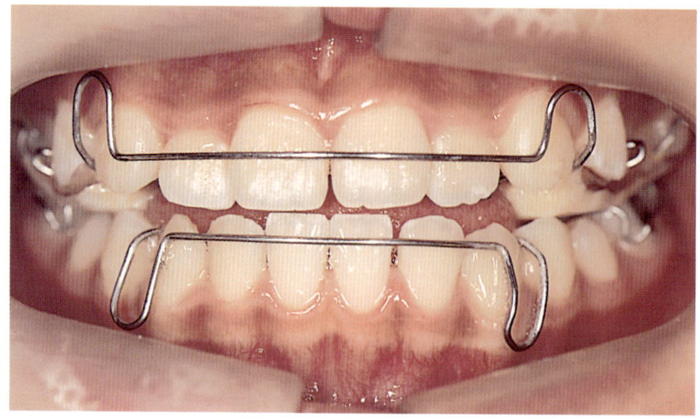

그림 9-6A

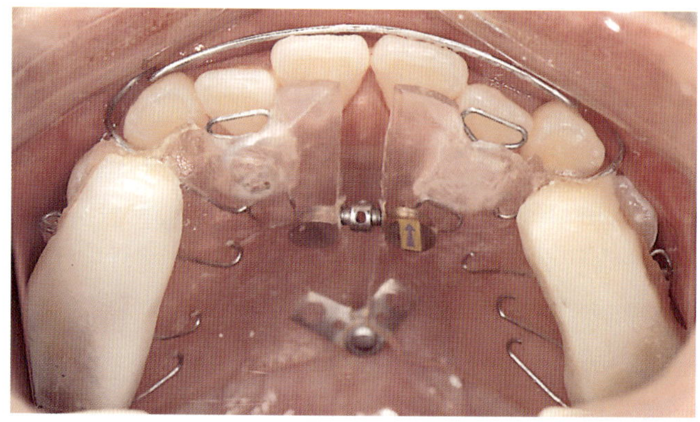

그림 9-6B

▶ 증례 7

악궁이 taper되어 있고 견치가 맹출할 공간이 부족하다. Fan type screw와 양쪽 측절치에 loop spring을 사용하였다.

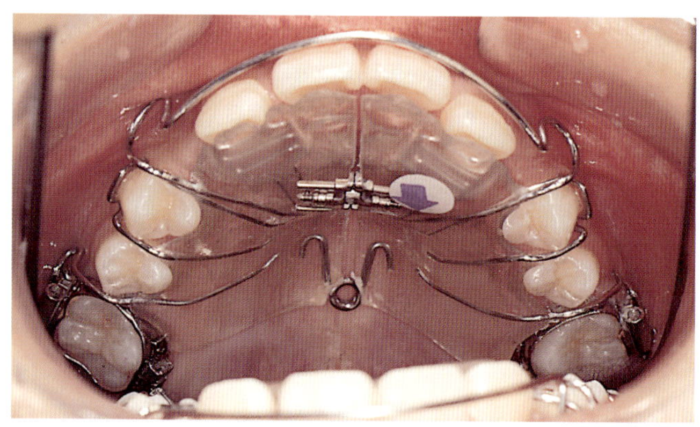

그림 9-7A

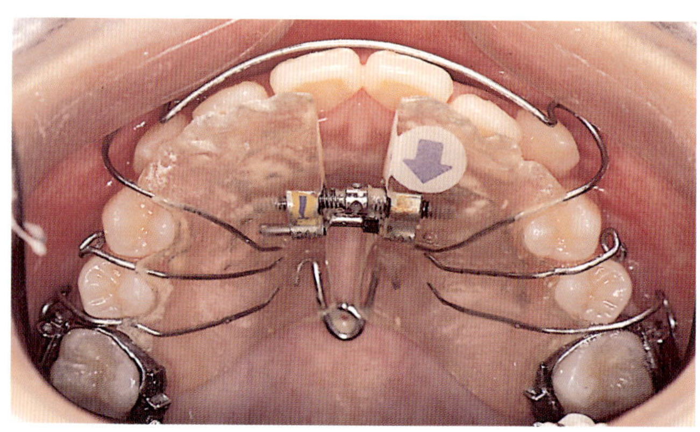

그림 9-7B

▶ 증례 8

견치가 맹출할 공간이 매우 부족한 상태이다. 좌우측 제1대구치에 distal screw를 사용하여 견치가 맹출할 공간을 확보하였다. 이후 고정식 장치로 치료를 마무리하였다.

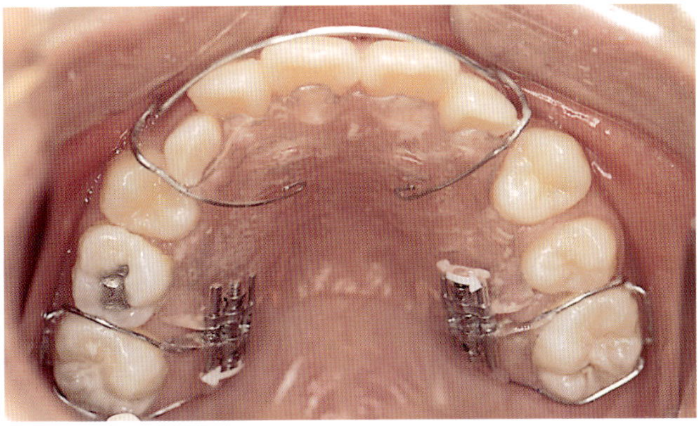

그림 9-8A

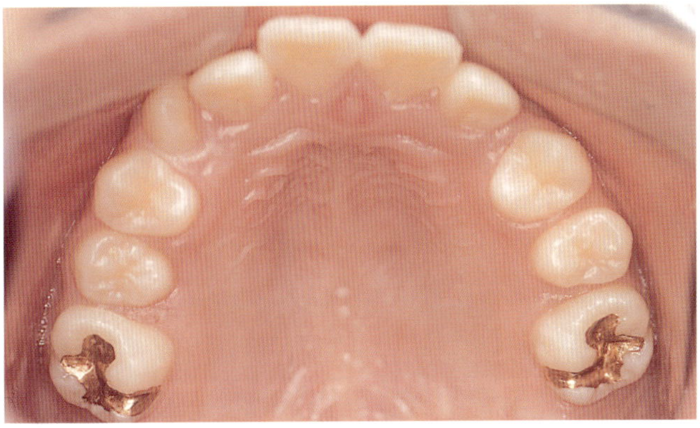

그림 9-8B

▶ 증례 9

우측은 제2소구치가 이소 맹출되었고 좌측은 견치가 맹출할 공간이 부족하다. 양쪽에 distal screw를 사용한 후 이소 맹출이 해결되었고 견치가 맹출할 공간도 확보 중이다.

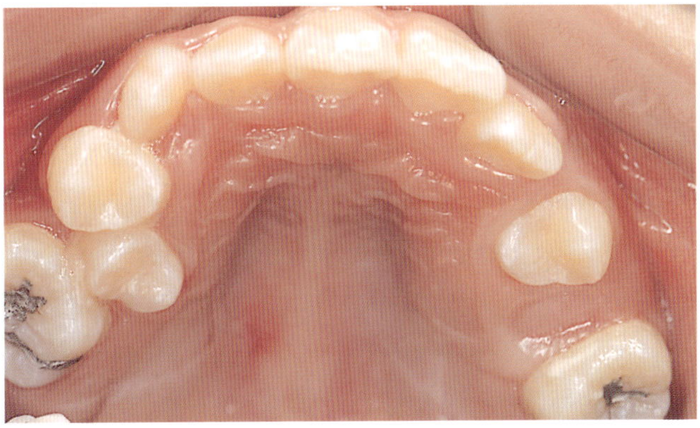

그림 9-9A

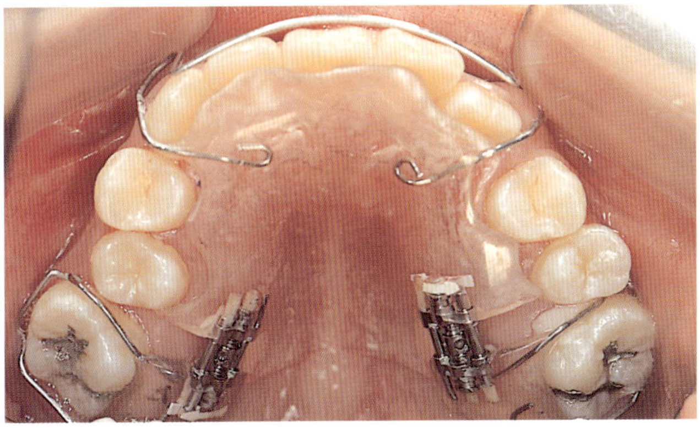

그림 9-9B

▶ 증례 10

좌측 견치가 완전히 이소 맹출하였다. 제1대구치에 distal screw를 사용하고 제1소구치를 후방 이동시키기 위하여 helical spring을 설계하였다.

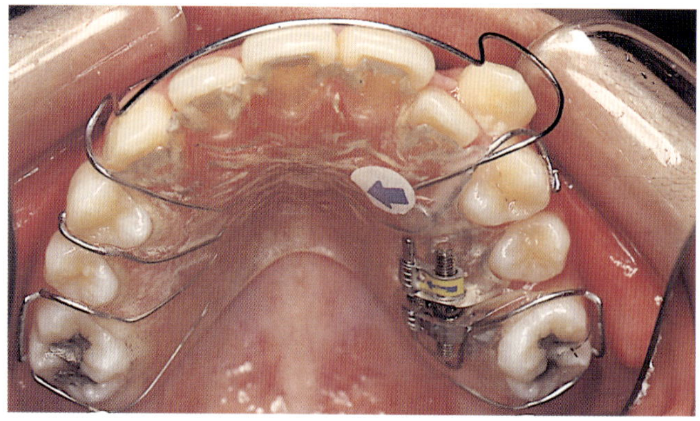

그림 9-10A

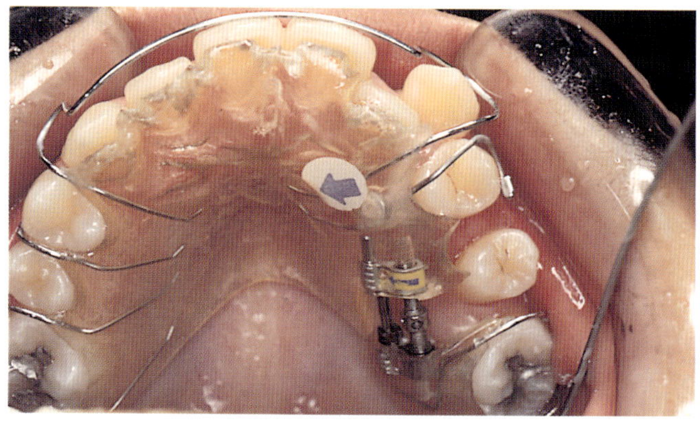

그림 9-10B

▶ 증례 11

하나의 screw로 양쪽 대구치를 후방 이동시켜 소구치 맹출 공간을 확보하였다. 이러한 screw의 사용은 구치의 후방 이동 시 악궁의 형태에 따라 screw를 배열한다는 원칙(그림 2-83 참조)에서 벗어나지만 이 환자에서는 상악의 대구치 간 폭경이 하악에 비하여 컸으므로 구치가 후방 이동되면서 구치의 반대교합이 야기될 염려가 없었을 뿐만 아니라 오히려 바람직하였다. 하지만 이러한 screw의 design은 일반적인 것은 아니다.

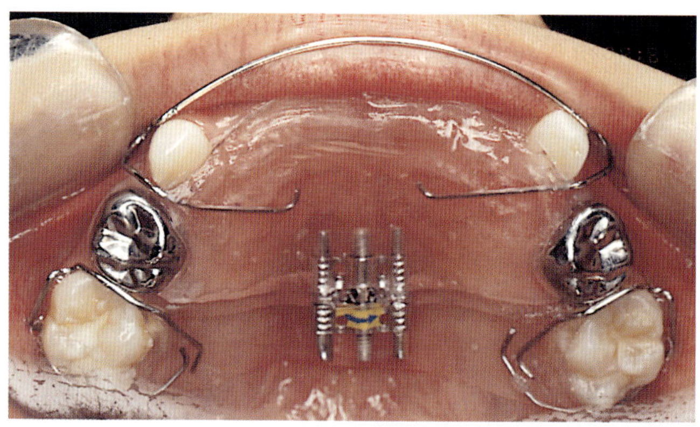

그림 9-11A

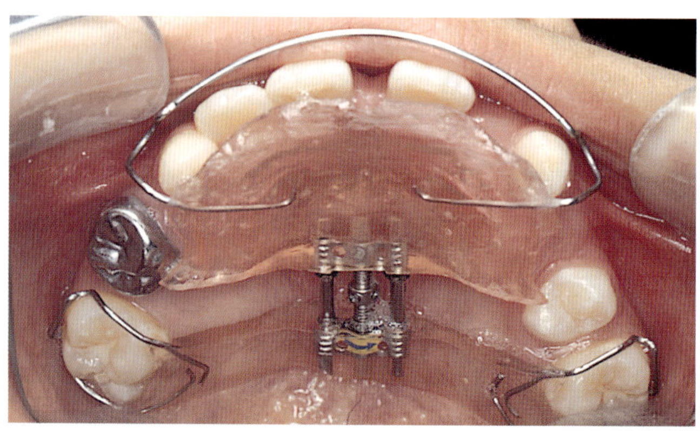

그림 9-11B

▶ 증례 12

상악 절치의 설측 경사로 야기된 반대교합을 보이는 환자이다. 반대교합을 해소하기 위하여 A-P(anterior-posterior) screw를 사용하였고 반대교합 해소 중 생길 수 있는 교합간섭을 제거하기 위하여 posterior bite plane을 함께 설계하였다. 약 7개월 후 반대교합이 해소되었다.

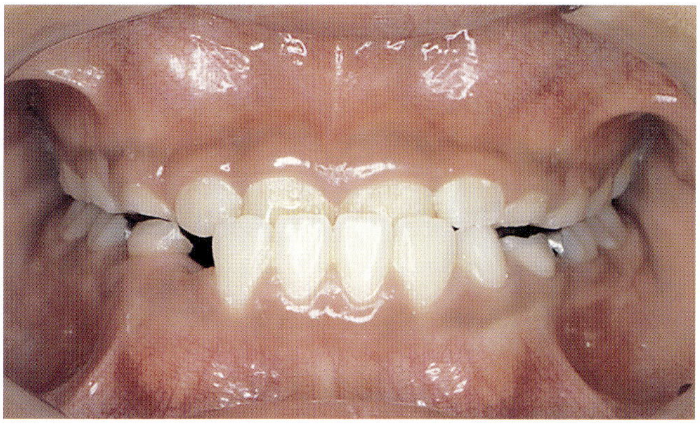

그림 9-12A

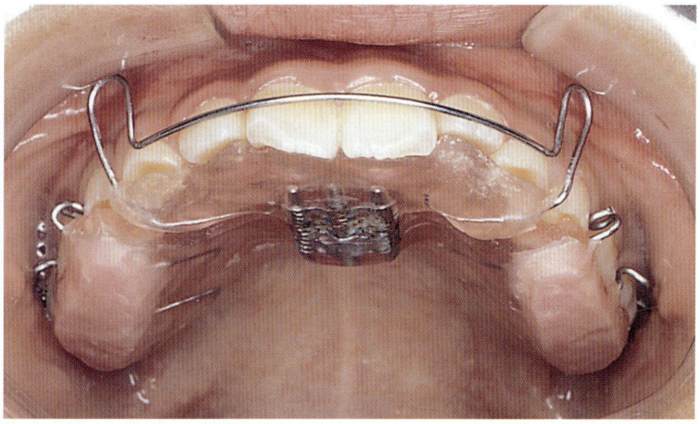

그림 9-12B

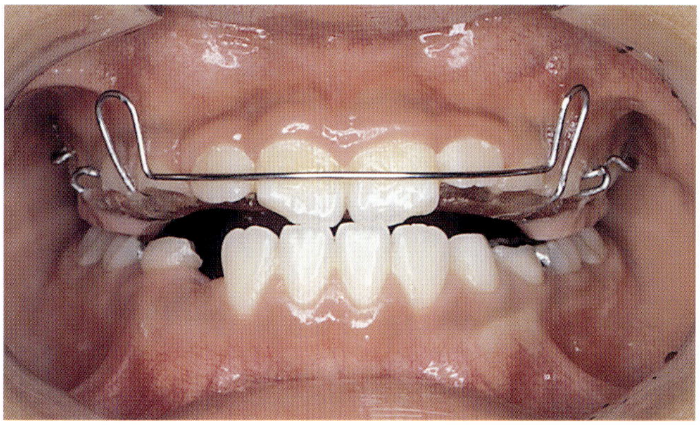

그림 9-12C

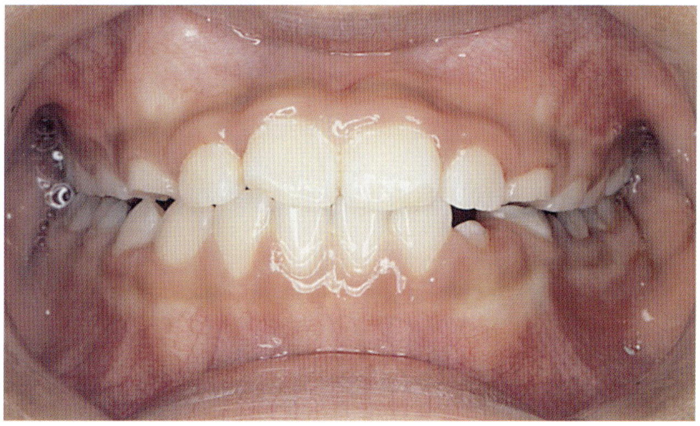

그림 9-12D

▶ 증례 13

양측 측절치가 선천적으로 결손되고 상악 중절치가 설측 경사된 Ⅱ급 2류 부정교합 환자이다. 중절치의 치축 개선을 위하여 A-P screw를 사용하였다.

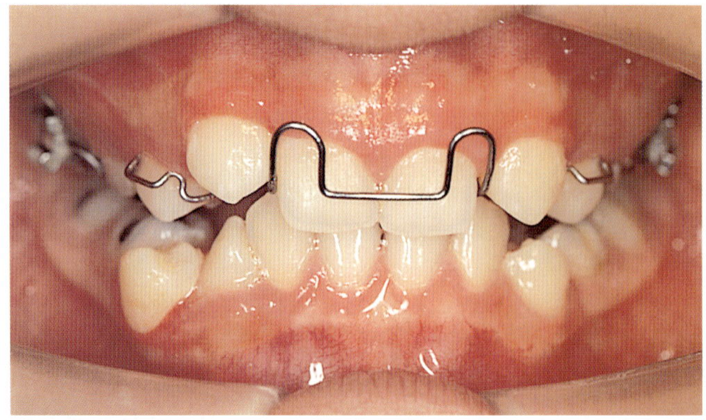

그림 9-13A

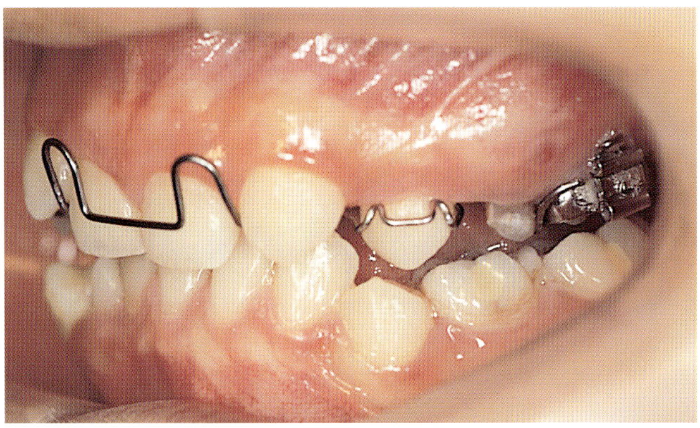

그림 9-13B

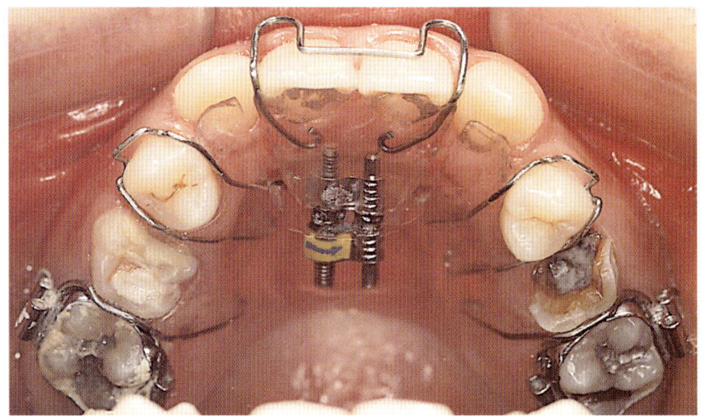

그림 9-13C

▶ 증례 14

절치부의 반대교합 개선을 위하여 A-P screw와 posterior bite plane을 사용하였다. 4개월 후 반대교합이 개선되었다.

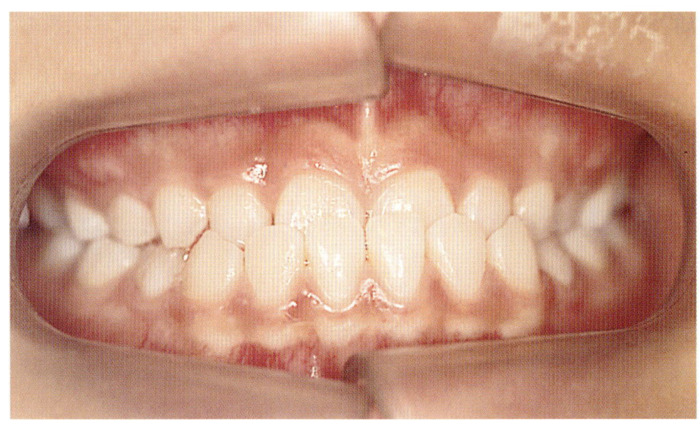

그림 9-14A

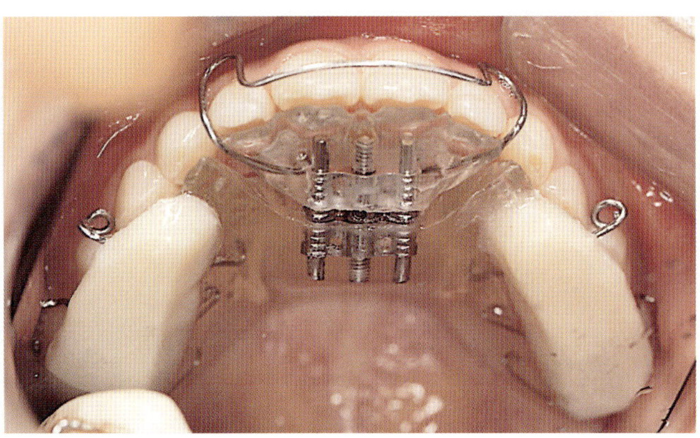

그림 9-14B

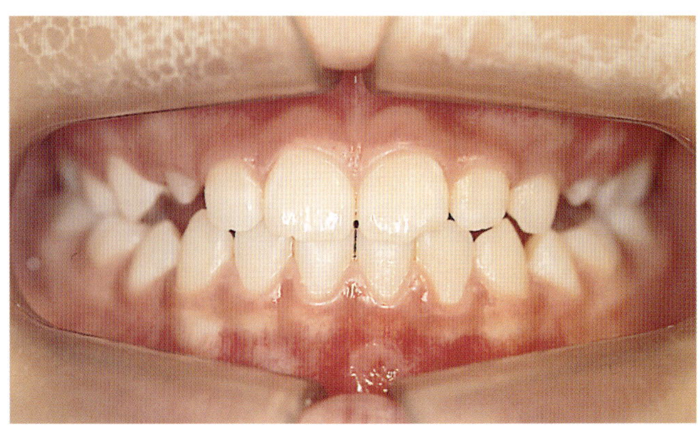

그림 9-14C

▶ 증례 15

A-P screw와 posterior bite plane을 사용하였다. 약 1년 후 반대교합이 개선되었고 측절치가 정상적으로 맹출하였다.

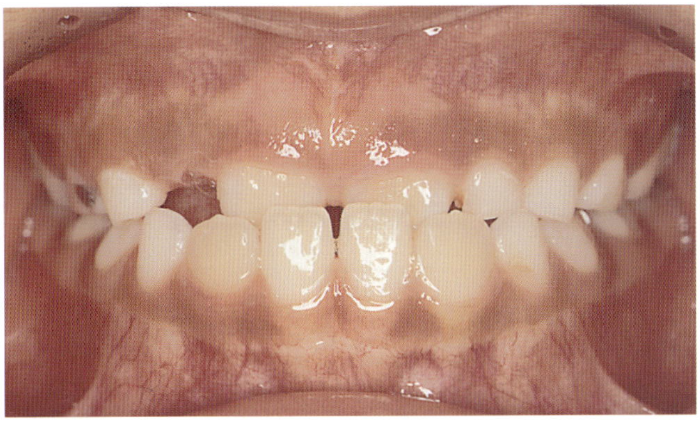

그림 9-15A

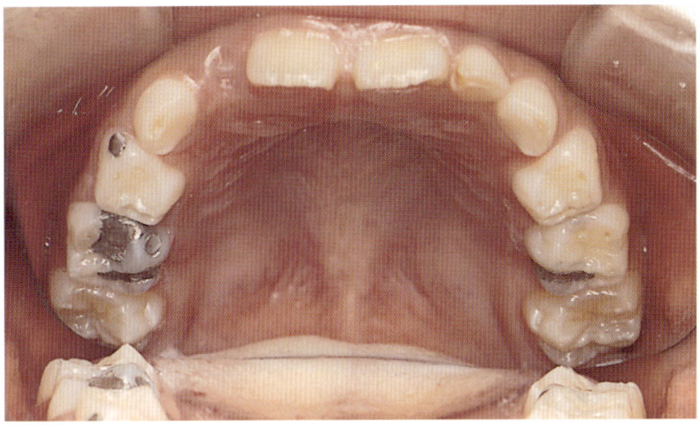

그림 9-15B

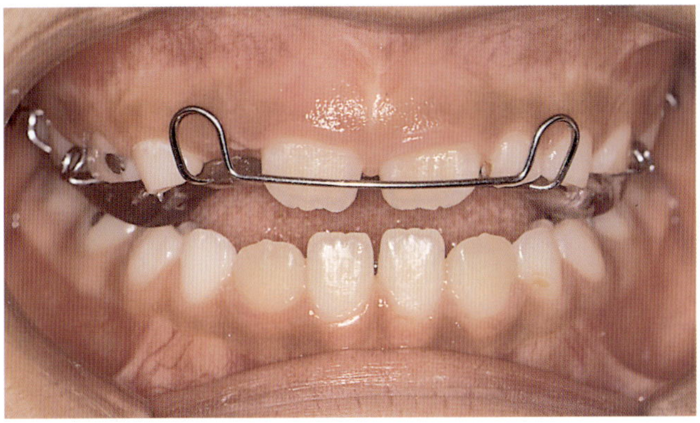

그림 9-15C

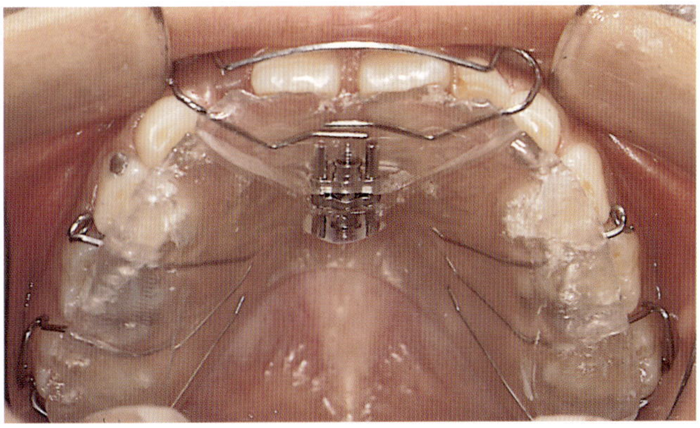

그림 9-15D

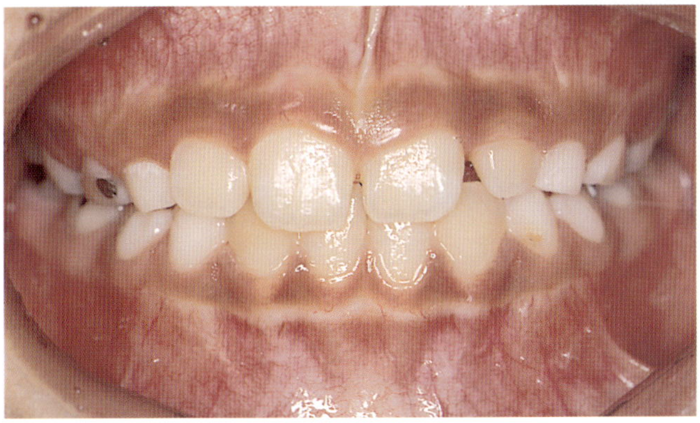

그림 9-15E

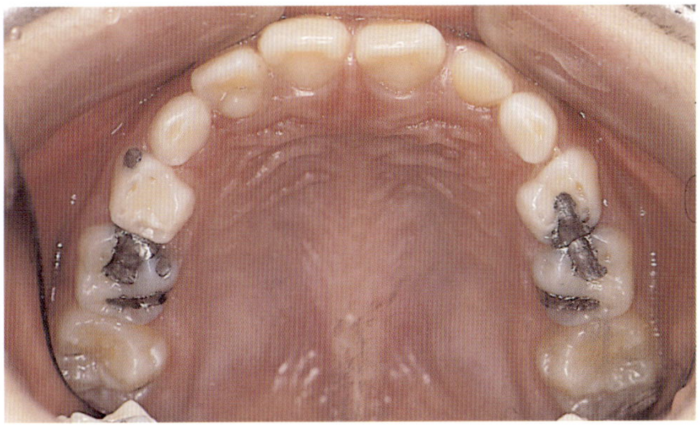

그림 9-15F

▶ 증례 16

좌측 견치가 맹출할 공간이 부족한 증례로 A-P screw와 distal screw를 사용하여 견치의 맹출 공간을 확보하였다.

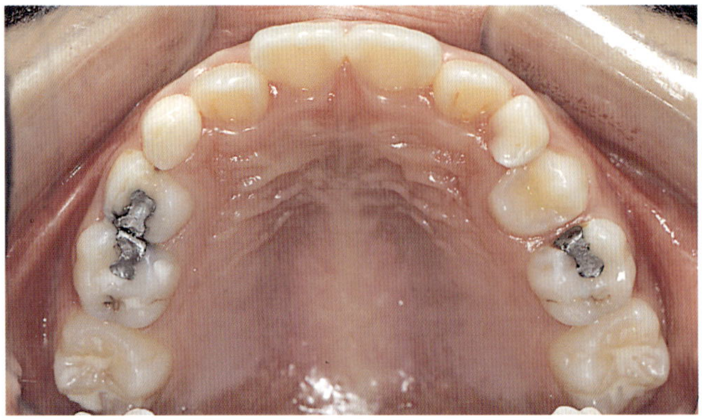

그림 9-16A

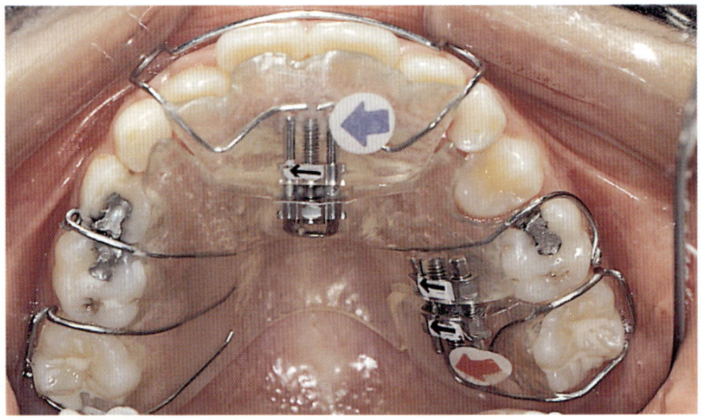

그림 9-16B

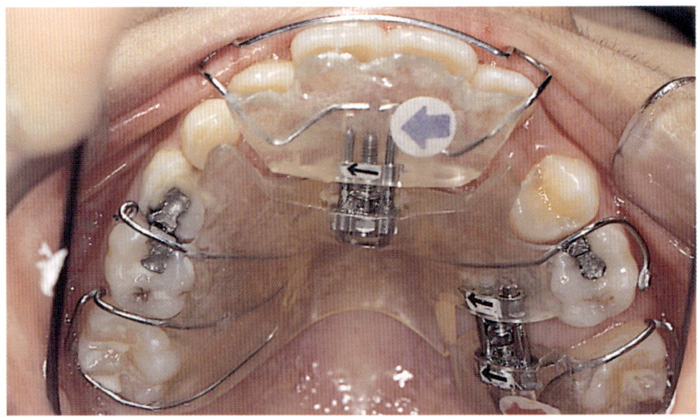

그림 9-16C

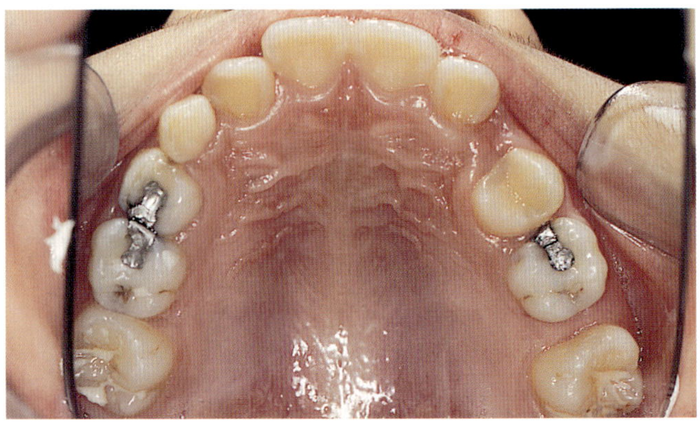

그림 9-16D

▶ 증례 17

상악 절치부의 총생과 반대교합을 보이고 있다. 먼저 median screw를 사용하여 악궁을 확대한 후 A-P screw와 posterior bite plane으로 반대교합의 개선을 도모하였다.

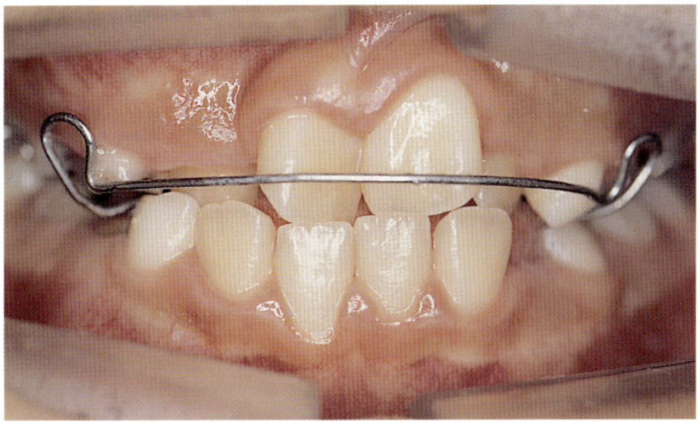

그림 9-17A

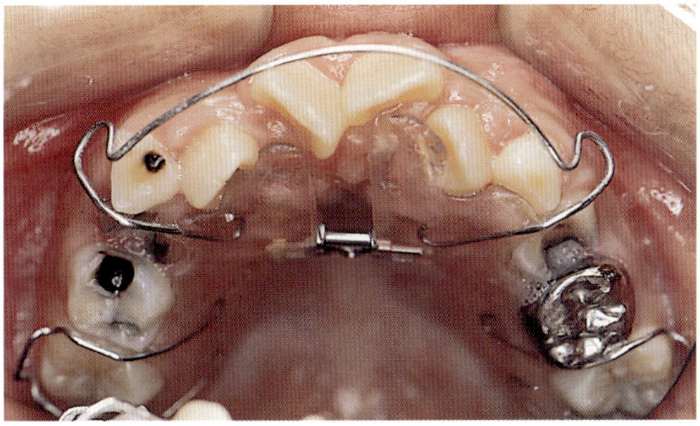

그림 9-17B

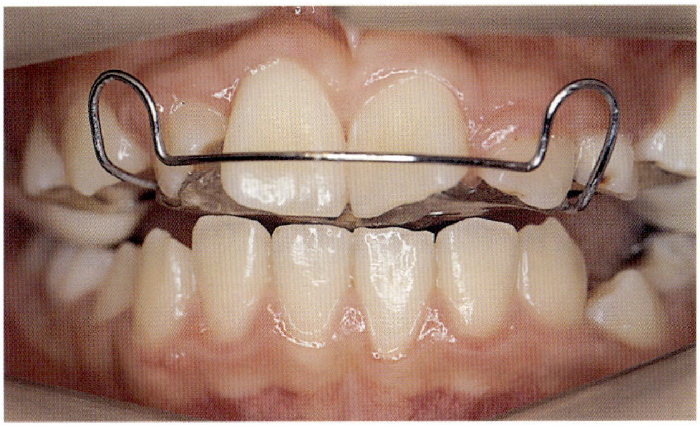

그림 9-17C

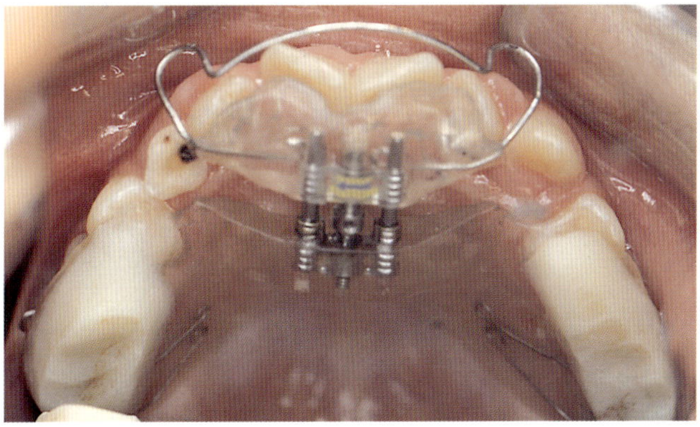

그림 9-17D

▶ 증례 18

3-D screw로 악궁의 전방 및 측방 확대를 동시에 시도하고 있다.

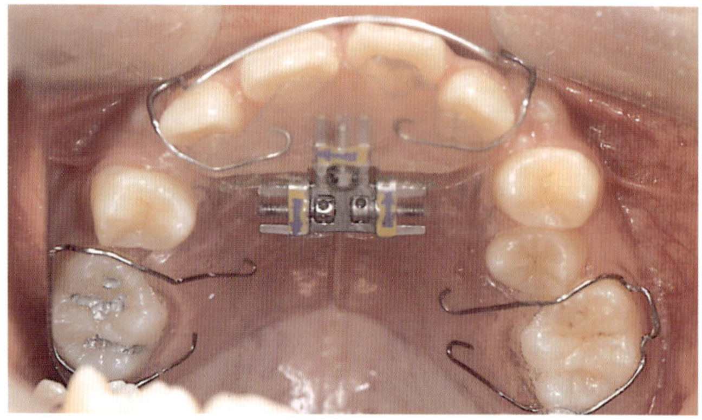

그림 9-18A

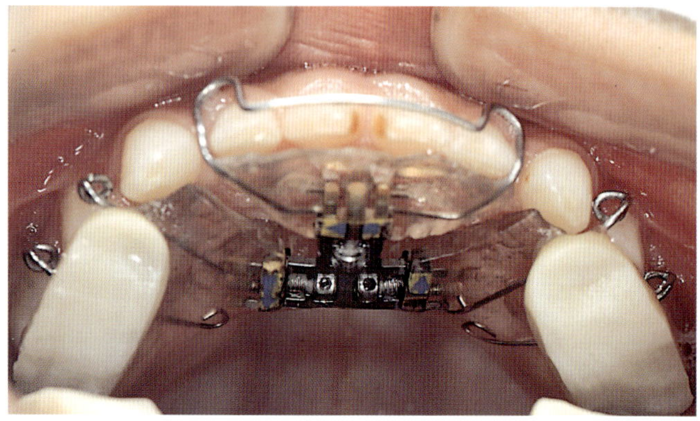

그림 9-18B

▶ 증례 19

총생이 주소인 환자로 소구치 4개를 발거하여 총생을 해소하였다. 상악 좌측은 buccal canine retractor로 견치를 후방 견인하였고 이후 상 · 하악에 고정식 장치를 사용하여 마무리하였다.

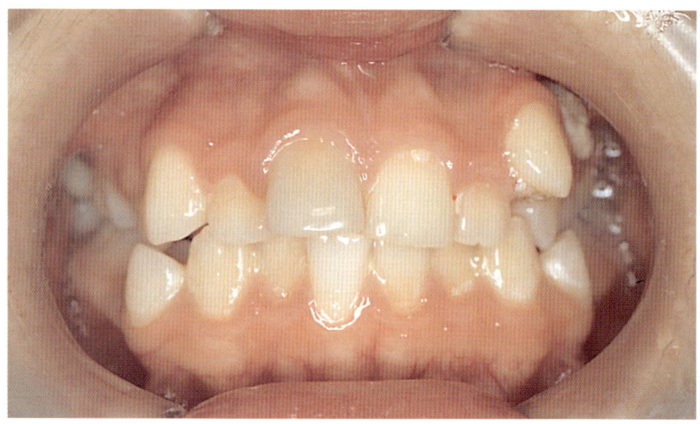

그림 9-19A

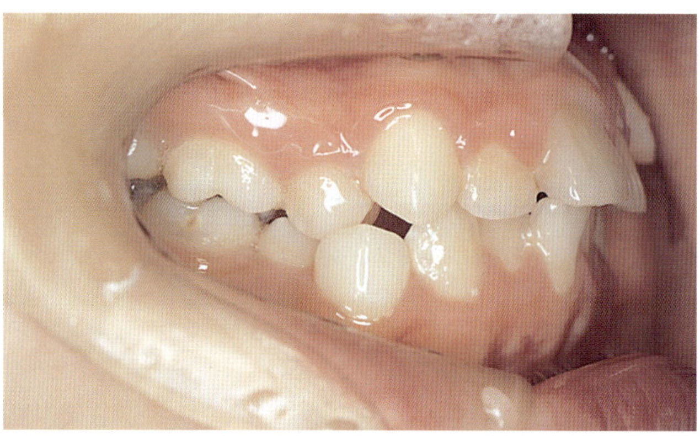

그림 9-19B

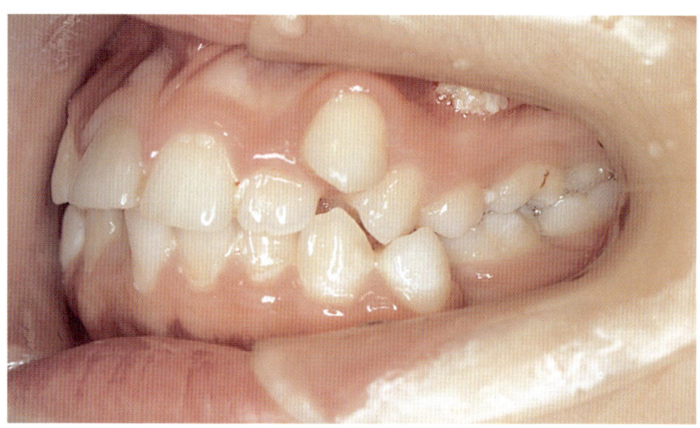

그림 9-19C

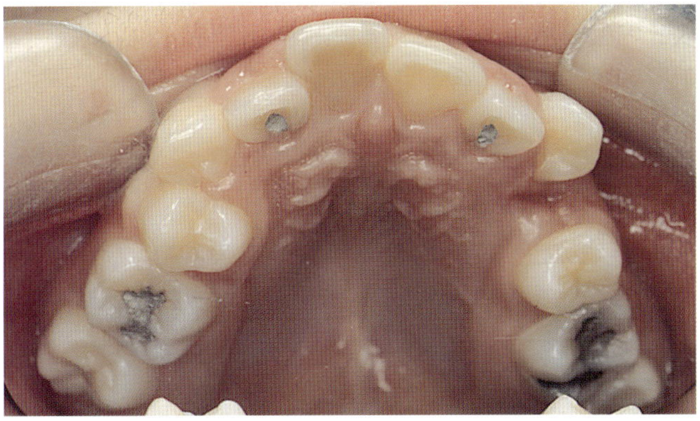
그림 9-19D

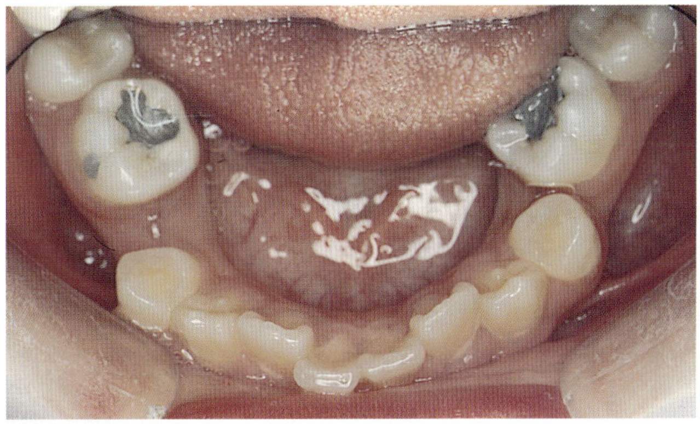
그림 9-19E

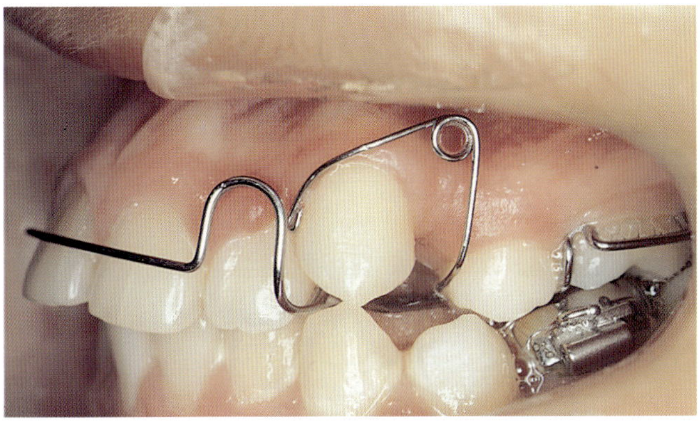
그림 9-19F

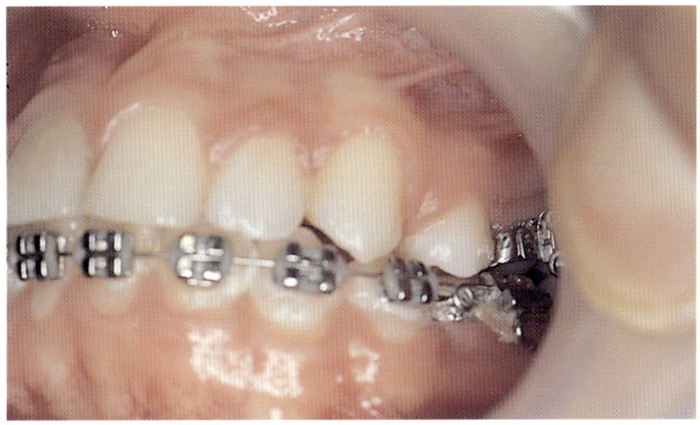
그림 9-19G

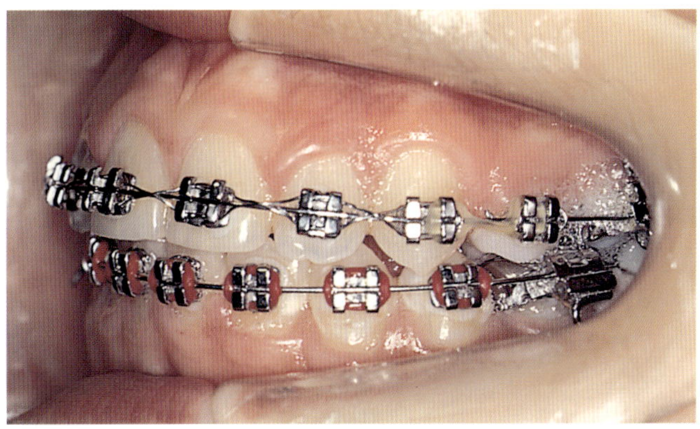
그림 9-19H

▶ 증례 20

상악 좌측 중절치에 반대교합을 보이는 환자이다. 공간 부족이 예상되어 상악에 fan type screw와 함께 중절치의 반대교합을 해소하기 위하여 loop spring을 사용하였다. 5개월 후 중절치의 반대교합은 해소되었으나 우측 측절치가 반대교합 상태로 맹출하였다. 측절치의 이동 공간 확보와 함께 반대교합을 해소하기 위하여 측절치에 loop spring과 우측 중절치에 helical spring을 사용하였다. 측절치의 반대교합 해소 후 양측 측절치의 약간의 회전이 있어 loop spring을 사용하였다.

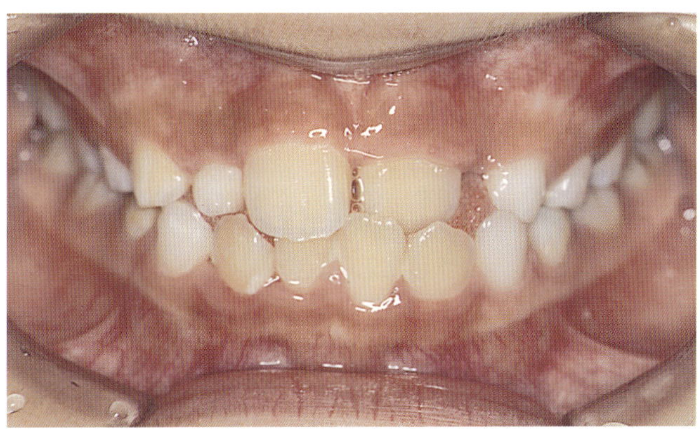
그림 9-20A

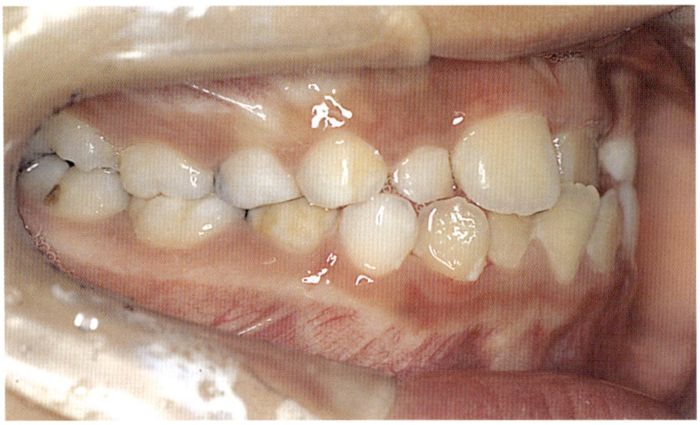
그림 9-20B

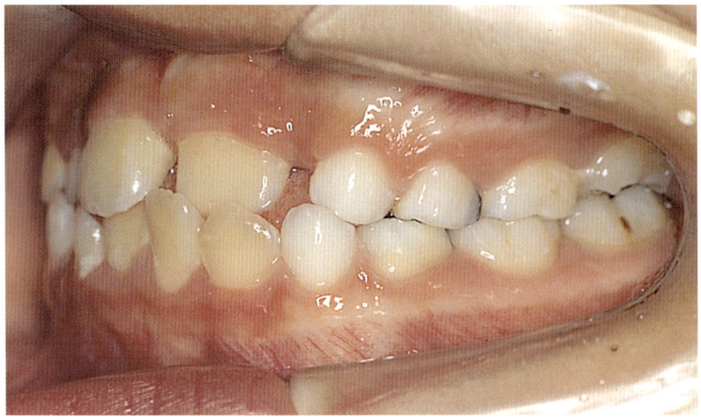
그림 9-20C

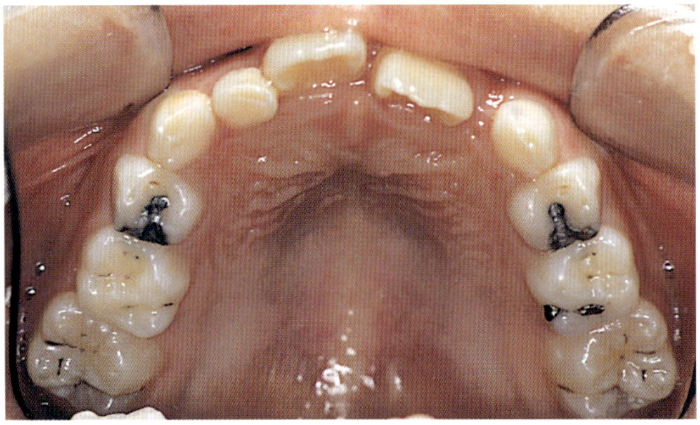
그림 9-20D

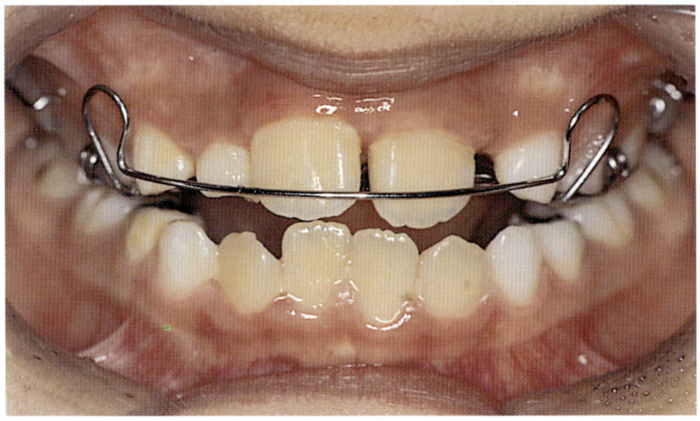
그림 9-20E

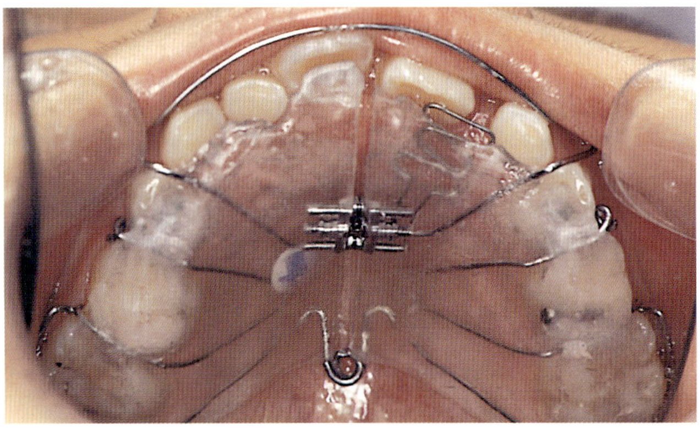
그림 9-20F

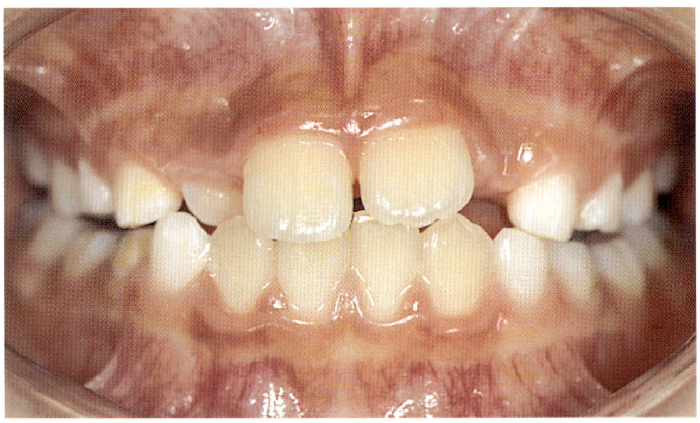
그림 9-20G

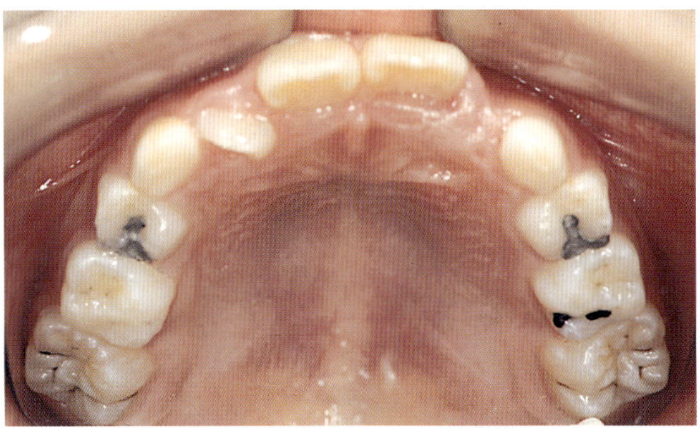
그림 9-20H

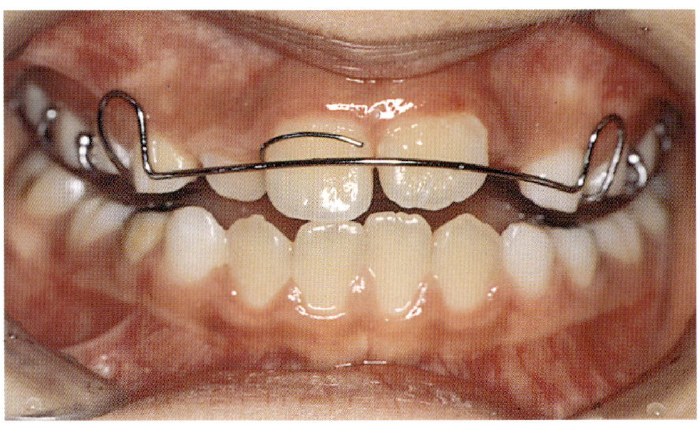
그림 9-20I

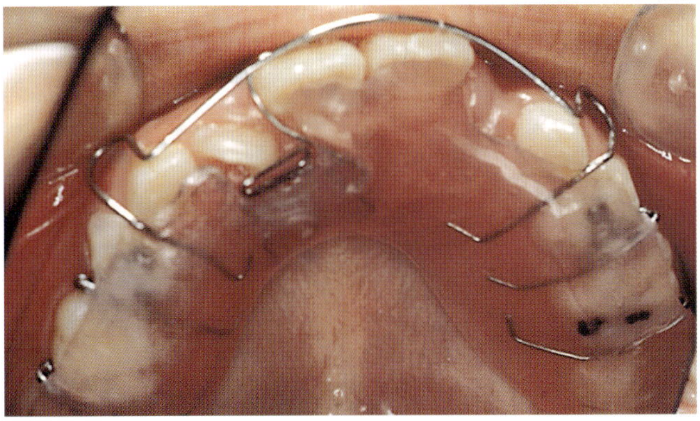
그림 9-20J

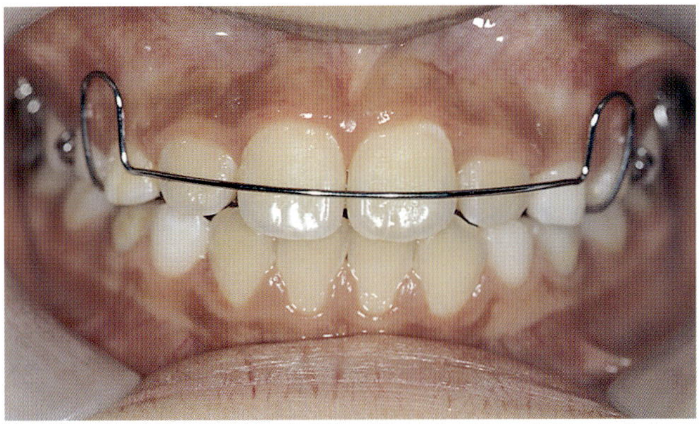
그림 9-20K

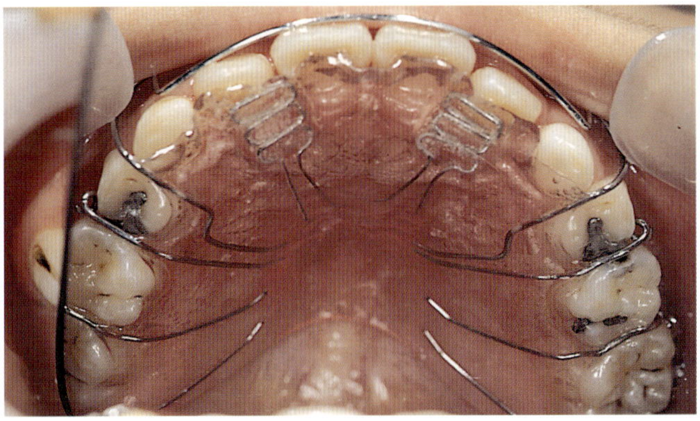
그림 9-20L

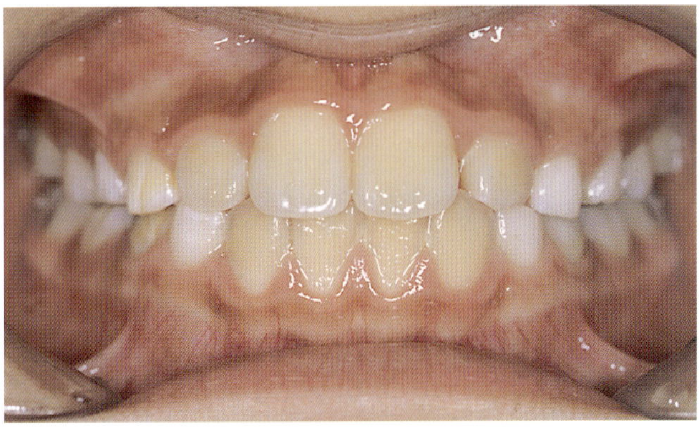
그림 9-20M

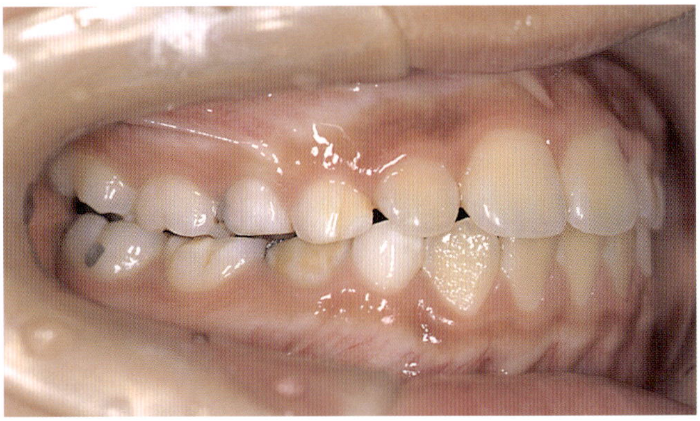
그림 9-20N

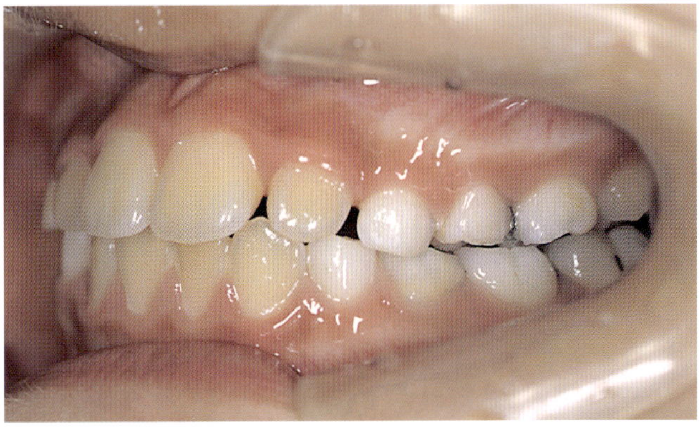
그림 9-20O

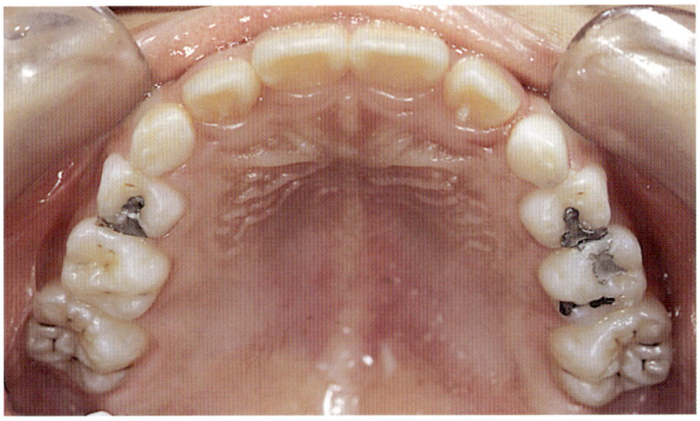
그림 9-20P

▶ 증례 21

상악 좌측 중절치의 반대교합을 해소하기 위하여 median screw와 loop spring과 posterior bite plane을 사용하였다. 6개월 후 반대교합이 개선된 모습을 보인다.

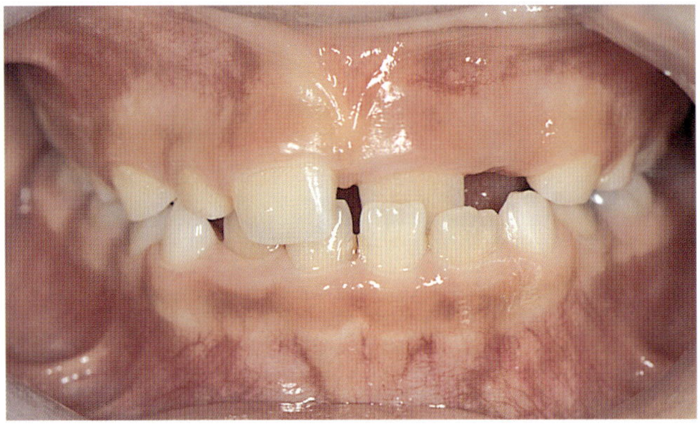

그림 9-21A

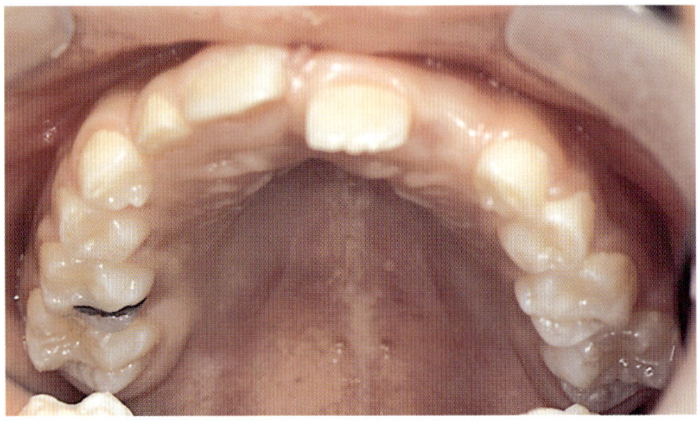

그림 9-21B

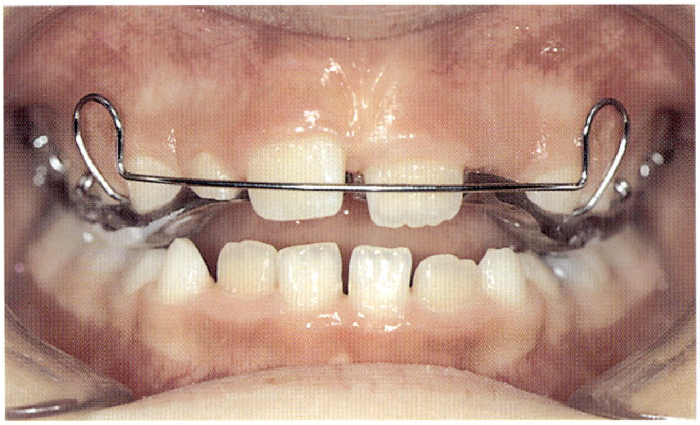

그림 9-21C

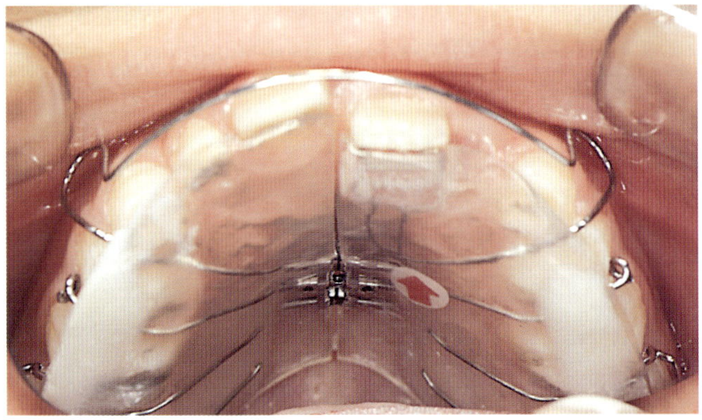

그림 9-21D

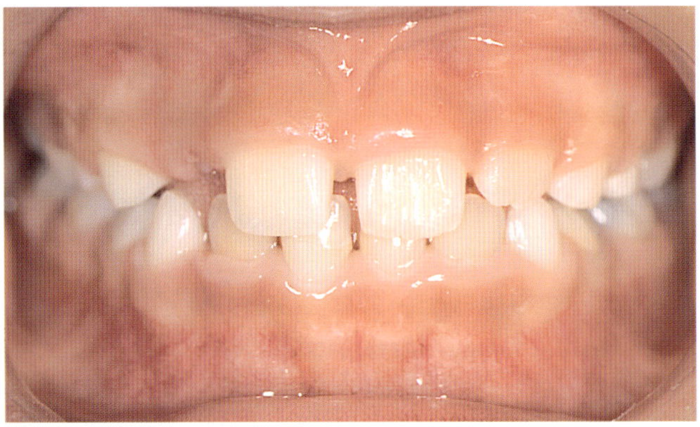

그림 9-21E

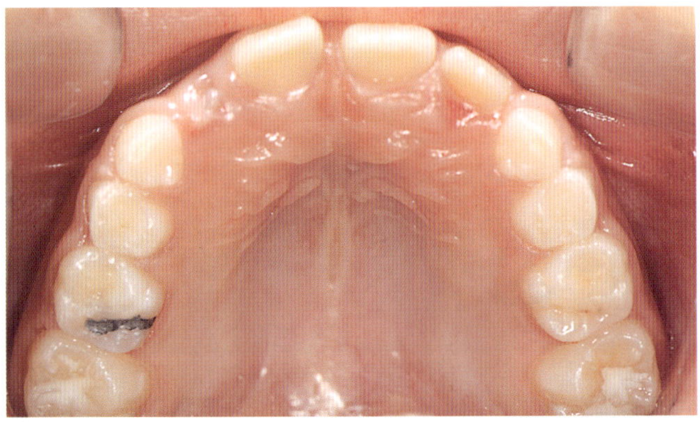

그림 9-21F

▶ 증례 22

상악 측절치의 반대교합과 총생을 해소하고자 median screw와 양측 측절치에 loop spring을 사용한 후 A-P screw를 사용하였다. 반대교합이 해소되고 총생이 개선되었다.

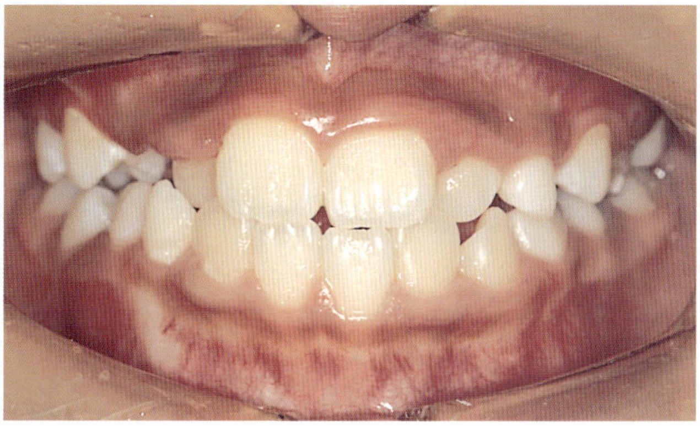

그림 9-22A

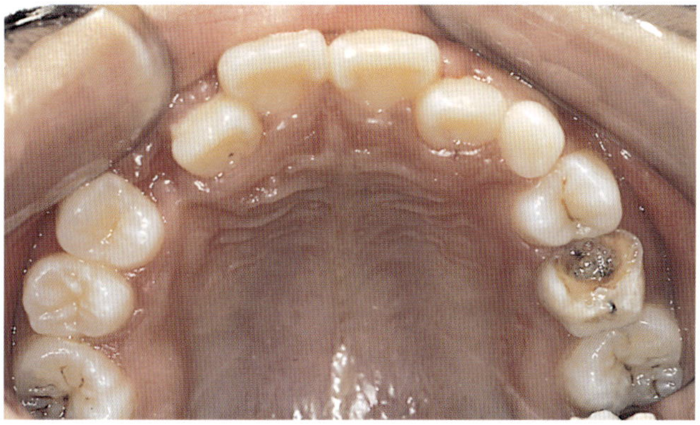

그림 9-22B

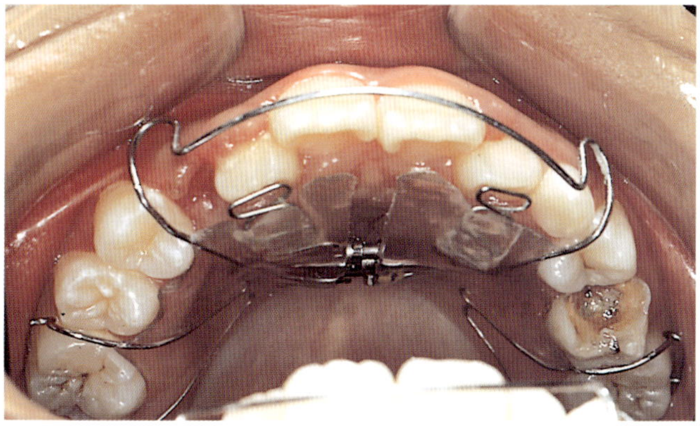

그림 9-22C

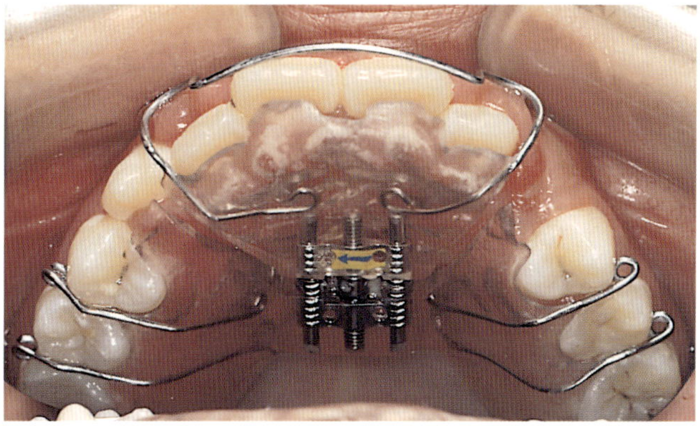

그림 9-22D

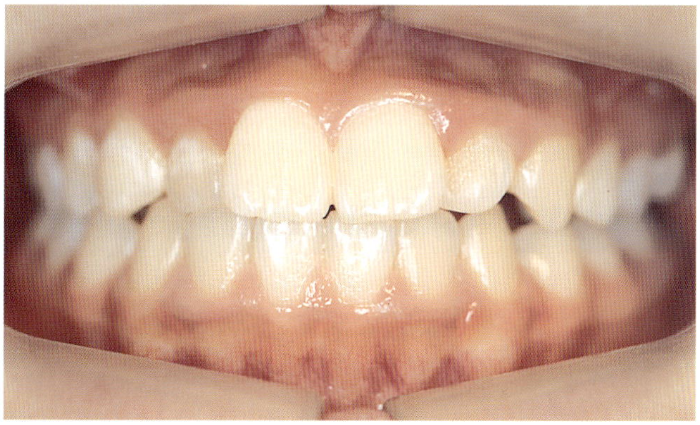

그림 9-22E

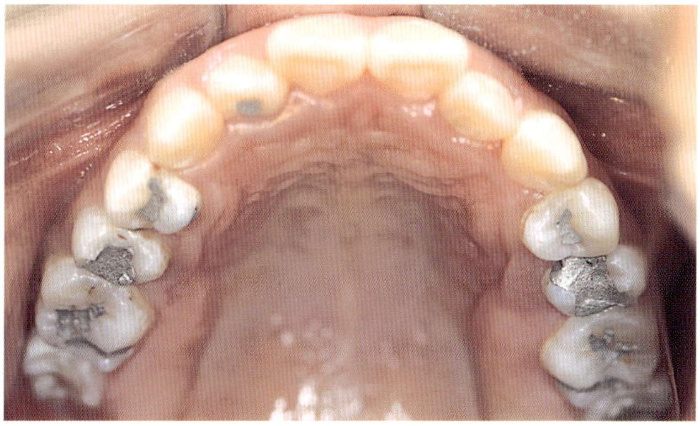

그림 9-22F

▶ 증례 23

양측 중절치의 반대교합을 loop spring과 posterior bite plane을 이용하여 해소하였다.

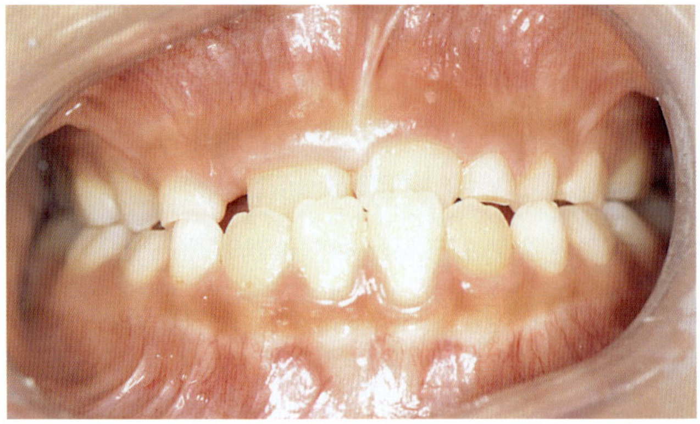

그림 9-23A

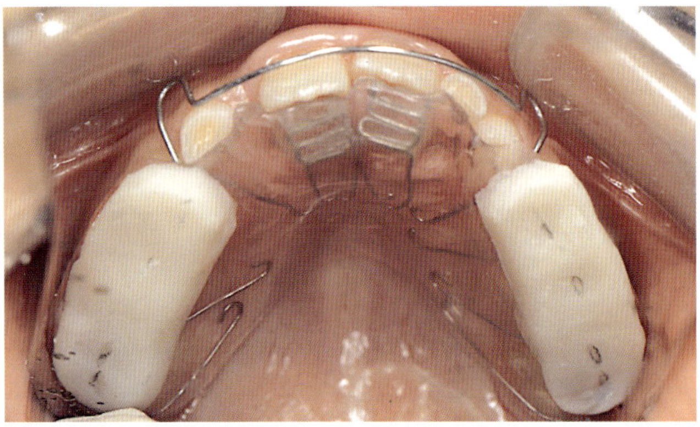

그림 9-23B

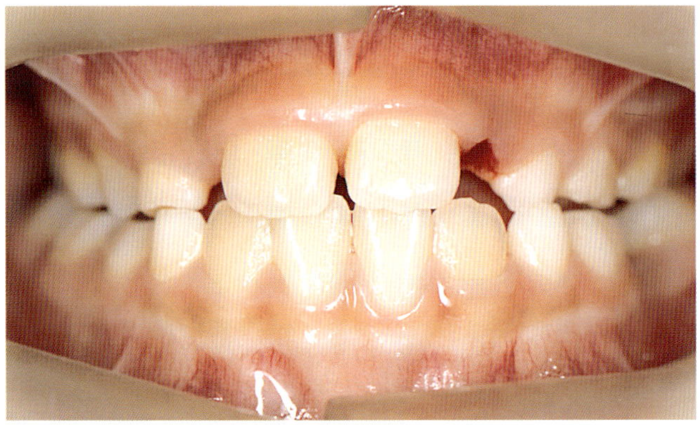

그림 9-23C

▶ 증례 24

상악의 정중이개를 helical spring으로 폐쇄하였다.

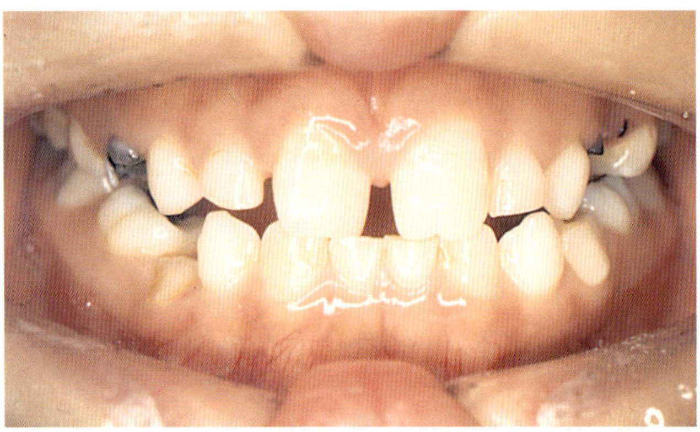

그림 9-24A

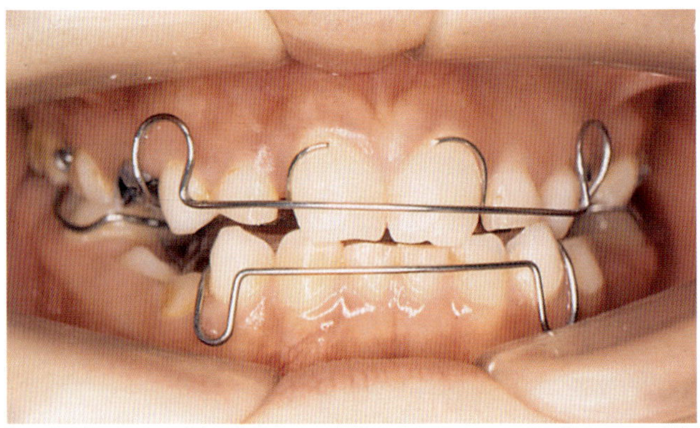

그림 9-24B

▶ 증례 25

상악의 정중이개와 하악 절치부의 공간을 보인다. 상악에는 영구치의 맹출 공간이 부족할 것으로 예측되어 fan type screw로 악궁을 확장하면서 좌 · 우측 중절치에 helical spring을 사용하여 정중이개의 폐쇄를 도모하였고, 하악에는 우측 유견치가 조기상실되어 우측 견치의 맹출 공간이 부족할 것으로 예상되어 우측 측절치에 역시 helical spring을 사용하였다. 상악의 정중이개와 하악 절치부의 공간이 폐쇄되었다.

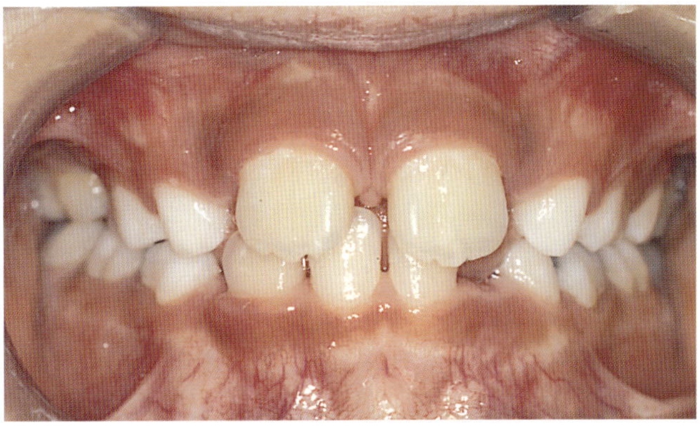
그림 9-25A

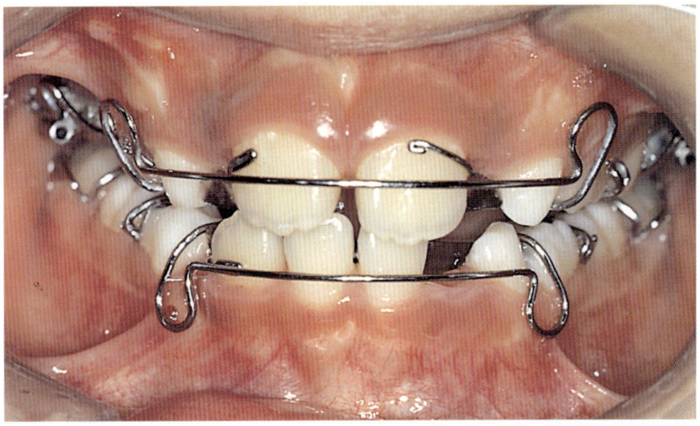
그림 9-25B

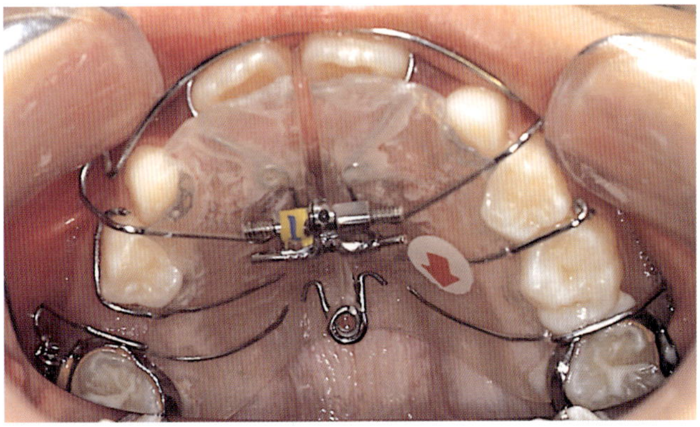
그림 9-25C

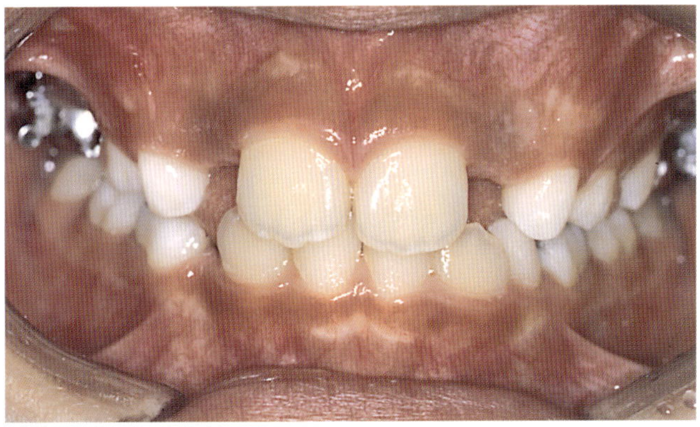
그림 9-25D

▶ 증례 26

상악의 정중이개의 개선을 위하여 helical spring으로 사용하였다.

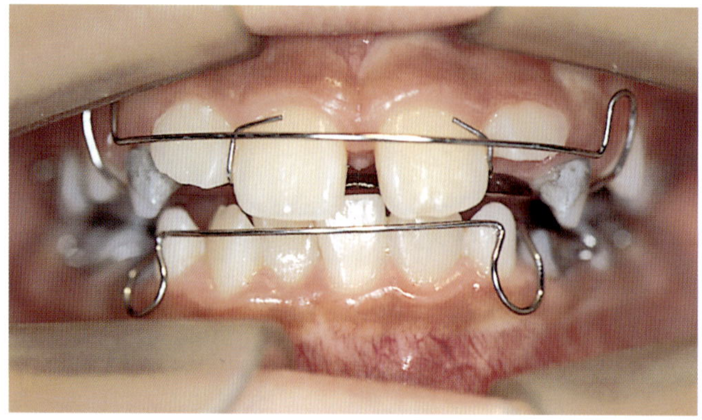

그림 9-26A

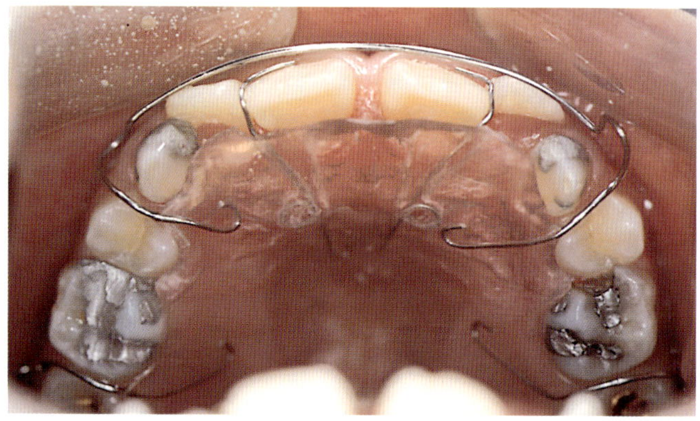

그림 9-26B

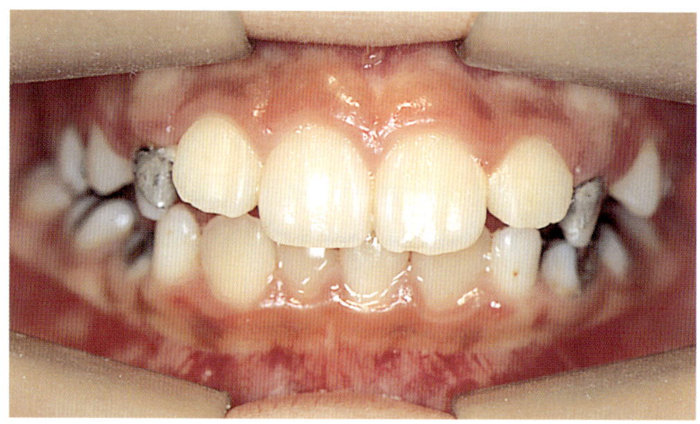

그림 9-26C

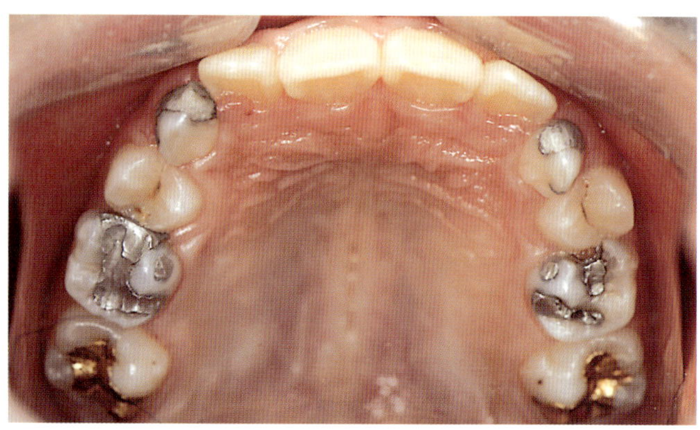

그림 9-26D

▶증례 27

Palatal finger spring으로 우측 제1소구치를 후방 이동시켜 견치의 맹출 공간을 확보하였다.

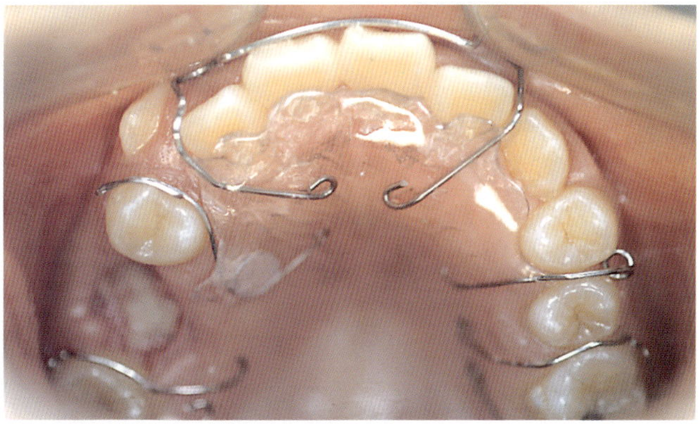

그림 9-27A

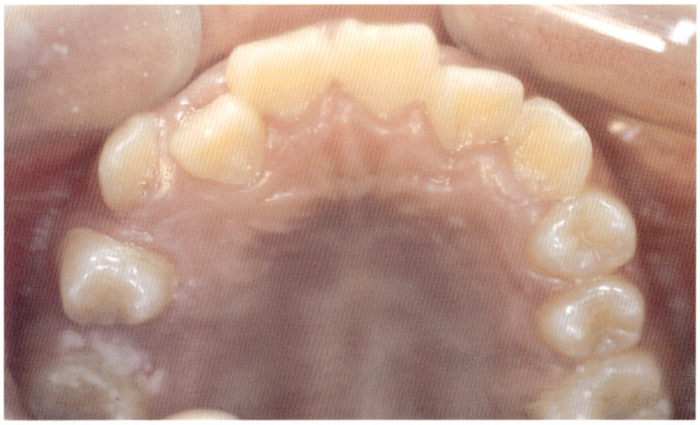

그림 9-27B

▶ 증례 28

굵은 wire로 제작된 palatal finger spring을 포함한 장치(cetlin appliance)와 head gear를 사용하여 제1대구치를 후방 이동시켰다.

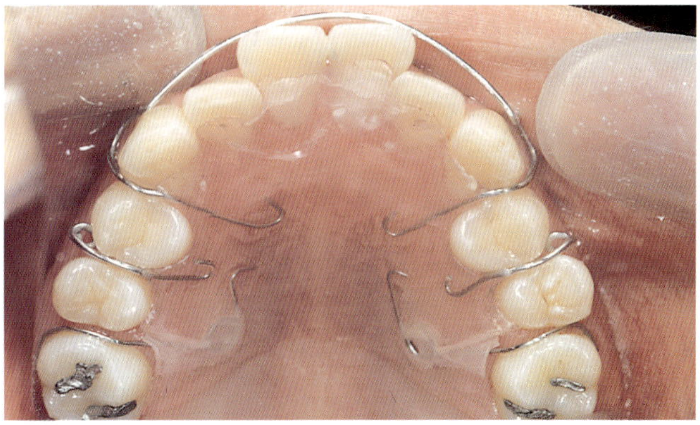

그림 9-28A

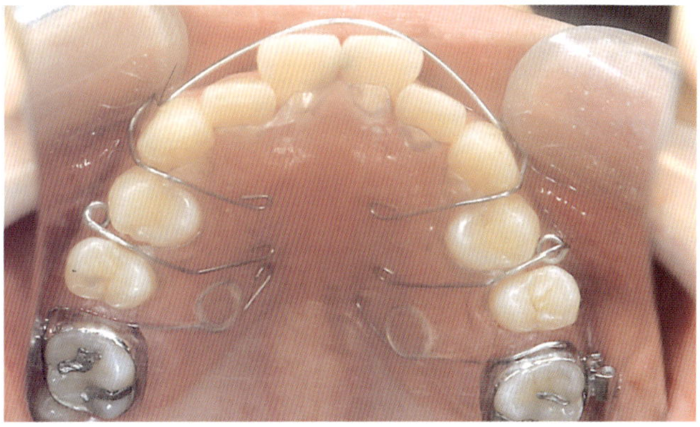

그림 9-28B

▶ 증례 29

Tongue thrusting habit이 있는 환자로 하악 전치부의 공간이 주소이다. Tongue crib을 설계하고 절치부 설측의 base plate를 삭제하고 U-loop을 activation하여 공간을 폐쇄하였다.

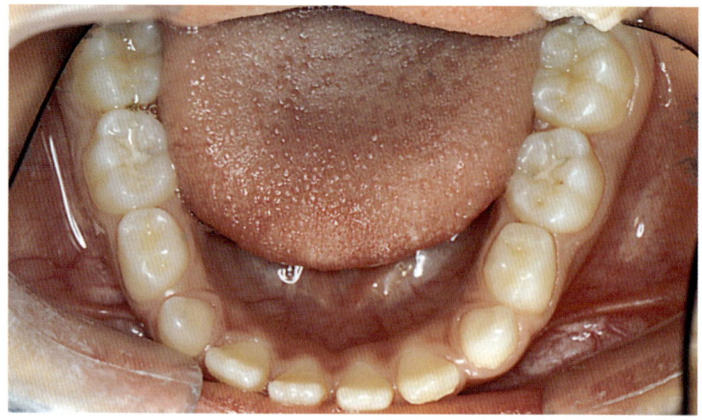

그림 9-29A

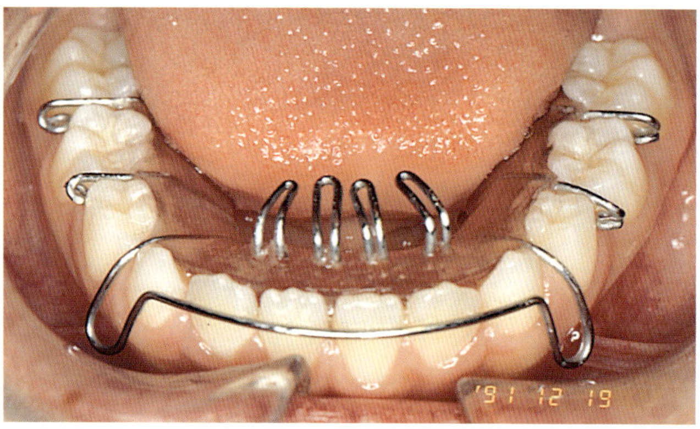

그림 9-29B

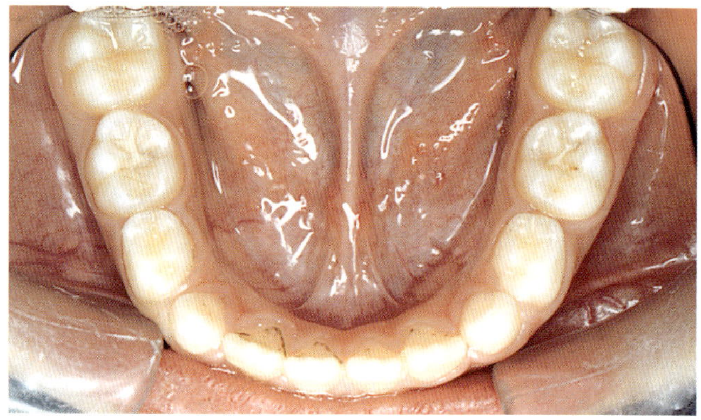

그림 9-29C

▶ 증례 30

하악 절치부의 공간 폐쇄와 절단교합의 교정을 위하여 labial hook와 elastic을 사용하였다. 수평피개교합이 형성되었고 공간 폐쇄가 이루어졌다.

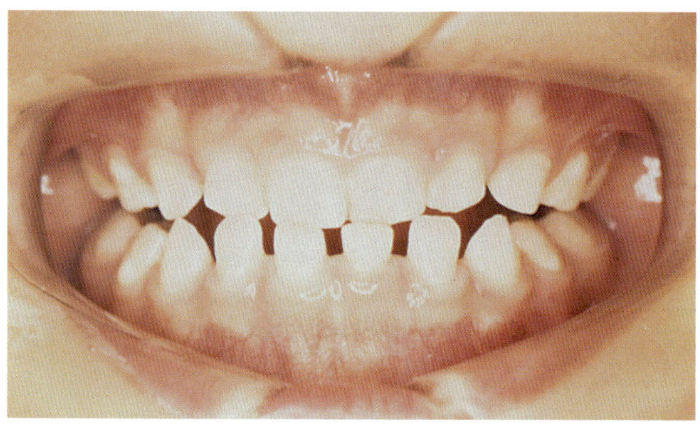

그림 9-30A

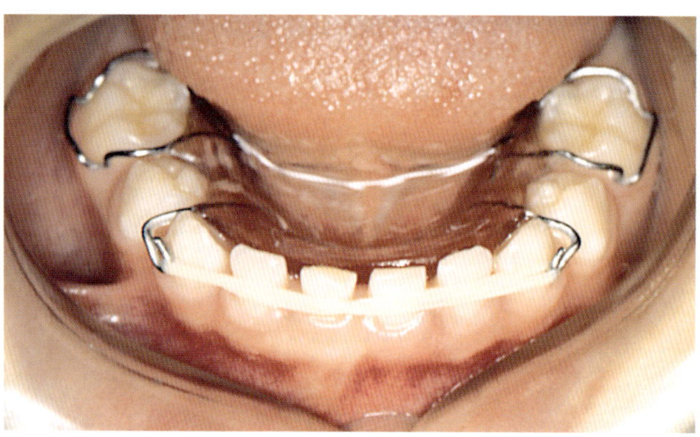

그림 9-30B

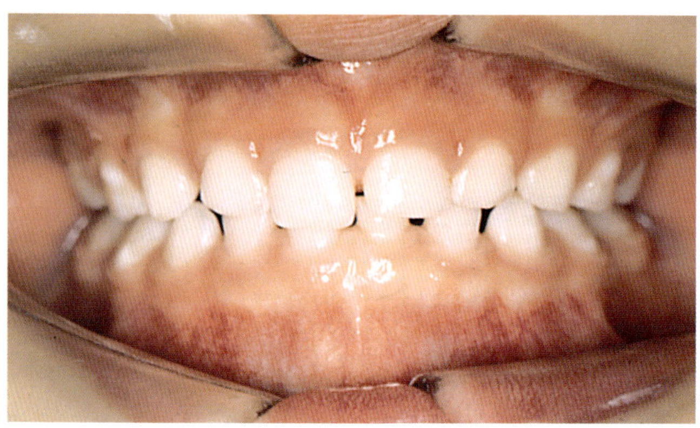

그림 9-30C

▶ 증례 31

Labial hook와 elastic을 이용하여 하악 전치부의 공간을 폐쇄하고 있다. 전치부 설측의 base plate가 삭제된 것에 유의하라.

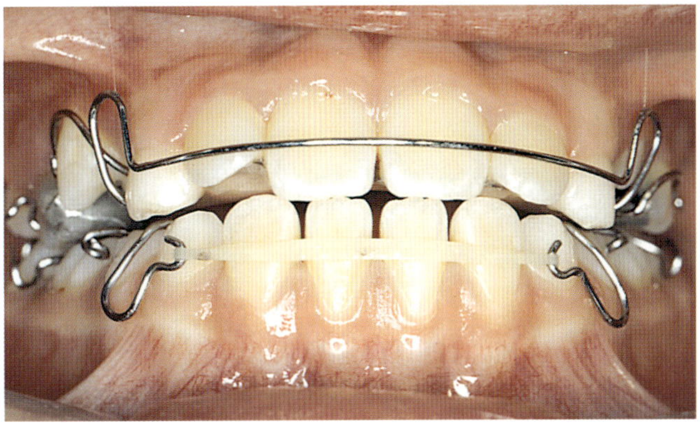

그림 9-31A

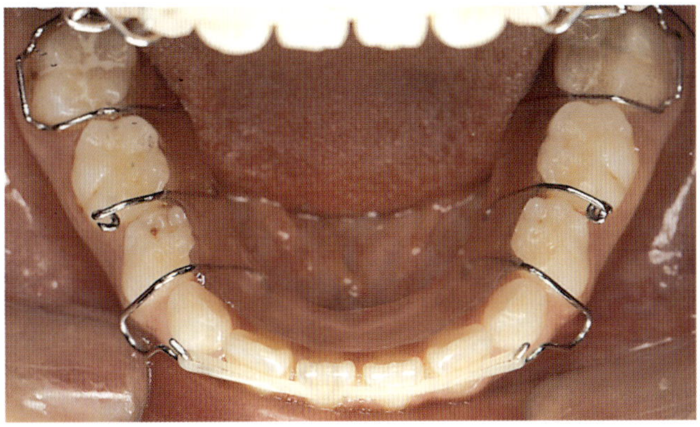

그림 9-31B

▶ 증례 32

매복된 중절치에 lingual button을 부착하여 고무줄로 매복치를 견인하고 있다. Base plate 전체가 중절치 정출의 고정원으로 작용한다. 만약 고정식 장치를 사용하였더라면 인접치가 고정원으로 작용하여 매복치의 정출과 함께 인접치의 함입이 야기되었을 것이다.

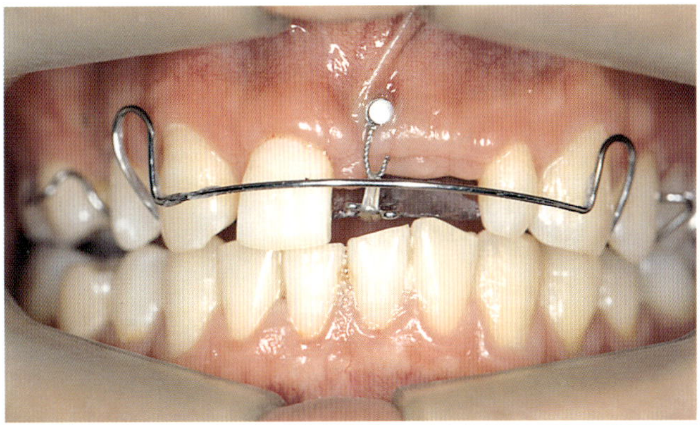

그림 9-32A

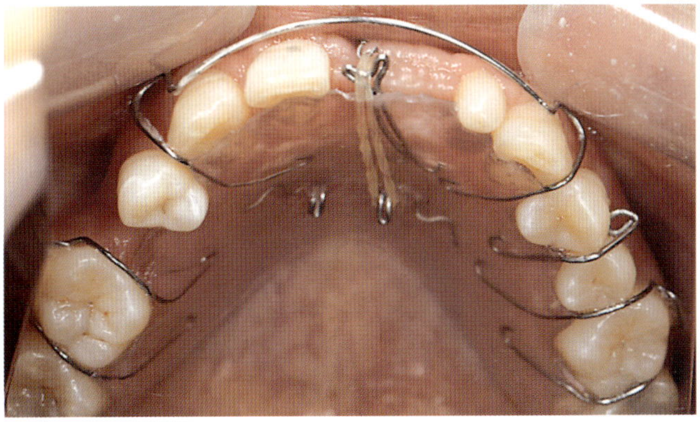

그림 9-32B

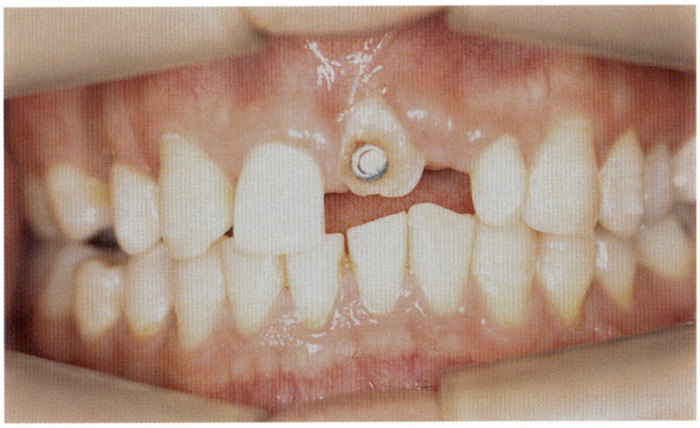

그림 9-32C

▶ 증례 33

Labial bow에 spur를 solder하여 측절치의 회전을 바로잡고 있다.

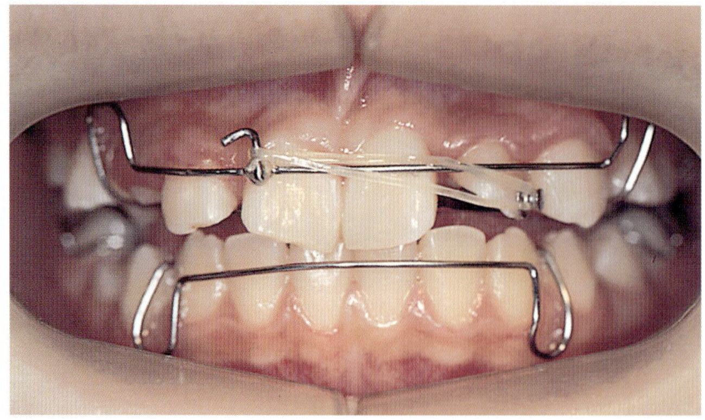

그림 9-33A

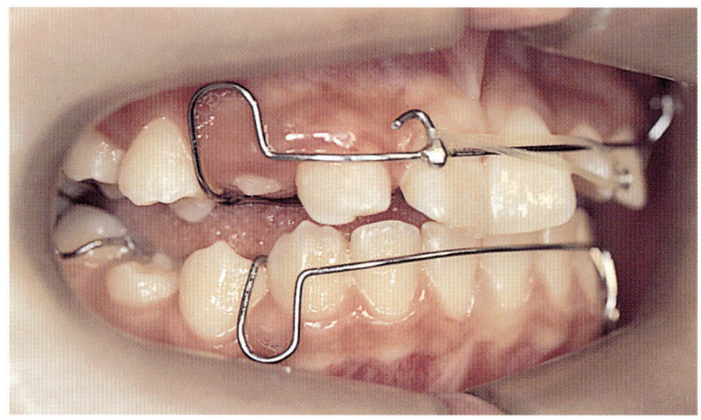

그림 9-33B

제 10 장

Twin Block

최신 가철식 교정치료학

Contemporary Removable Orthodontics

제10장 Twin Block

환자의 협조는 치료의 성패에 매우 큰 영향을 미친다. 특히 환자 스스로 장치를 삽입 또는 철거할 수 있는 가철식 교정장치를 이용하는 경우 그 중요성이 더 커진다고 할 수 있다. 하지만 가철식 장치, 특히 악기능장치를 이용하는 경우에는 그 부피로 인한 이물감 때문에 환자의 협조를 얻기가 쉽지 않다. 따라서 환자의 최대한의 협조를 이끌어 내기 위하여 이물감이 최소화된 장치를 사용하는 것이 매우 중요하다고 할 수 있다.

1956년 M. Schwarz는 activator와 active plate의 장점을 취합하여 MonoBloc이나 activator처럼 하악골을 전방위에 위치시키지만 상 · 하악의 장치가 분리된 double plate를 사용하였다. 이후 1977년 스코틀랜드의 W. J. Clark에 의하여 Twin Block이 처음 사용된 이래, 다른 악기능장치와는 달리 그 부피가 작고 상 · 하로 분리되어 이물감이 적으며, 환자들의 적응이 쉬워 최근 많이 응용되고 있는 악기능장치이다(그림 10-1).

Twin Block

Twin Block approach의 목적은 간단하고 환자에게 편안하며 심미적인 장치를 사용하여 내재된 악골 성장의 잠재력을 최대로 발휘하도록 하는 것이다. Twin Block에서는 Ⅱ급 부정교합을 바로 잡기 위하여 occlusal bite block의 acrylic inclined plane에 의하여 하악골을 전방 위치시켜 protrusive mandibular function을 유발한다. 따라서 바람직하지 않은 occlusal

A
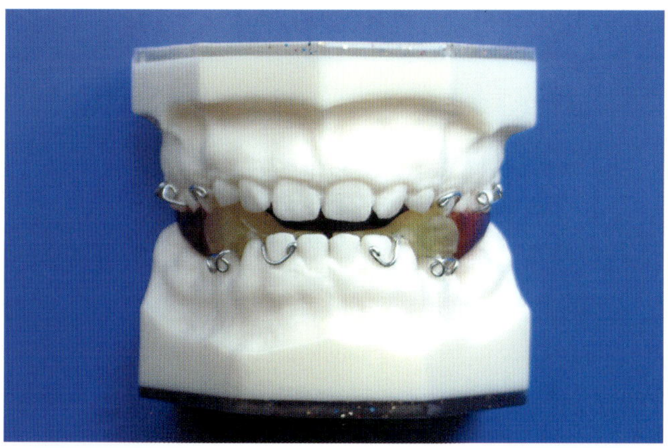
B
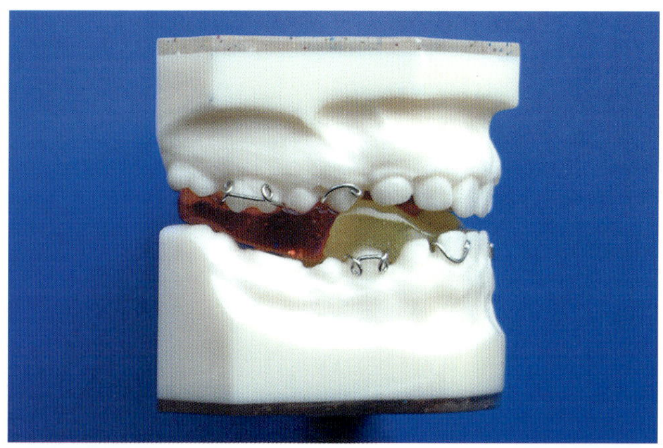
C
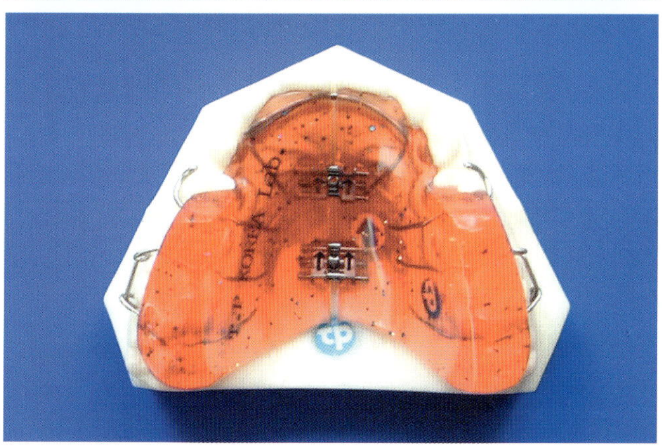
D
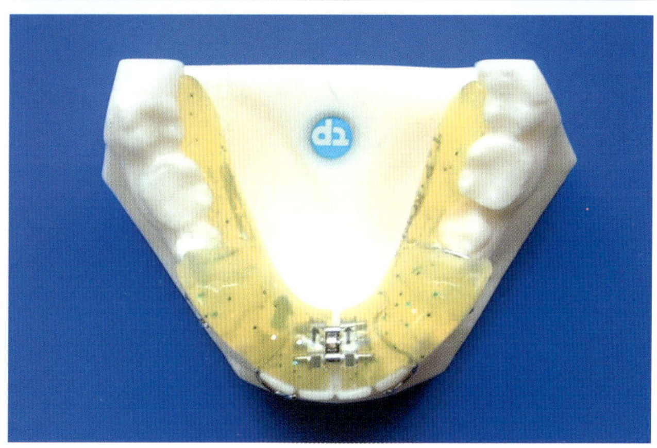

그림 10-1. Twin Block. 환자에 따라 적절하게 디자인을 변경할 수 있으며, Clark의 전형적인 디자인과는 약간 다른 형태를 보여 주고 있다.

contact이 장치의 occlusal inclined plane에 의하여 바람직한 proprioceptive contact으로 바뀌게 되므로 distal locked functional position에 있던 악골이 정상적인 성장의 잠재력을 회복하게 된다(그림 10-2).

치료 개념

교두의 경사(cuspal inclined plane)는 치아가 맹출하면서 교합되는 과정에서 치아 간의 관계를 결정하는 데 중요한 역할을 한다. 만약 하악이 상악에 대하여 원심 쪽에서 교합된다면 하악 치열에 작용하는 교합력은 상·하악 치열의 교두경사에 의하여 원심 방향의 벡터를 가지게 되고, 이는 지속적인 servo-mechanism으로 작용하여 하악골을 원심 쪽에서 교합되는 상태로 속박하여 하악골의 정상 성장에 바람직하지 못한 영향을 미친다.

Twin Block은 구치부 교합면의 occlusal inclined plane을 통하여 교합력을 악골 성장의 바람직한 벡터로 바꾸어 주는 장치이다. Clark은 부정교합을 바로잡는 데 교합력의 중요성을 강조하고 있다(그림 10-2).

증례의 선택

초보자는 다음과 같은 증례부터 시작하는 것이 바람직하다.

1. 악궁의 형태가 양호한 Ⅱ급 1류 환자
2. 하악의 총생이 없거나 총생을 해소하고 난 후에 사용한다.
3. 상악 악궁이 잘 배열되어 있거나 쉽게 배열할 수 있는 경우
4. 수평피개교합이 10~12mm이고 수직피개교합이 깊은 경우
5. 구치부 관계가 full distal occlusion인 경우
6. 하악 모형을 전방으로 이동시켜 좋은 구치부 교합이 얻어지는 경우
7. 임상 검사에서 하악골을 전방 위치시켜 안모가 뚜렷하게 개선되는 경우
8. 왕성한 성장이 있는 어린이 환자

구성교합의 채득

하악골의 전방 이동량은 protrusive limit의 70%를 넘지 않는 선에서 결정하는 것이 바람직하며, 수평피개교합이 10mm 이하인 성장 중인 환자에서는 interincisal gap이 2mm가 되게 하여 edge to edge bite으로 구성교합을 채득한다. 하지만 환자가 지속적으로 edge to edge position을 유지하기 힘든 경우에는 전방 이동량을 줄여줄 수 있다. 수평피개교합이 10mm를 넘는 경우에는 먼저 7~8mm 정도만 activation 하여 장치를 제작하고 악골 관계의 개선이 일어난 후 reactivation 한다. 하지만 single activation으로도 충분한 경우가 대부분이다.

구성교합의 채득에서는 수직이개의 정도도 매우 중요

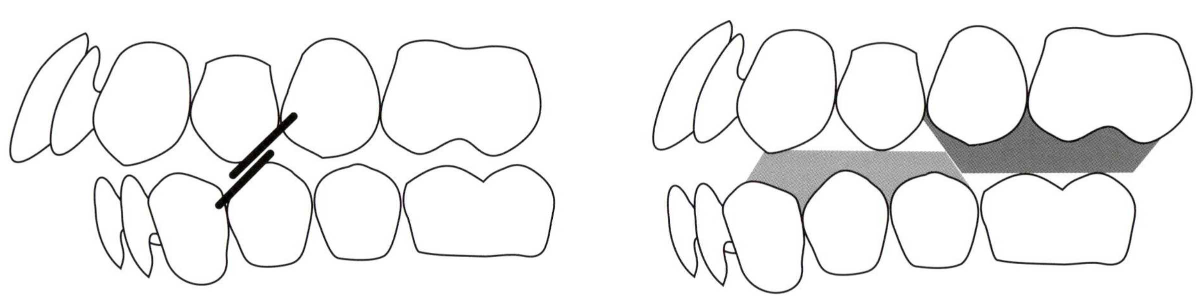

그림 10-2. Occlusal contact를 바람직한 proprioceptive contact로 바꾸어 줌으로써 distal locked functional position에 있던 악골의 성장 잠재력을 이끌어 낸다.

하다. Occlusal block이 지나치게 얇으면 하악골이 구성교합이 채득된 위치에서 벗어날 수 있으며 치료의 효과가 감소한다. 따라서 free way space를 약간 벗어나는 정도로 구성교합을 채득하는 것이 적당하며, 이는 보통 Ⅱ급 1류 과개교합 환자에서 절치 간 간극 2mm, 제1소구치 부위에서의 간극 5mm 정도이다. 전치부 개방교합의 경우에는 제1소구치나 유구치의 교두정 간의 거리가 최소 5mm 이상 되도록 구성교합을 채득한다.

Standard Twin Block

Standard Twin Block은 기본적으로 악궁의 형태가 좋고 총생이 없으며 수평피개교합이 큰 환자에 사용한다. 총생이 없는 Ⅱ급 1류의 부정교합에서 하악골을 전방 위치시키면 대개 상악의 측방 확대가 필요하므로 상악에는 악궁의 확장을 위한 screw가 있다. 또 제1대구치에는 delta clasp, 견치의 후방, 소구치의 사이나 유구치의 사이에 ball clasp가 위치한다. 하악 장치는 제1소구치에 delta clasp, 견치 근심에 ball clasp가 있는 간단한 bite block이다(그림 10-3).

장치의 설계 및 제작

Twin Block의 또 다른 장점 중 하나는 부정교합의 양상에 따라 다양한 설계가 가능하다는 것이다. 상 · 하악이 분리되어 있으므로 각 악궁의 상태에 따라 독립적인 설계가 가능하다. Occlusal inclined plane을 제외하고는 다른 일반적인 가철식 교정장치의 구성 요소들을 필요에 따라 설계할 수 있다.

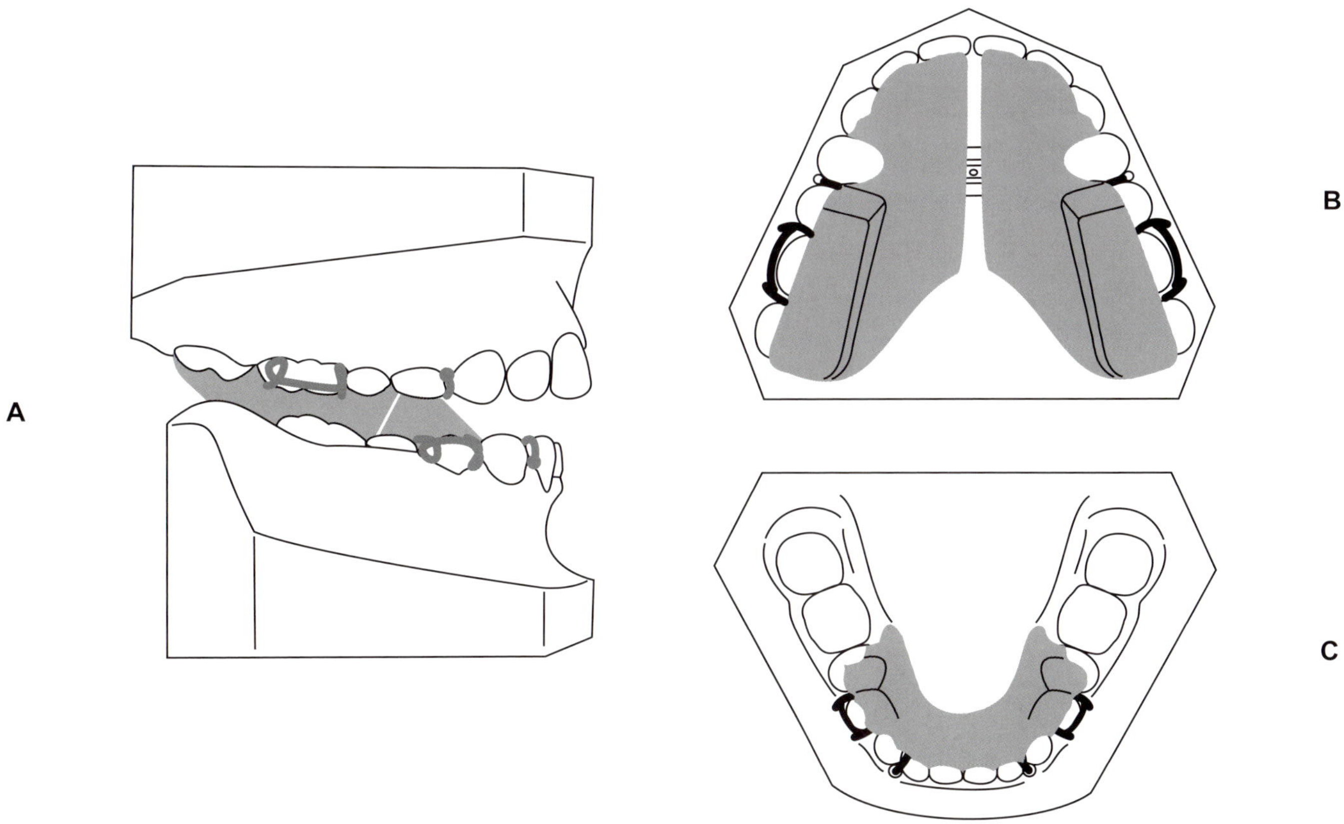

그림 10-3. A, Clark의 전형적인 디자인. 양악에서 전치부의 retention을 위하여 ball clasp가 사용되고 있으며, 구치에서는 delta clasp를 사용하였다. 구치부의 inclined plane은 교합면과 약 70°의 각을 이루고 있다. B, Twin Block appliance의 상악 교합면 모습. C, Clark의 디자인으로 설측의 아크릴이 제1대구치의 전방까지만 위치한 것을 볼 수 있다.

Standard Twin Block의 구성 요소

Labial bow

초기 Twin Block에서는 상악에 labial bow가 사용되었으나, labial bow에 의하여 절치가 지나치게 설측 경사되는 경향이 있어 절치가 아주 심하게 전방경사되어 있지 않은 경우 외에는 거의 사용하지 않는다.

Delta clasp (그림 10-4)

W. J. Clark에 의하여 고안된 clasp로 Adams clasp의 형태와 유사하나, 유지력이 증가되고 metal fatigue가 감소되는 설계이므로 자주 조정할 필요가 없다. Retentive loop의 형태는 일반적으로 삼각형을 사용하지만 필요에 따라 원형으로 제작할 수도 있다. Retentive loop는 치아의 근·원심 undercut에서 유지력을 얻지만, 치아의 형태에 따라 유지력을 얻기 힘든 경우에는 clasp의 bridge와 loop를 직각으로 구부려 치간에서 유지력을 얻을 수도 있다.

영구치에서 delta clasp는 대개 상악의 제1대구치, 하악의 제1소구치에 사용하며, 유구치에서 사용할 수도 있다. 또 부가적으로 유지력을 증가시키기 위하여 ball clasp나 C clasp를 사용할 수 있다. 일반적으로 ball clasp는 하악 견치의 근심과 상악의 소구치나 유구치에서 사용한다. 유구치나 유견치의 clasping을 위해서는 C clasp가 유용하다.

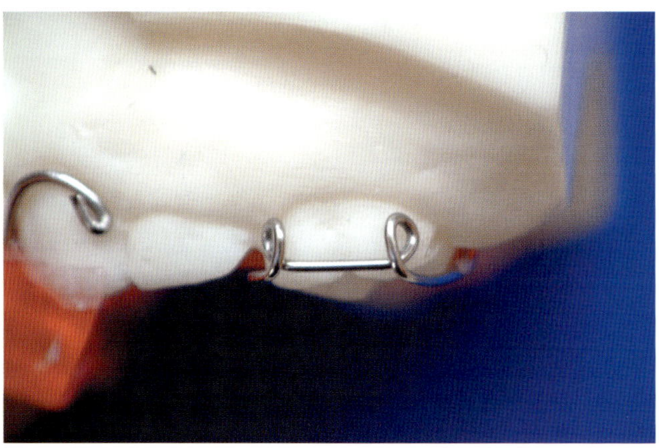

그림 10-4. Delta clasp.

Occlusal inclined plane

Occlusal inclined plane의 위치나 경사도는 매우 중요하다. 대개의 경우 occlusal inclined plane의 경사는 교합면에 대하여 70°를 이룬다. 하지만 환자가 지속적으로 하악골을 전방으로 위치시키고 교합하는 데 곤란을 겪는 경우라면 45° 정도까지 감소시킬 수 있다. 상·하악의 inclined plane의 위치는 하악을 기준으로 하여 결정하며, 이때 가장 중요한 고려사항은 하악의 block이 하악 대구치를 덮어서는 안 된다는 것이다. 하악의 대구치를 덮지 않아야 하악 대구치가 맹출하여 수직피개교합이 감소될 수 있다. 협설측으로는 소구치나 유구치의 교합면을 덮도록 제작하며 상악에서는 대개 구개측 교두를 덮는 정도로 충분하다.

치료 단계

Twin Block을 이용한 치료는 전형적으로 두 단계(active phase, support phase)로 나눌 수 있다. 첫 번째는 악골의 전·후방 관계를 수정하고 수직고경을 확립하는 단계이며, 이 단계의 목표가 성취되면 상악에 anterior inclined plane을 사용하여 구치부가 완전히 교합이 될 때까지 성취된 상태를 유지한다.

Active phase (그림 10-5)

구치부 occlusal inclined plane에 의한 악골의 전·후방 관계 개선을 도모하는 단계이다. 과개교합의 경우 하악 구치의 맹출을 유도하기 위하여 하악 대구치 부위의 upper block을 1~2mm 정도 삭제하여 맹출을 유도하며, 삭제량은 최소함으로써 상·하악 치아 사이에 혀가 간섭되지 않도록 한다. 치료 시 이러한 삭제 과정을 반복하여 upper block이 완전히 삭제되어 상·하악 구치가 교합되도록 한다. 이러한 삭제 과정 중 inclined plane의 leading edge는 절대 삭제해서는 안 된다.

만약 개방교합이나 수직 성장의 양상을 보이는 경우에는 occlusal bite block을 삭제하지 않음으로써 구치의 맹출을 억제하여 수직피개교합의 증가를 도모한다.

Active stage의 최종 목표는 I급 교합관계를 달성하고 절치와 구치에서 3접촉점을 얻는 것이다. 일반적으로 정상적인 구치와 절치 관계를 얻는 데 6~9개월의 기간이 소요된다.

Support phase

이 단계의 주된 목적은 구치부의 긴밀한 교합이 이루어질 때까지 절치 간의 관계를 유지하는 것이다. 이러한 목적으로 upper inclined plane을 사용한다(그림 10-6). 통상 3~6개월 정도의 기간이 필요하다.

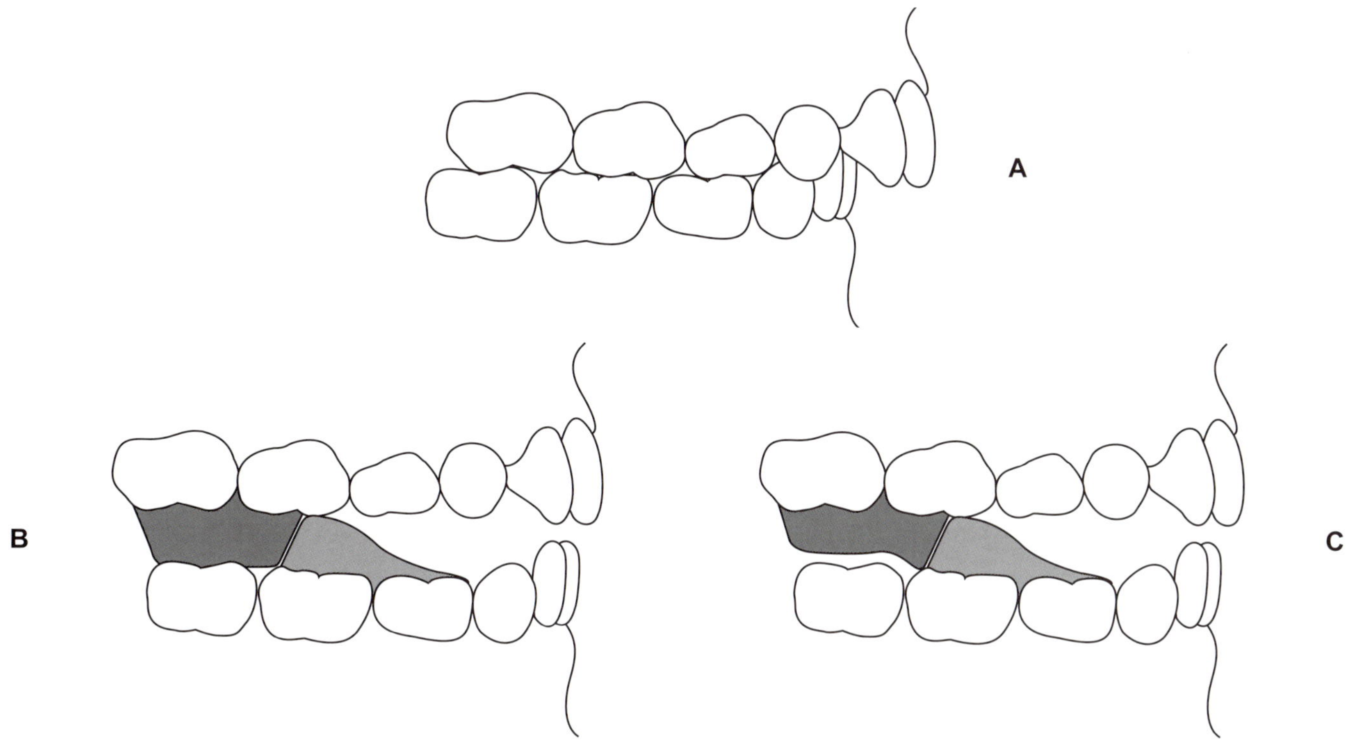

그림 10-5. A, 치료 전의 교합 상태. B, 처음 장치 장착 상태. C, Initial contouring 하여 하악 제1대구치의 맹출을 유도한다.

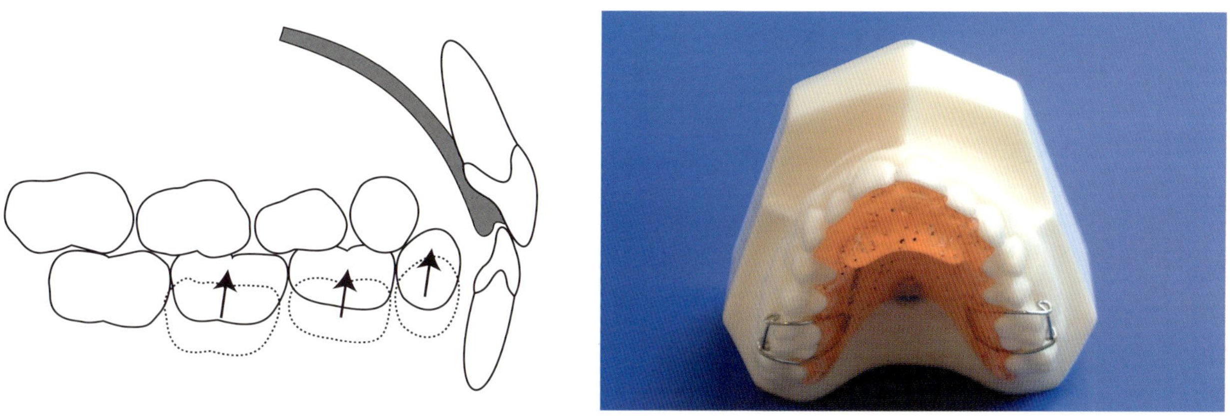

그림 10-6. Support phase에서 사용하는 upper inclined plane. 견치, 유구치, 소구치의 맹출을 유도하며 교합을 전방위에서 안정시킨다.

임상 응용

가장 중요한 사항은 환자가 장치를 장착하고 전방위에서 편안하게 교합할 수 있느냐 하는 점이다. 처음 장치를 장착하면 악골이 전방위에 위치함으로써 하악의 장치가 전방으로 이동하려고 하므로 하악 절치의 설측 부분에 자극이 생길 수 있으므로 이 부위를 약간 삭제해 줄 필요가 있다.

처음 장치를 장착하고 난 후 10일 정도 후에 약속을 정하여 장치를 점검한다. 먼저 환자가 inclined plane을 따라 정확하게 교합을 할 수 있는지를 파악한다. 만약 그렇지 못하다면 악골의 전방 이동량이 환자의 tolerance를 넘어서는 것이므로 편안하게 교합할 수 있을 때까지 inclined plane을 삭제하여 전방 이동량을 조정하거나 inclined plane의 기울기를 45° 정도까지 감소시킨다. 대개 이러한 현상을 보이는 환자는 수직적

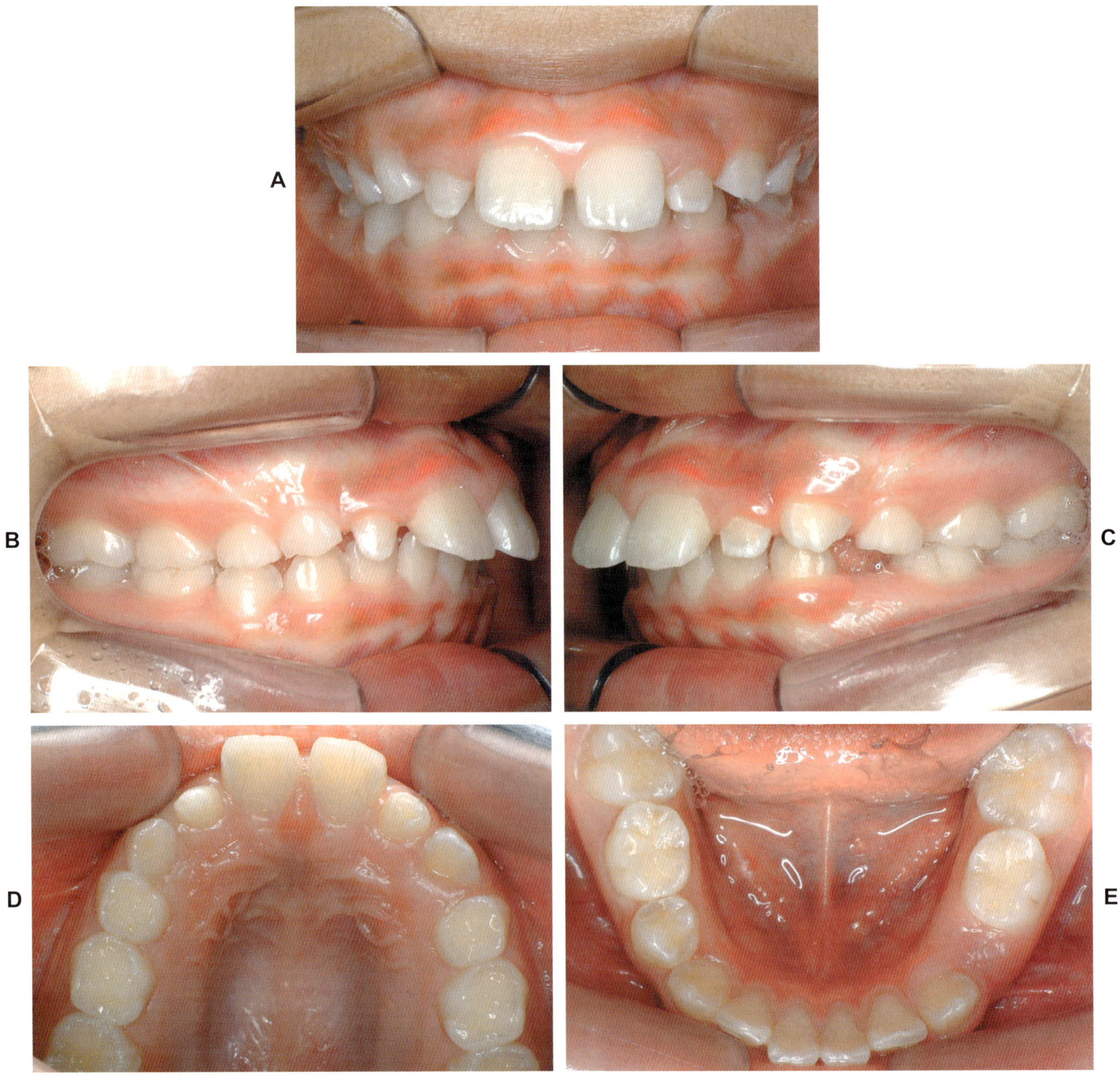

그림 10-7. A~E, 치료 전. 10세의 여자 환자로 6.5mm의 수평피개교합과 II급 구치 관계를 보이고 있다.

인 악골 성장의 양상을 보이는 경우가 많으며 치료의 진전이 느리다.

하지만 대개 일정한 기간이 지나면 환자가 장치를 장착하고 식사를 할 수 있을 정도로 적응된다. 이때부터는 상악의 악궁의 확대를 위한 screw를 일주일에 1/4회씩 돌리도록 지시하고 과개교합인 경우라면 상악의 bite block을 1~2mm 삭제하여 하악 구치가 맹출할 수 있도록 한다.

1개월 정도 장치를 사용하면 안모의 개선 양상을 관찰할 수 있으며, 치료의 진전 여부를 파악하기 위하여 수평피개교합의 양을 기록해 두는 것이 도움이 된다. 환자의 협조가 의심되는 경우에는 장치를 치아에 부착할 수 있다. 일반적으로 6주 간격으로 장치의 조정을 시행한다.

원하는 절치 간의 관계가 얻어졌다면 유지 단계(support phase)로 들어간다. 이 시기에는 상악에 inclined plane을 장착한다. 이 inclined plane은 반드시 하악의 절치와 견치가 교합되도록 하여야 하며, 수직 고경을 유지하기 위하여 절치가 닿는 부위에는 flat occlusal plane을 형성한다. 수직피개교합의 양에 따라 다르지만 대개 구치는 2~6개월 정도면 교합될 수 있다.

구치의 관계가 확립되면 보정의 단계로 이행한다. 치료 결과의 안정에 가장 중요한 요소는 긴밀한 구치 교합이며, 구치의 안정된 교합이 얻어진 후에는 밤에만 장치를 사용할 수 있으며, 심한 골격적 부조화가 있었던 경우에는 밤에만 monobloc type의 functional appliance를 사용할 수도 있다. 약 9개월 정도의 기간이 소요된다.

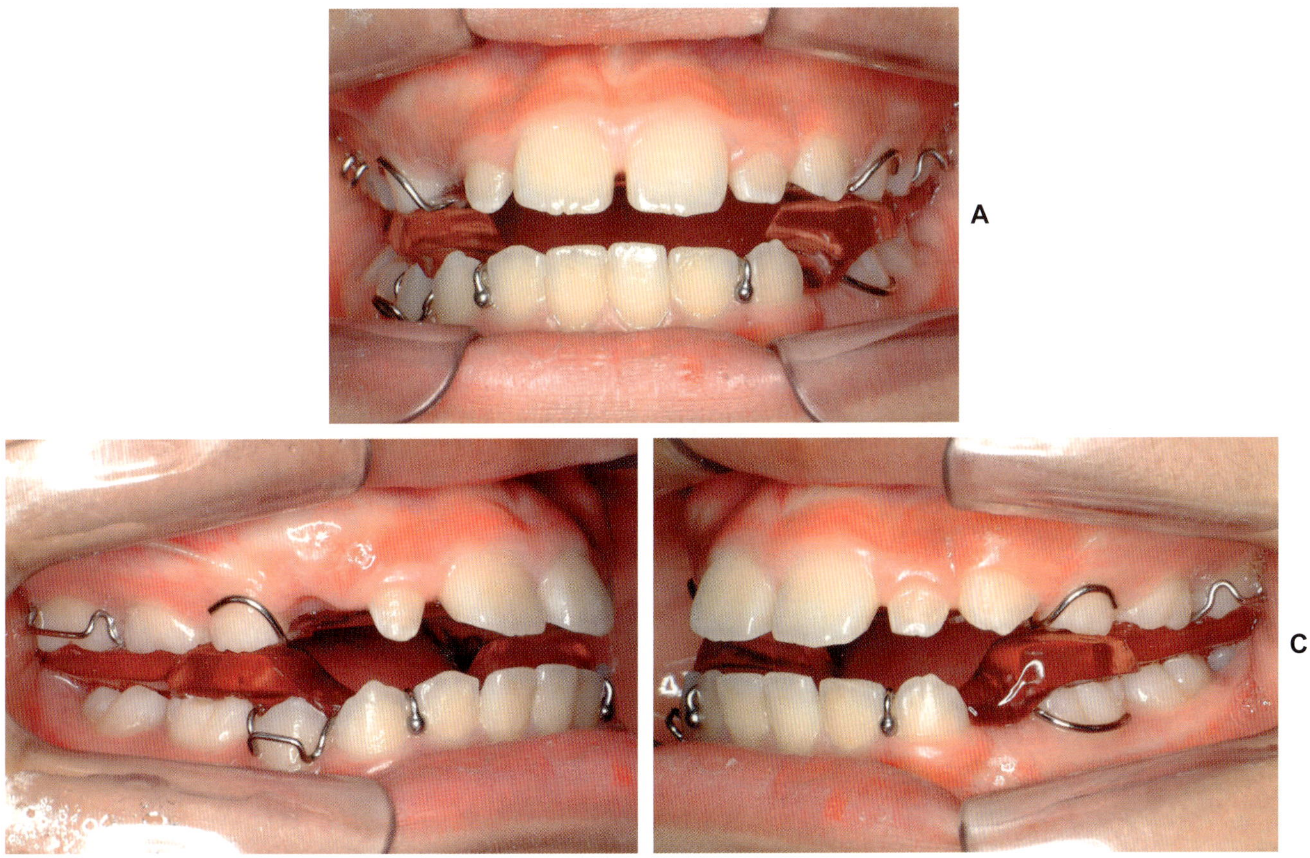

그림 10-8. A~C, Twin Block을 처음 장착한 모습으로 아직 상악의 bite block은 삭제하지 않았다. Inclined plane의 위치가 하악의 제1대구치의 맹출을 방해하지 않는 위치에 있다.

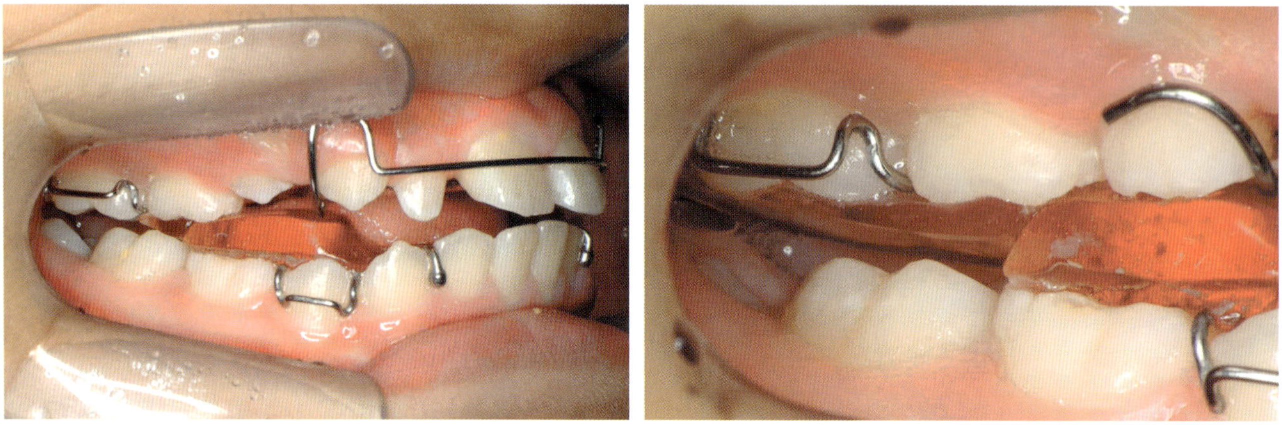

그림 10-9. 하악 구치의 맹출을 유도하기 위하여 상악의 bite block을 1~2mm 삭제하였다.

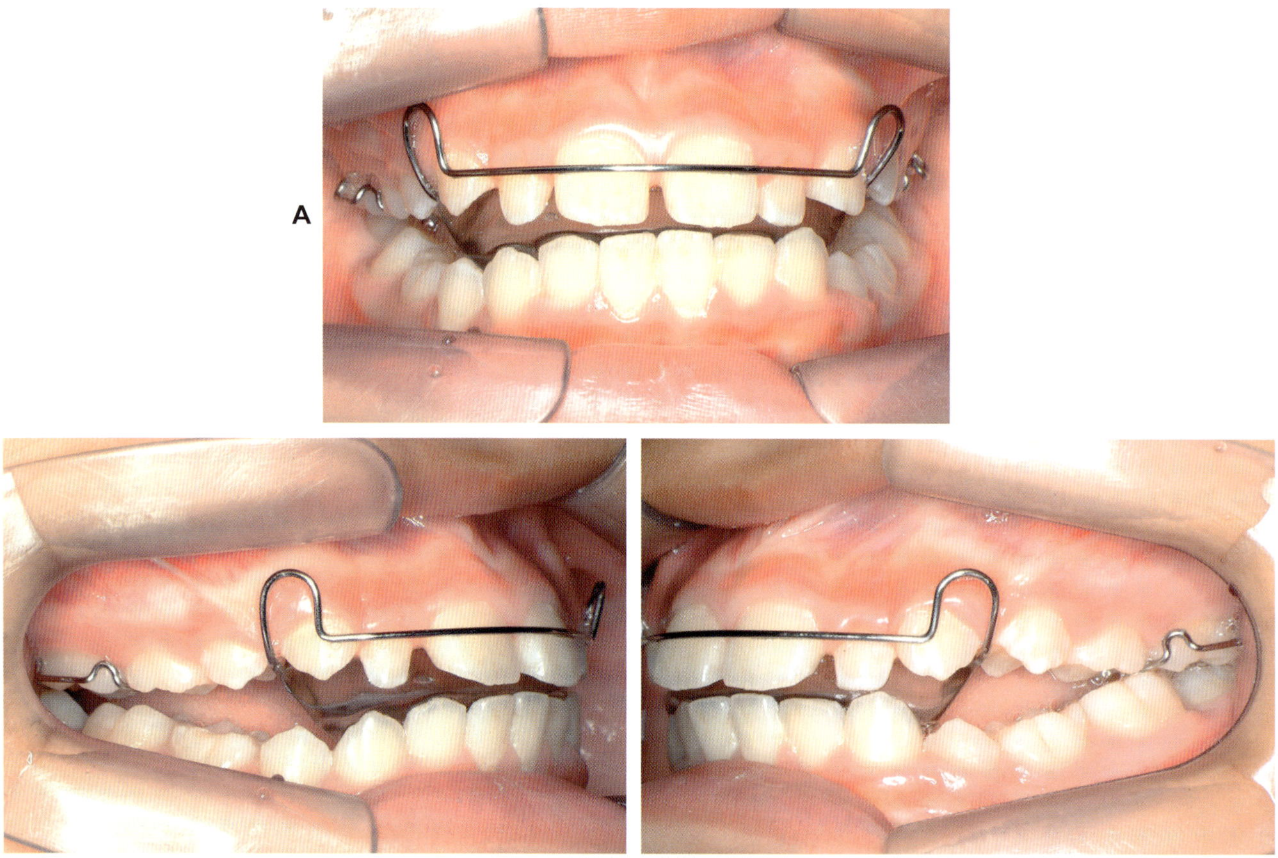

그림 10-10. A~C, 장치 사용 7개월 후의 모습으로 원하는 절치 간의 관계와 절치 구치의 접촉을 얻었으므로 상악에 inclined plane을 사용하여 유지 단계(support phase)로 들어간다.

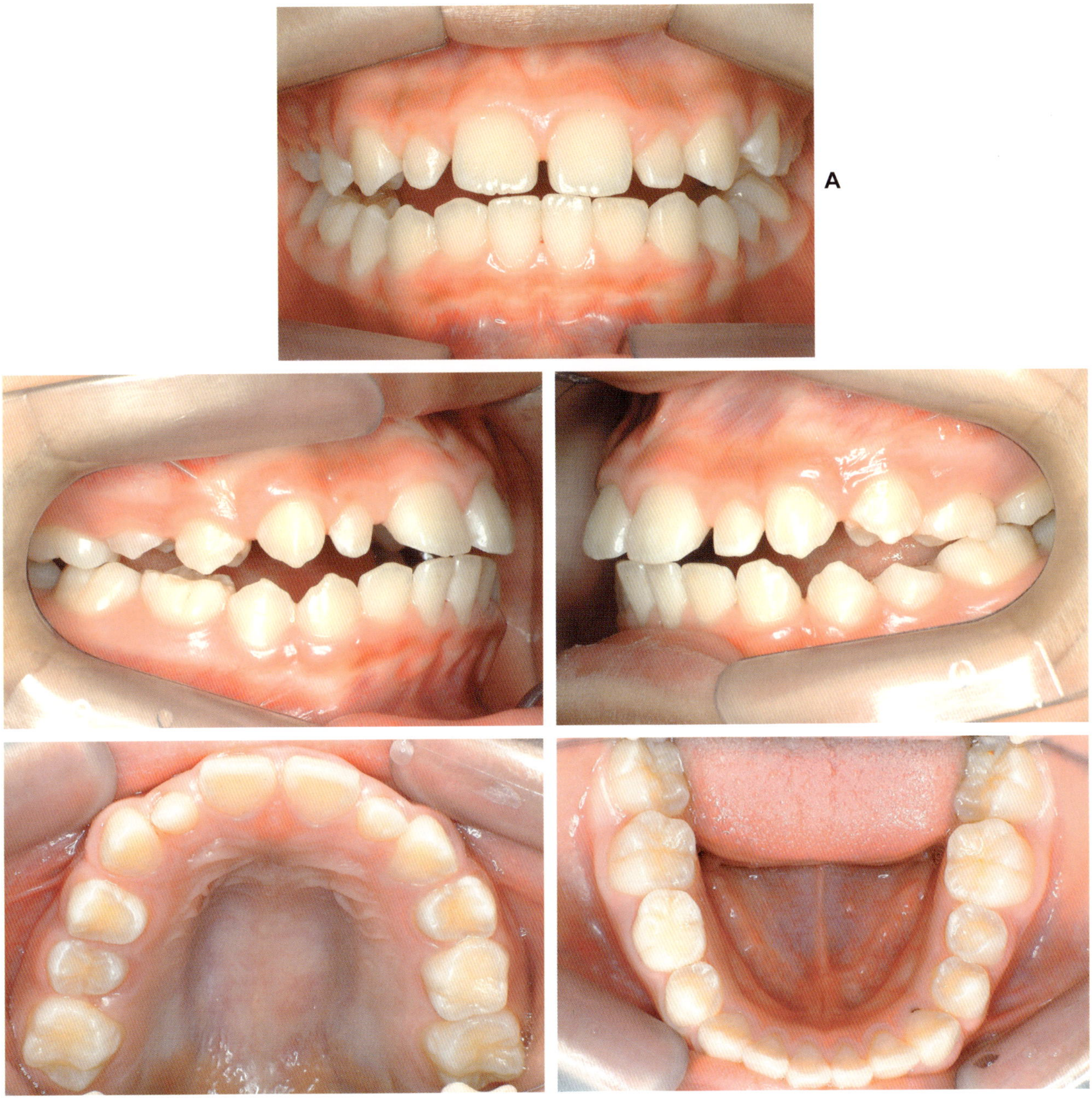

A

B

C

D

E

그림 10-11. **A~E,** 장치 사용 11개월 후의 모습으로, 구치나 전치 관계가 overcorrection된 것을 볼 수 있다. 이 시기에 inclined plane의 사용을 중단시켰다.

A B C D E

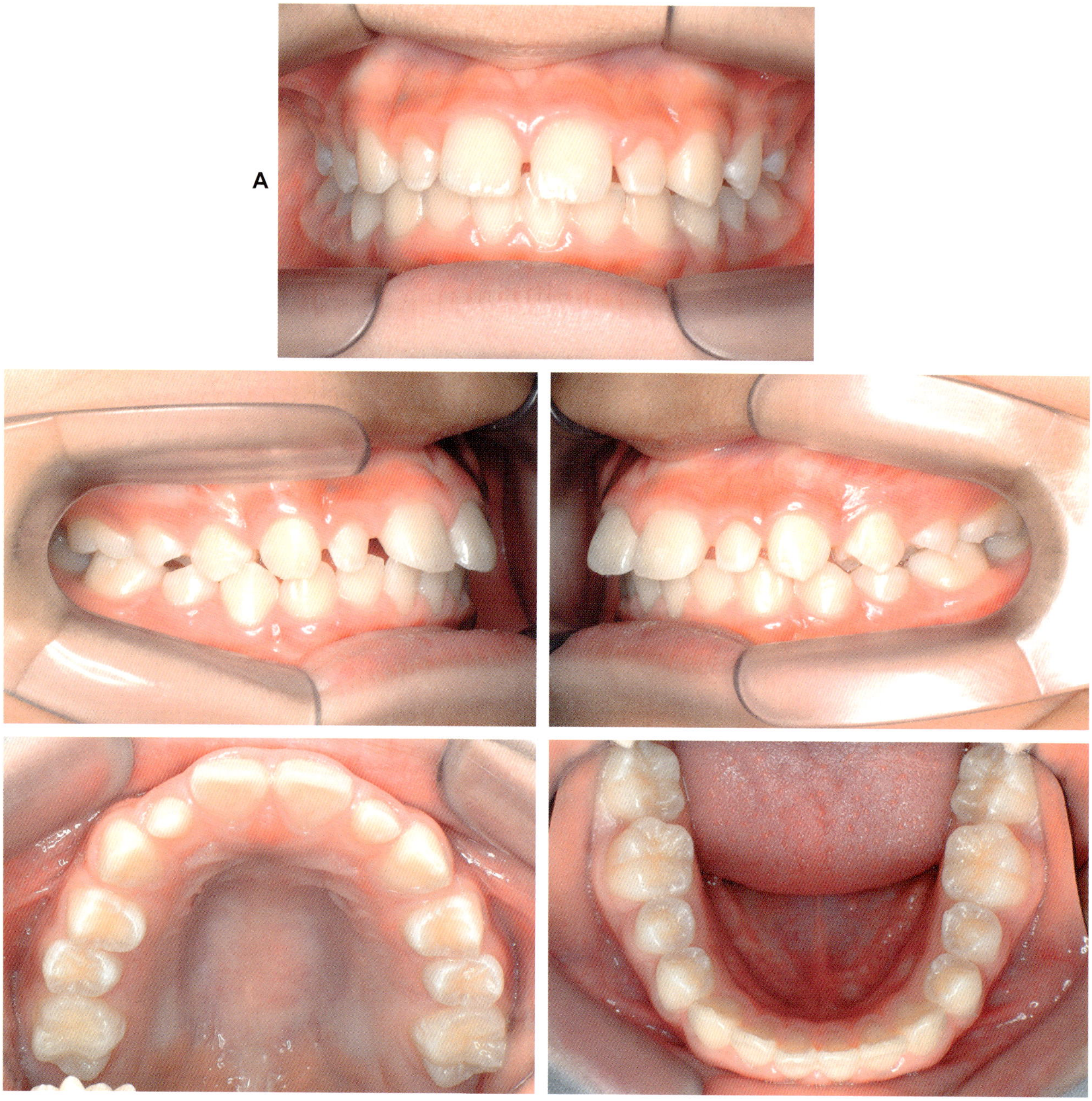

그림 10-12. **A~E,** Support phase 4개월 후의 모습으로 안정된 교합을 볼 수 있다. 이 후 고정식 장치를 이용하여 치료하였다.

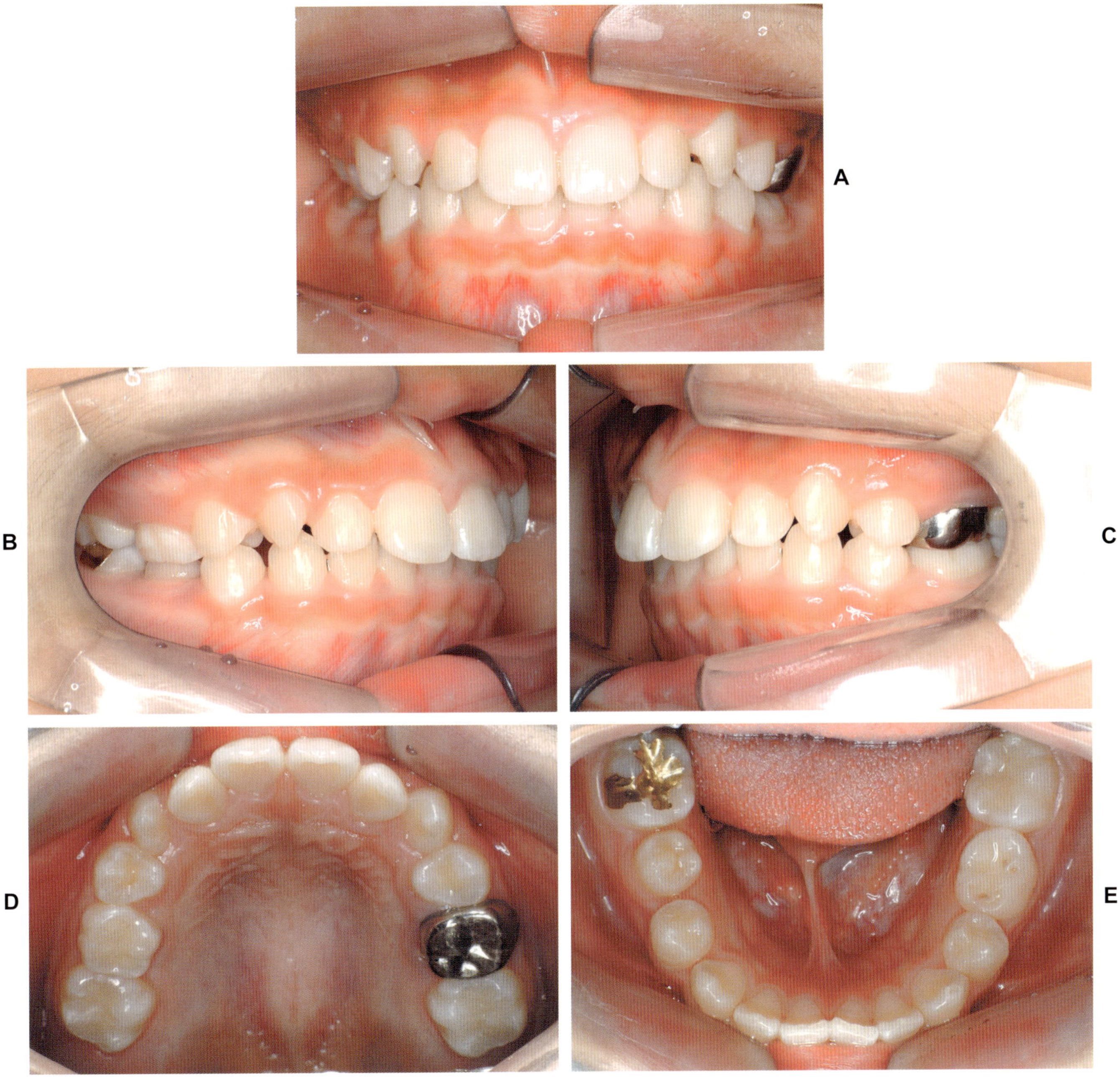

그림 10-13. A~E, 치료 전. II급 구치와 견치 관계를 보이며 수평피개교합과 수직피개교합이 큰 경우로 Twin Block을 사용하였다. *(계속)*

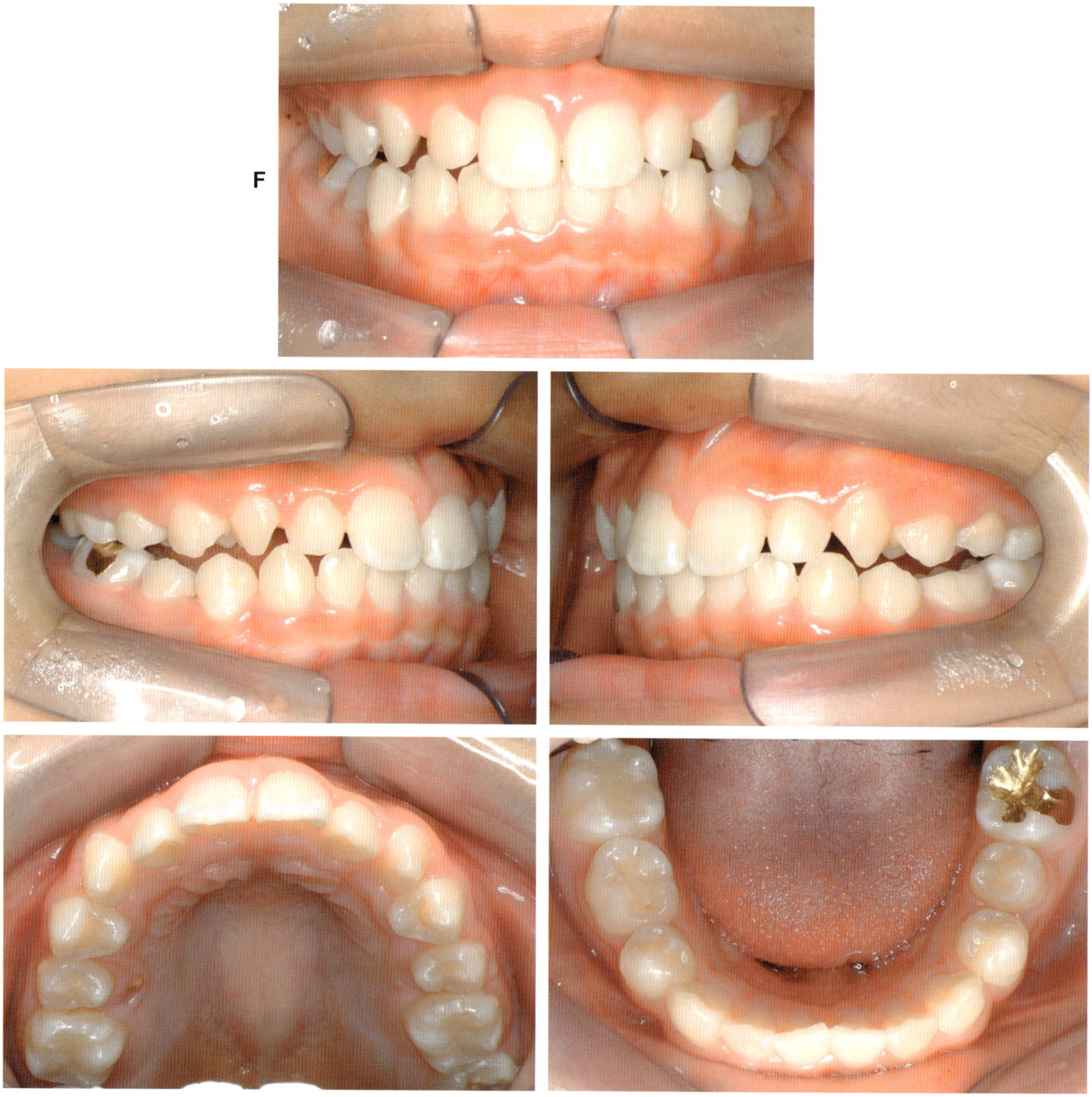

그림 10-13. *(계속)* **F~J,** 치료 후. Twin Block을 사용한 후 5개월만에 적절한 전치와 구치 관계를 얻을 수 있었다.

제 11 장

Activator

최신 가철식 교정치료학

Contemporary Removable Orthodontics

제11장 Activator

최초의 악기능장치이면서 대표적인 장치라 할 수 있다. Andresen에 의하여 고안되었고 Häupl에 의하여 이론적인 토대가 마련되었다. Activator는 Ⅱ급 1류, Ⅱ급 2류, Ⅲ급 및 개방교합의 증례에 사용되며, 수직피개 교합이 깊거나 하악골이 수평 성장 형태를 보이는 심하지 않은 Ⅱ급 1류 부정교합에서 효과적이다.

Class Ⅱ Activator

Activator는 Ⅲ급 부정교합 및 개방교합의 증례에서도 사용되지만 본래 Ⅱ급 부정교합의 치료를 목적으로 고안된 장치이다.

작용 원리

Activator는 본래 장치 내에서 치아를 이동시키는 힘을 발생시키는 active component를 포함하지 않으며 근육을 activate시켜 그 효과를 나타낸다. Activator의 작용은 크게 악골에 대한 작용과 치아 및 치조골에 대한 작용으로 나누어 볼 수 있다.

1. Activator는 본래 밤에만 사용하며 장치가 구강 내에서 유지력을 갖지 않고 헐렁한 상태로 사용하는 것이다. 따라서 환자는 수면 시, 특히 연하 시에 장치를 무의식적으로 적합시키려고 하며 이때 근육이 activate되어 이러한 근기능이 악골 구조의 변화에 영향을 미친다. 즉, 장치는 protractor와 elevator muscle을 activation시키는 동시에 retractor muscle을 이완시킨다. 이러한 변화는 좀 더 바람직한 근기능을 유발하고 근육은 새로운 기능적 자극에 적응하여 골 구조의 변화를 야기한다.
2. 하악골은 구성교합(construction bite)에 의하여 정해진 위치에서 원래의 위치로 돌아가려고 하게 된다. 이러한 작용으로 상악 치열은 후방으로, 하악 치열은 전방으로의 힘을 받게 되어 상악전돌의 개선 효과가 나타난다(그림 11-1).

장치의 구성

기본적인 형태는 상 · 하악의 Hawley type retainer가 교합면에서 붙어 있는 것이라고 볼 수 있다. Class Ⅱ activator는 상악의 labial bow와 resin plate로 이루어져 있다. 또 하악 절치의 순측경사를 막기 위하여 절치의 절단연 1/4을 덮는 incisal capping(그림 11-2)을 형성하거나 구치의 맹출을 허용하는 경우 유도면(Flutes & Facets)을 형성할 수 있으며 screw나 여러 형태의 spring 등이 추가된 많은 변형이 있다(그림 2-1 참조).

구성교합

장치를 통하여 근육의 activation을 얻기 위해 하악골

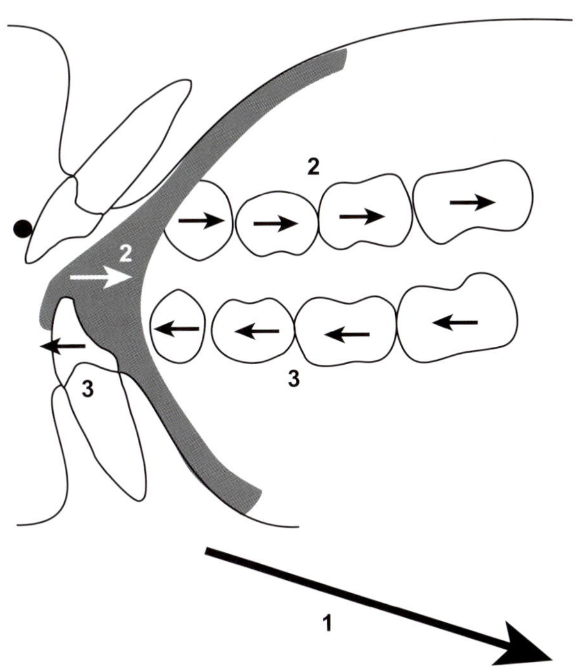

그림 11-1. Ⅱ급 부정교합에서 activator에 의한 dentoalveolar effect. 1. 장치에 의하여 하악이 전방 위치하고 있을 때의 sublingual muscle의 retractive force. 2. 1의 force에 의하여 장치가 상악 구치의 근심설측면을 압박한다. 3. 때때로 하악 절치의 순측 이동이 야기된다.

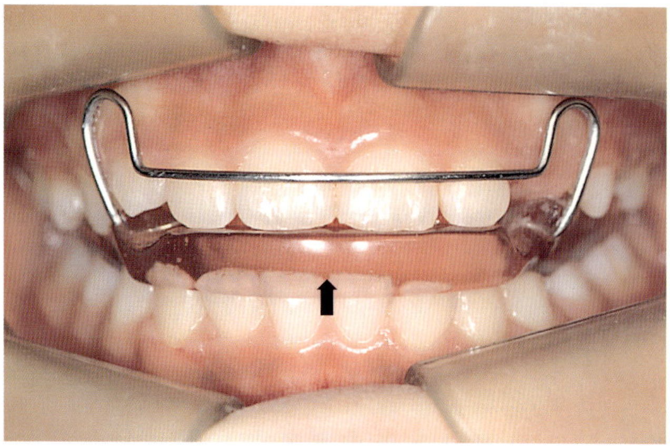

그림 11-2. 하악 절치의 맹출과 순측경사를 방지하기 위한 incisal capping.

을 시상적(sagittal), 수직적(vertical)으로 재위치시켜 채득한 bite record를 구성교합(construction bite or working bite)이라 한다. 장치에 의한 악정형력과 교정력은 구성교합에 의하여 좌우되므로 구성교합의 채득은 가장 중요한 과정이다.

최적의 악정형력을 얻기 위한 시상적, 수직적 변이량에 대한 의견은 매우 다양하며, 사용하는 장치의 종류, 증례, 악안면의 형태, 성장 양상, 원하는 치료 결과 및 악외 교정장치의 필요성 등에 따라 달라질 수 있다.

진단

구성교합의 채득에 앞서 다음 분석 과정이 필요하다.

1. 모형 분석: 제1대구치의 관계, 중심선의 편위, 악궁의 비대칭, curve of Spee, 총생을 평가한다.
2. 기능 분석(functional analysis): 생리적 안정위(physiologic rest position), sliding & forced bite, dysfunction, respiratory disturbance, TMJ disturbance를 평가한다.
3. 두부 방사선 계측 사진: 성장의 방향, jaw base의 위치와 크기, 절치의 위치와 경사도를 평가한다.

하악골의 시상적 변이량

절치의 관계가 end to end가 되도록 악골을 전방 이동시키는 것이 일반적이다. 그러나 다음과 같은 경우에는 그 양을 조절한다.

1. 큰 수평피개교합으로 인하여 전방 이동량이 7~8mm 혹은 대구치 근원심 폭경의 3/4을 초과하는 경우에는 한 번에 많은 양의 전방 이동보다는 치료의 진전에 따라 2~3회로 나누어 시행하는 것이 바람직하다. 전방 이동량이 크면 환자가 불편하고 협조를 얻기 어려워 치료 효과가 감소하며 악골의 성장의 촉진 효과보다 치아의 이동 가능성이 커진다.
2. 상악 절치가 심하게 순측경사된 경우 다른 장치로 먼저 설측 경사시킨 후 악기능장치를 사용하는 것이 바람직하다.
3. 1~2개의 상악 절치가 설측으로 경사된 경우, 설측 경사된 절치를 기준으로 하거나 다른 장치를 이용하여 순측경사시킨 후 악기능장치를 사용한다.

성장과 성장 방향이 양호한 대부분의 증례에서의 시상적 변이량은 4~6mm 정도(Ⅱ급 구치관계를 I급 구치 관계로 변화시키는 데 필요한 양)가 일반적이며 하악골의 최대 전방 이동량의 1/2을 추천하기도 한다.

하악골의 수직적 변이량

구성교합을 악골의 생리적 안정위를 벗어나게 혹은 그 범위 내에서 채득해야 하는 것에 대해서는 많은 이견이 있으나, 근육의 activation과 조직의 strain을 유도하기 위하여 시상 방향이나 수직 방향 중 하나는 생리적 안정위를 벗어나게 하는 것이 일반적이다. 그러나 생리적 안정위를 크게 벗어나는 것은 바람직하지 않으며 그 양은 장치의 설계나 목적에 따라 달라진다. 구치의 맹출을 억제하여야 하는 경우라면 연조직을 신장(stretching)시키기 위하여 생리적 안정위를 2~3mm 넘도록 하여 구치부에서 5~6mm 정도 이개시킨다. 보통 전방 이동량이 7~8mm 정도로 크면 개구량은 최소로 하고 개구량이 크다면 전방 이동량은 작게 한다.

구성교합 채득의 일반적 원칙

1. 전방 이동량이 7~8mm라면 구치부의 개구량은 2~4mm로 한다.
2. 전방 이동량이 5~6mm를 넘지 않는다면 개구량은 4~6mm로 한다.
3. 정중선의 불일치가 골격적 문제라면 정중선을 일치시켜 구성교합을 채득하고 치아의 변이로 인한 문제라면 구성교합 채득 시 정중선을 일치시키지 않는다.

증례에 따른 구성교합의 채득

● *하악골의 전방 이동량은 많고 개구량은 적게, 즉 end to end bite을 이루며 생리적 안정위 내에서 구성교합을 채득하는 경우.*

1. 수평피개교합이 큰 Ⅱ급 1류 부정교합
2. 성장결핍(growth deficiency)이나 functional disturbance에 의한 하악골의 후방 위치
3. 성장 방향이 수평적인 경우
4. 상악 절치의 순측경사, 하악 절치 설측 경사의 경우

● *하악골의 전방 이동량이 적고 개구량이 많도록, 즉 2~3mm 전방 위치되고 생리적 안정위를 벗어나도록 구성교합을 채득하는 경우.*

1. 수직 성장 양상을 보이는 Ⅱ급 1류 부정교합

● *하악골의 전방 이동 없이 수직 변이만 시켜 구성교합을 채득하는 경우.*

1. 깊은 수직피개교합의 경우 수직적으로 생리적 안정위를 넘도록 구성교합을 채득한 후 구치의 맹출이 가능하도록 장치를 제작한다.
2. 개방교합의 경우, 중등도의 수직적 변이량을 갖도록 구성교합을 채득한 뒤 구치부가 맹출되지 않도록 activator에 bite block을 포함시킨다.
3. Screw 등을 이용한 악궁의 측방 확장이 필요한 총생의 경우 적은 수직적 변이량을 가지는 구성교합을 채득한다.

● *Ⅲ급 부정교합.*

하악골을 최대한 후방 위치시킨다. 기능성 Ⅲ급 부정교합의 경우 후방 이동이 용이하나, 골격 부조화가 심한 환자는 절단교합(edge to edge bite)을 얻기 어렵다. 절단교합을 얻기가 불가능하다면 activator를 이용한 치료는 불가능하다. 수직적으로도 절단교합 관계가 얻어질 때까지 변위시킨다. 즉, 기능성 Ⅲ급 부정교합에서는 수직 변이량이 최소가 되며 골격 부조화가 있는 환자에서는 하악골이 opening되면서 후방 위치하게 되므로 수직 변이량이 많아지게 된다.

구성교합의 채득

1. Horse shoe 형태의 wax를 연화하여 준비한다. 두께는 구성교합보다 2~3mm 두껍게 하며 구성교합 채득 시 retromolar pad 부위가 wax와 접촉되지 않도록 한다. 연조직과 접촉되면 폐구 시 악골의 위치가 변화된다.
2. 환자를 uprighting시키고 relaxed position이 되면 악골을 미리 정해진 위치로 유도한다. 이후 환자가 스스로 악골을 위치할 수 있도록 3~4회 연습한다. 이때 술자가 하악을 강제로 위치시켜서는 안된다.
3. 충분한 연습이 이루어지면 구성교합을 채득한다. 이때 중심선이 드러나도록 절치부의 여분의 wax는 제거하여 중심선과 vertical opening양을 조절한다.
4. 구강 내에서 주의 깊게 제거하여 모형상에서 검사하고 냉각시킨 후 다시 한 번 구강 내에서 검사한다.

장치 제작 (그림 11-3~11-10)

1. 인상채득
2. 모형의 완성: 파절을 막기 위하여 경석고를 사용한다.
3. 구성교합의 채득
4. 교합기(verticulator, fixator)에 mounting 한다.
5. Labial bow를 wiring을 하고 모형에 고정한다. Labial bow는 0.9mm wire를 사용하며 교합면을

가로지르는 부분이 interocclusal space의 중간을 지나게 한다. Class Ⅱ activator에서는 상악, class Ⅲ activator에서는 하악에 위치시키나 경우에 따라 상 · 하악 모두에 사용될 수 있다.

6. 분리제를 바른다.
7. Pouring 시 resin이 흘러내리지 않도록 순측과 협측을 wax로 감싼다.
8. Resin을 pouring 한다.
9. Curing 후 trimming과 polishing을 시행한다.

임상 응용

1. 완성 후 모형과 구강 내에서 장치의 적합 여부를 확인하고 첫 번째 단계의 trimming(trimming for dentoalveolar effect 참조)을 실시한다.
2. 환자 스스로 장치의 장착과 철거가 가능하도록 연습시킨다.
3. 장착 시간은 최종적으로 하루에 16~18시간 정도가 바람직하나 환자의 적응을 돕기 위하여 처음 1주일 동안 장착 시간을 점차 늘려나간다.
4. 약 2주 후에 2차 trimming(trimming for dentoalveolar effect 참조)을 시행한다.
5. 약 6~8개월 후 측모 두부 방사선사진을 촬영, 중첩하여 치료 효과를 평가한다. 치료 효과가 뚜렷하면 새로운 구성교합을 채득하여 장치를 재제작한다. 하지만 효과가 없었다면 장치의 설계가 잘못되었거나 협조가 부족한 것이므로 새로운 치료 계획이 필요하다.

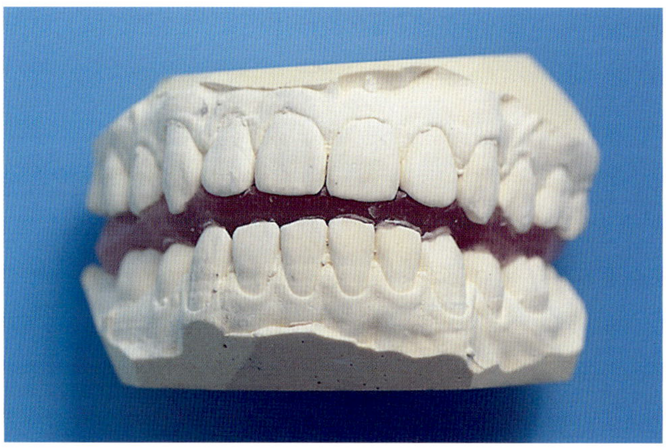

그림 11-3. Class Ⅲ activator 제작을 위한 모형과 구성교합.

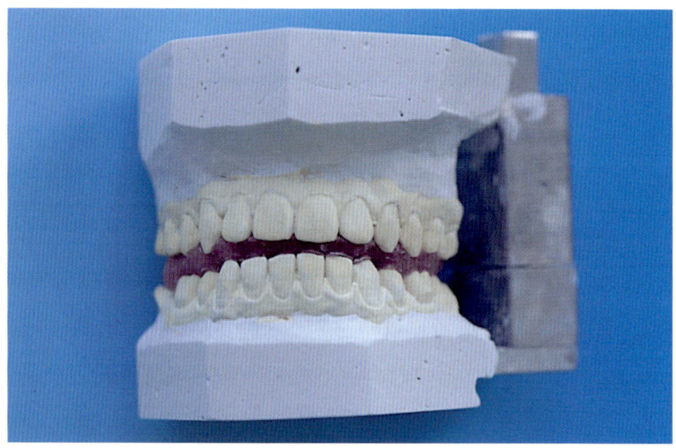

그림 11-4. Verticulator에 mounting 하였다.

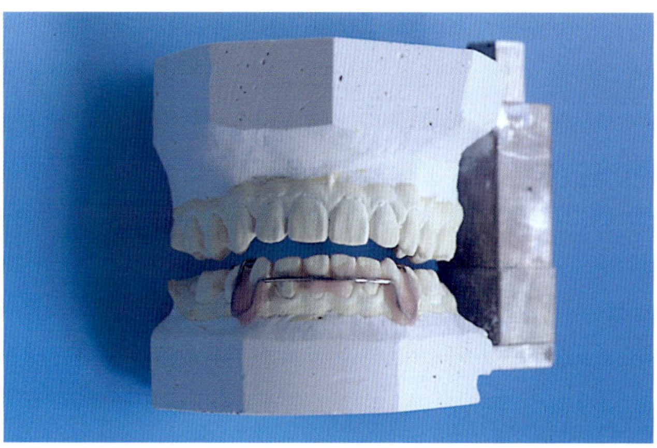

그림 11-5. 하악에 labial bow를 제작하고 고정하였다.

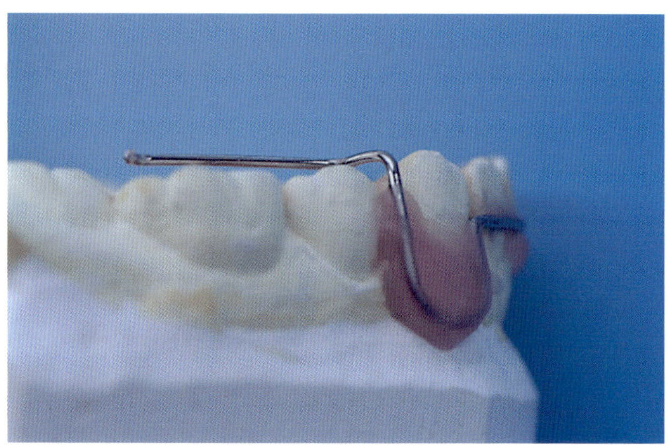

그림 11-6. 보통의 active plate와는 달리 labial bow가 interocclusal gap의 중간을 지나도록 제작하여야 한다.

Trimming for dentoalveolar effect

Activator는 골격적 효과뿐만 아니라 적절한 dentoalveolar effect를 얻기 위하여 trimming되어야 한다. Activator가 치면과 밀착하고 있으면 상 · 하악골을 묶어 주는(splinting) 역할을 하여 dentoalveolar effect를 얻기가 힘들다. 따라서 trimming을 통하여 장치를 느슨하게 적합시켜 근육의 acvtivation을 유도하고 치아의 이동과 맹출을 유도할 수 있다. Trimming 시작 전에 구강 내에서 장치의 적합 여부를 확인한 후 trimming을 시행한다.

Trimming은 2단계로 나누어 실시한다. 처음 내원 시에는 교합면, 절단면, interdental septum만을 trimming 한다. 장치가 꽉 맞으면 환자가 적응하기 어렵고 개구반사가 일어나며, 너무 느슨한 장치는 환자가 적응하기 어려우므로 장치에 익숙해질 때까지 교합면, 절단면, interdental septum만을 trimming 한다. 2~3주 후에 완전히 trimming을 시행한다. 장치에 trimming을 하지 않아야 할 부위를 표시한 후 먼저 모형에서 실시하고 미세한 부위는 구강 내에서 조정한다.

절치의 압하를 위한 trimming

힘이 절단연에만 가해지도록 trimming 한다. 절단연 이외의 부위는 치아나 치조골과 접촉하지 않는다. 치조골 내로 절대적 압하는 힘들며 더 이상의 맹출을 막는 역할을 한다(그림 11-11).

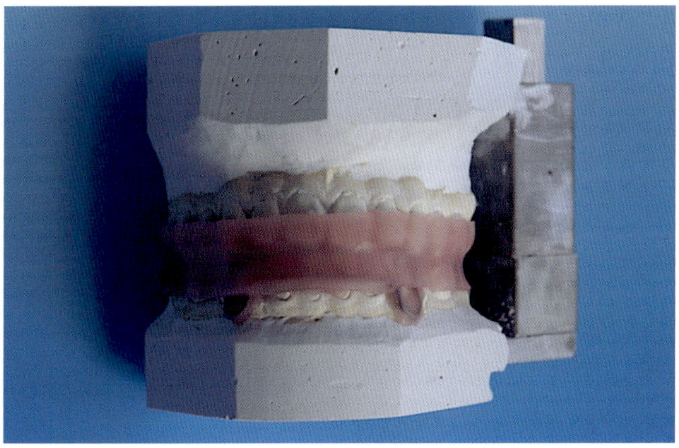

그림 11-7. Resin pouring 시 resin이 흘러내리지 않도록 wax로 boxing 한다.

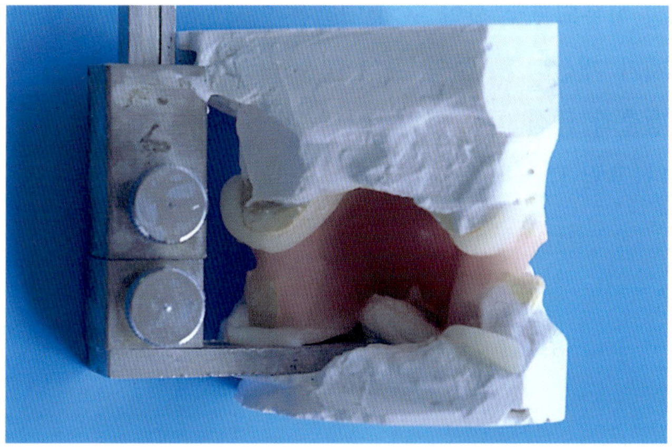

그림 11-8. Resin pouring이 완료된 모습.

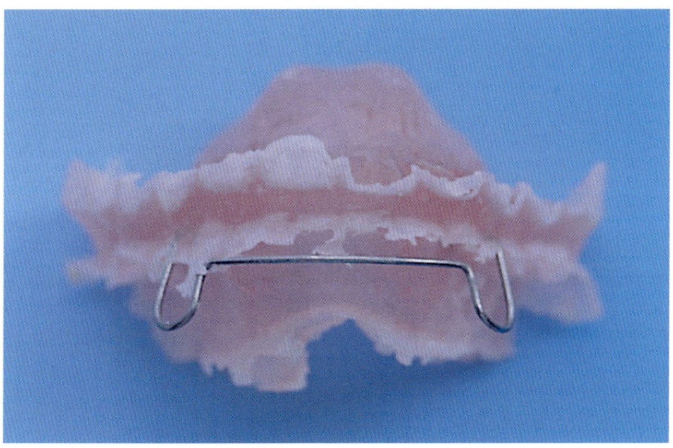

그림 11-9. 경화된 상태의 activator.

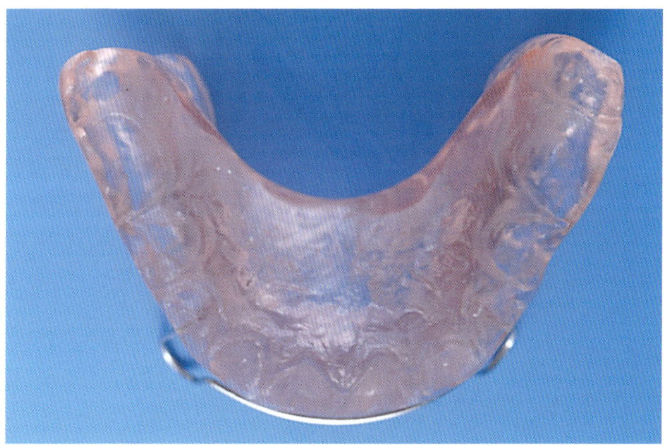

그림 11-10. Trimming과 polishing을 시행하여 완성된 activator.

구치의 압하를 위한 trimming

교두에 힘이 가해지도록 trimming 한다. 교두 이외에는 치아나 치조골에 접촉하지 않는다. 구치의 맹출 억제가 필요한 개방교합에 응용된다(그림 11-12).

절치의 맹출을 위한 trimming

Labial bow와 acrylic portion이 최대 풍융부 상방에 접촉하여 맹출이 방해받지 않도록 한다. 개방교합에 응용된다(그림 11-13).

구치의 맹출을 위한 trimming

Acrylic portion이 최대 풍융부 상방에 접촉하며 과개교합 증례에 응용된다(그림 11-14, 11-15). 하악 구치는 상방으로 맹출하고, 상악 구치는 맹출과 동시에 근심 이동되므로 상악 구치 맹출을 억제하면 Ⅱ급 구치 관계가 개선되고, 하악 구치 맹출을 억제하고, 상악 구치 맹출과 근심 이동을 허용하면 Ⅲ급 구치 관계가 개선된다(그림 11-16).

절치의 순측경사

Labial bow를 순면과 접촉시키지 않으며 설면은 loading(acrylic과 접촉)하고 interdental 부위만을 삭제한다(그림 11-17, 11-18). 이외에 보조 장치가 사용될 수 있다.

1. Protrusion spring(그림 11-19).
2. Wooden peg: 작은 wooden peg을 장치에 삽입한다(그림 11-20).
3. Gutta percha: 장치에 undercut을 형성한 후 gutta percha를 삽입한다.

전치의 설측 경사

전치의 설면과 치조골 부위를 trimming 한다. 순면과 labial bow를 접촉시키거나 labial bow를 spring처럼 activation하지는 않는다. 치아의 설측 이동은 하악골의 운동으로 인한 간헐적 힘에 의하여 이루어진다(그림 11-21).

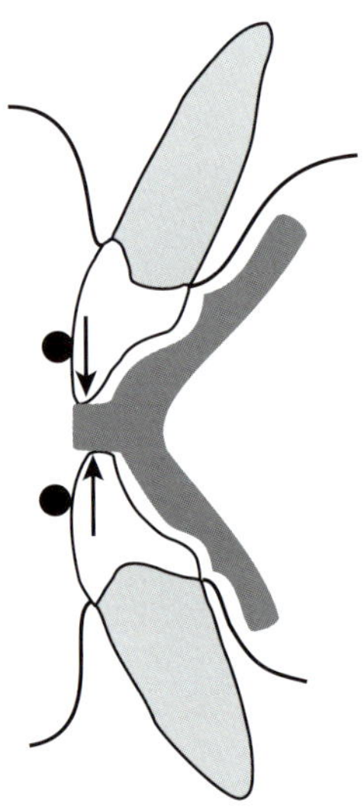

그림 11-11. Acrylic capping을 통하여 incisor를 압하시킨다.

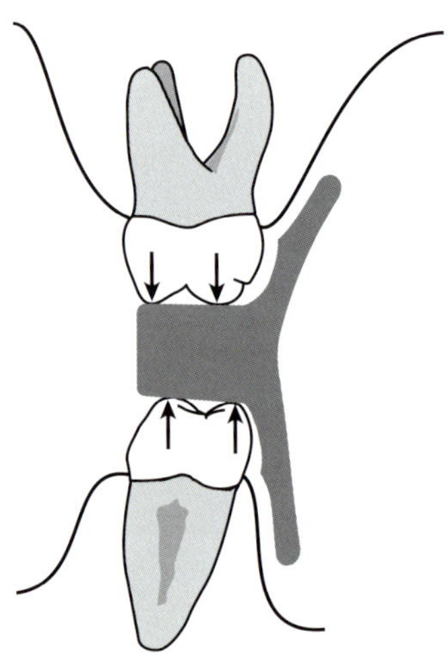

그림 11-12. 구치를 압하시키기 위하여 교두와 acrylic이 접촉하도록 한다.

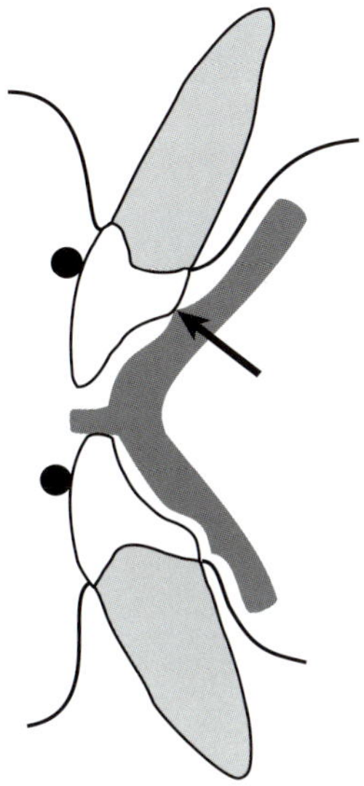

그림 11-13. 최대 풍융부 하방에 labial bow를 위치시킴으로써 절치를 맹출시킨다.

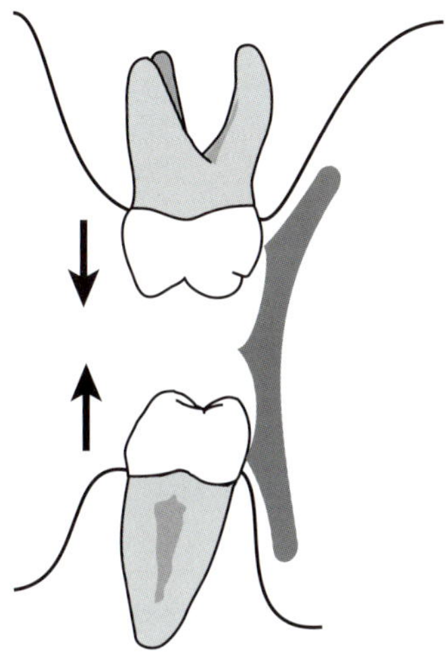

그림 11-14. 구치의 맹출을 위한 guiding plane.

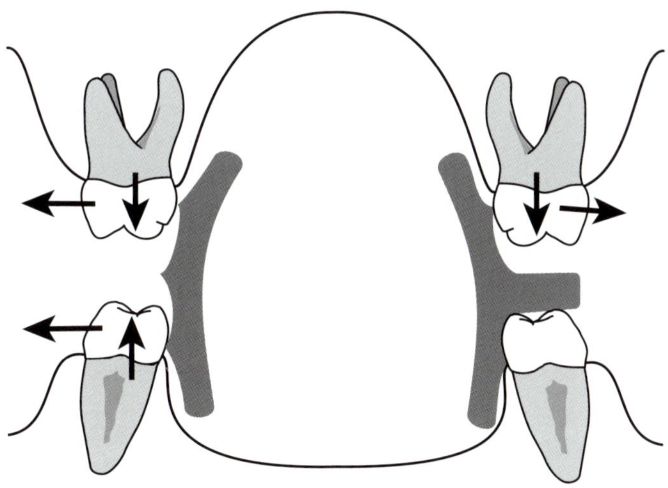

그림 11-15. 필요에 따라 선택적인 삭제로 구치의 맹출을 유도할 수 있다. 좌측은 상·하악 구치가 비슷하게 맹출할 것이며, 우측의 경우는 상악 구치만이 맹출될 것이다.

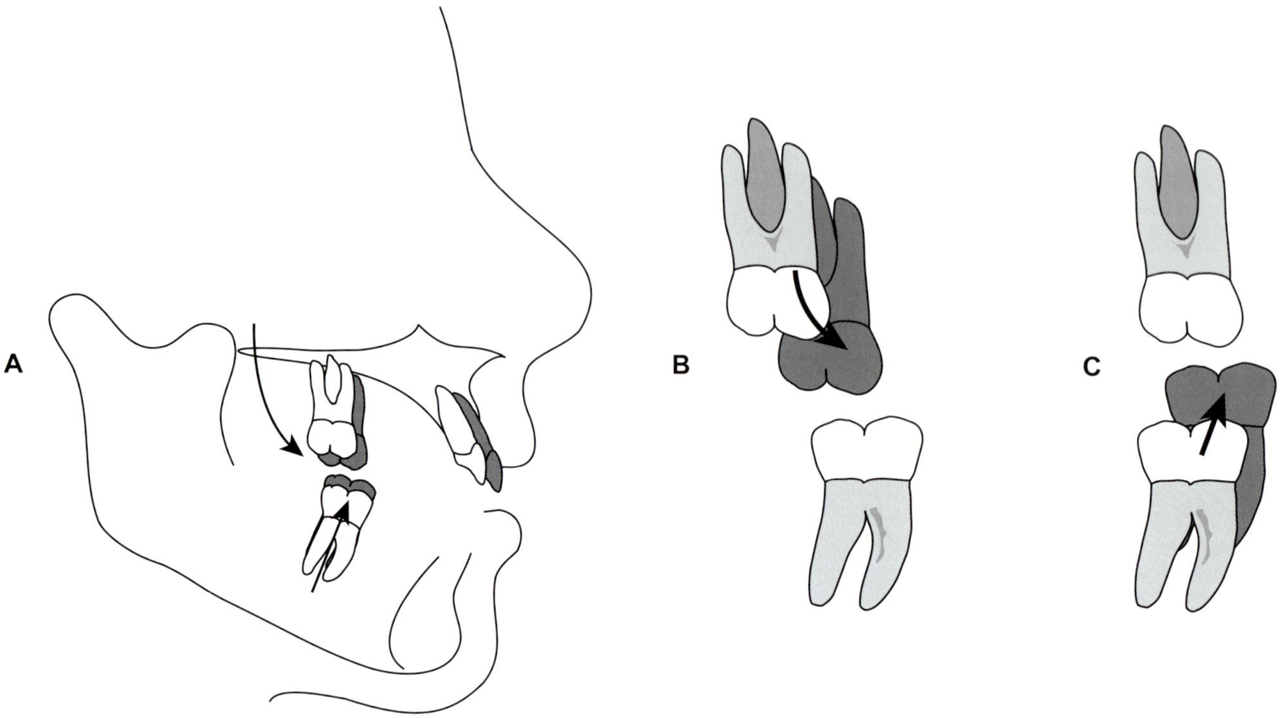

그림 11-16. Selective trimming 시 구치의 맹출 경로를 고려해야 한다. 상악 구치는 맹출 시 근심 이동이 동시에 일어나며 하악 구치는 수직적으로 맹출한다(A). 따라서 하악 구치의 맹출을 억제하고 상악 구치의 맹출을 허용하면(B) Ⅲ급 구치 관계가 개선되며, 반대로 하악 구치의 맹출을 허용하면(C) Ⅱ급 구치 관계의 개선을 얻을 수 있다.

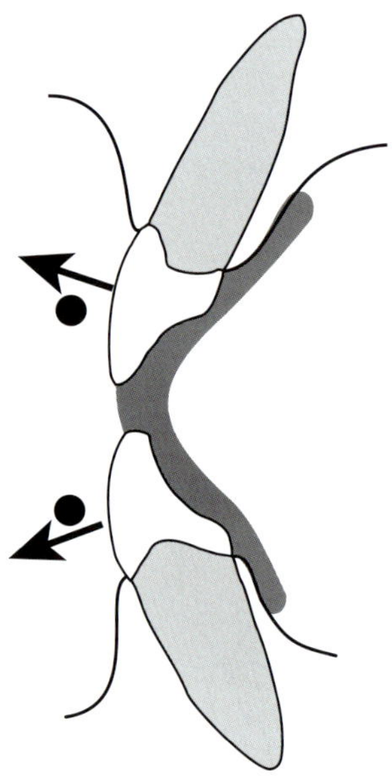

그림 11-17. 모든 설면에 loading 함으로써 약한 힘으로 절치의 경사 이동을 최소화하면서 protrusion시킬 수 있다.

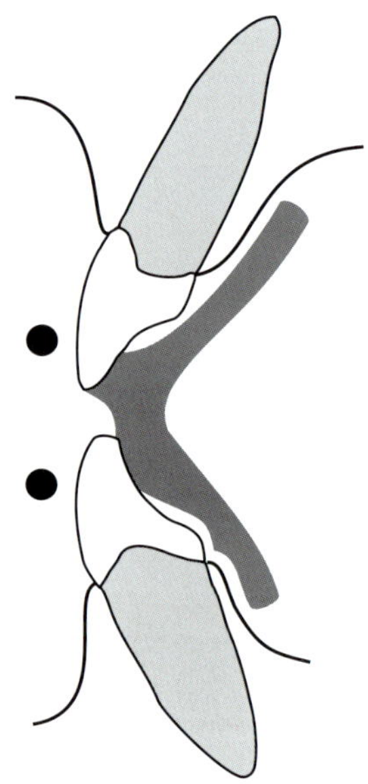

그림 11-18. 절치의 절단 쪽 1/3에 loading 함으로써 절치를 경사 이동시킨다.

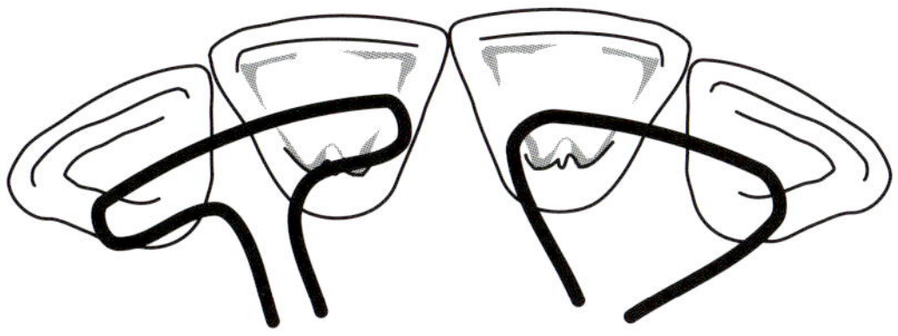

그림 11-19. 절치의 순측경사를 위한 protrusion spring.

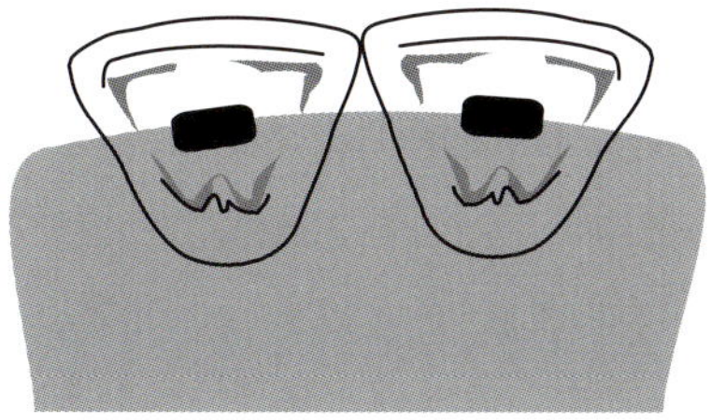

그림 11-20. Wooden peg을 이용하여 절치를 순측경사시킬 수 있다.

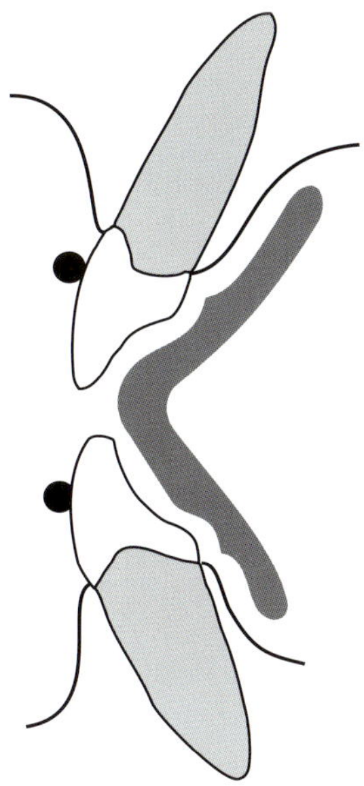

그림 11-21. 전치의 설측 경사를 위한 trimming.

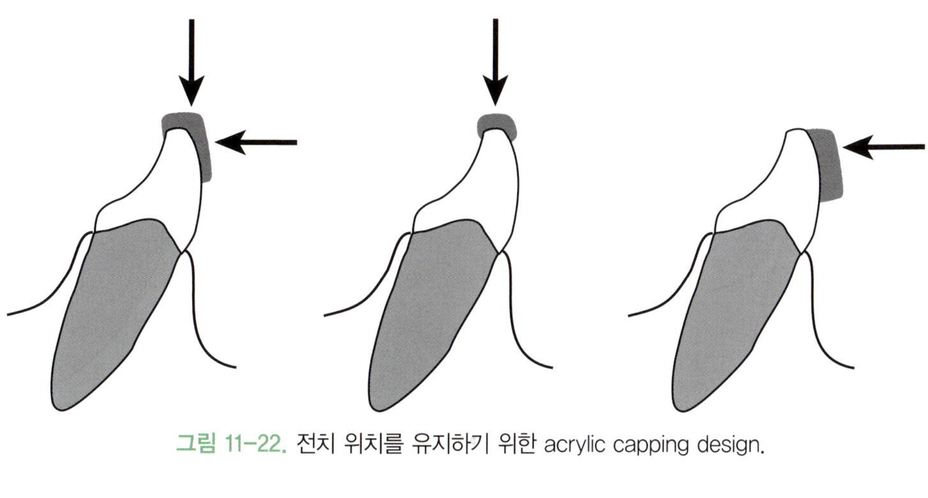

그림 11-22. 전치 위치를 유지하기 위한 acrylic capping design.

하악 전치에 대한 고려

Ⅱ급 부정교합에서 activator를 사용하면 보통 하악 전치가 순측경사된다. 이러한 효과는 전치가 설측 경사되어 있던 경우라면 바람직하나 이미 순측경사가 있던 경우에서는 바람직하지 못하다. 따라서 목표로 하는 하악 전치부의 치축과 위치에 따라 activator 설계와 trimming이 달라지게 된다.

1. 전치의 위치를 유지하려면 acrylic cap(또는 groove)을 design한 후(그림 11-22) interdental space의 acrylic만을 제거하고 labial bow는 치아와 접촉하게 한다(그림 11-23).
2. 순측경사가 필요한 경우 acrylic과 치아는 접촉하게 하고 labial bow는 접촉되지 않게 한다. 수직피개교합이 깊은 경우에는 절단연과 acrylic이 접촉되게 하고(그림 11-24, 11-25) 개방교합의 경우에는 접촉되지 않게 한다(그림 11-26, 11-27).
3. 하악 전치의 직립이 필요한 경우, 하악골운동 시 하악 전치 설면과 acrylic이 접촉되지 않도록 하고 labial bow는 순면과 접촉하도록 한다. 그러나 순측도 acrylic과 접촉되게 할 수 있다(그림 11-28).

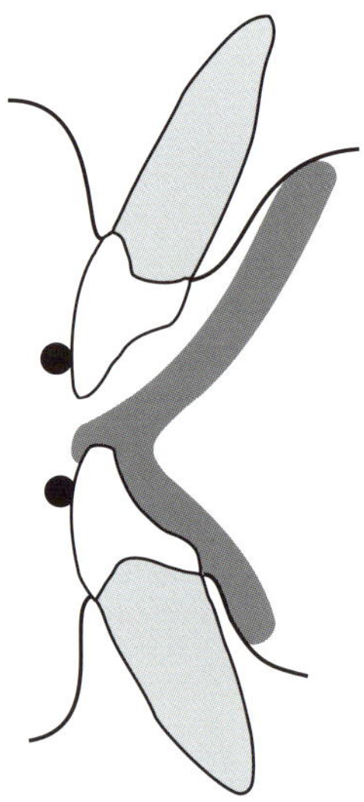

그림 11-23. 하악 전치를 유지하기 위한 acrylic capping과 labial bow.

구치의 협설, 근원심 이동을 위한 trimming

1. 횡적 확대를 위한 trimming: 설면과 접촉되도록 하며 맹출의 허용 여부에 따라 복합적으로 trimming이 이루어져야 한다(그림 11-29)
2. 원심 이동을 위한 trimming: 치아의 근심설측면과 장치가 접촉되도록 trimming 한다(그림 11-30).
3. 근심 이동을 위한 trimming: 치아의 원심설측면과 장치가 접촉되도록 trimming 한다(그림 11-31).

Ⅱ급 부정교합에서의 trimming (그림 11-32)

Ⅲ급 부정교합에서의 trimming (그림 11-33)

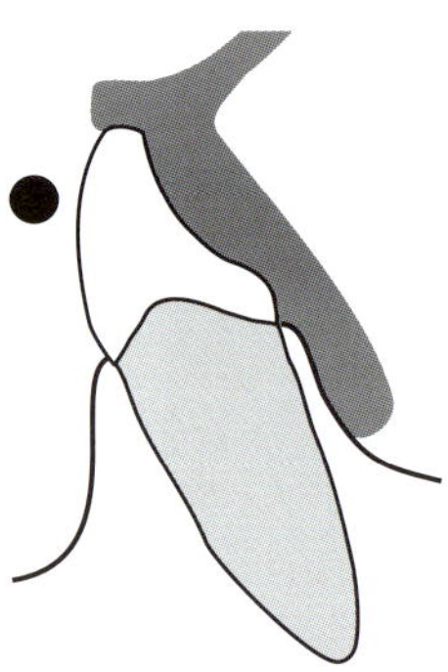

그림 11-24. 과개교합의 경우 하악 절치를 protrusion시키기 위한 design.

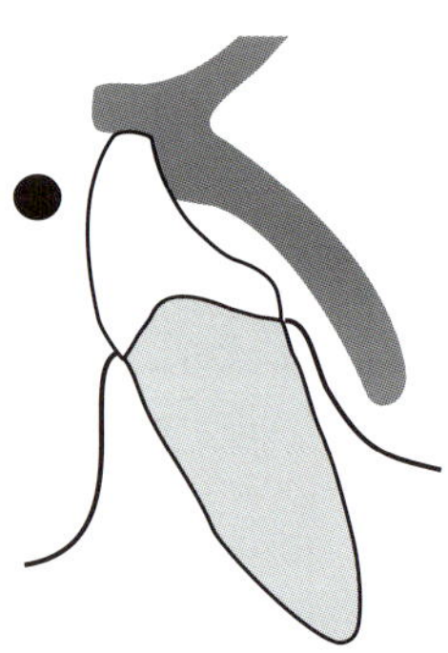

그림 11-25. 과개교합의 경우 하악 절치를 tipping시키기 위한 design.

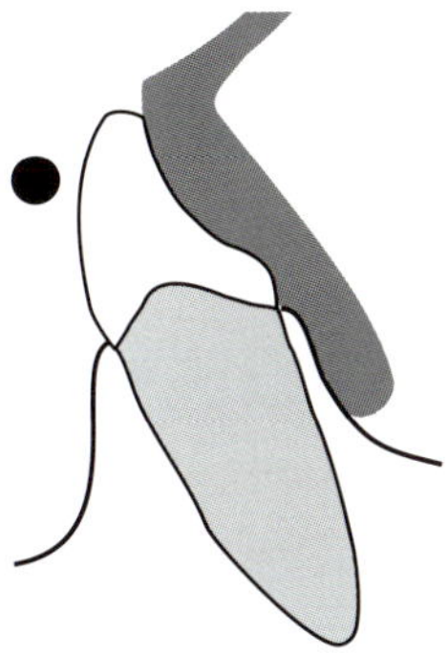

그림 11-26. 개방교합의 경우 하악 절치를 protrusion시키기 위한 design.

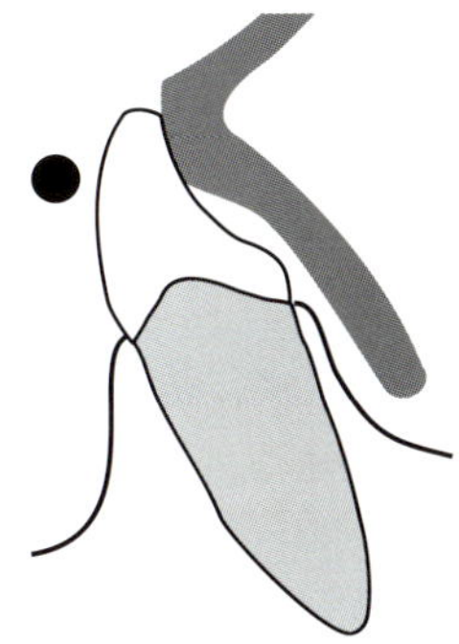

그림 11-27. 개방교합의 경우 하악 절치를 tipping시키기 위한 design.

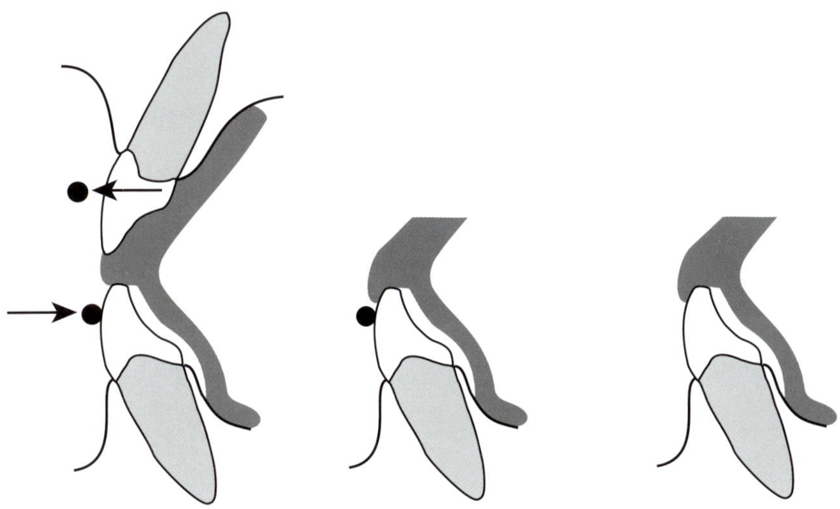

그림 11-28. 하악 전치의 직립을 위한 design.

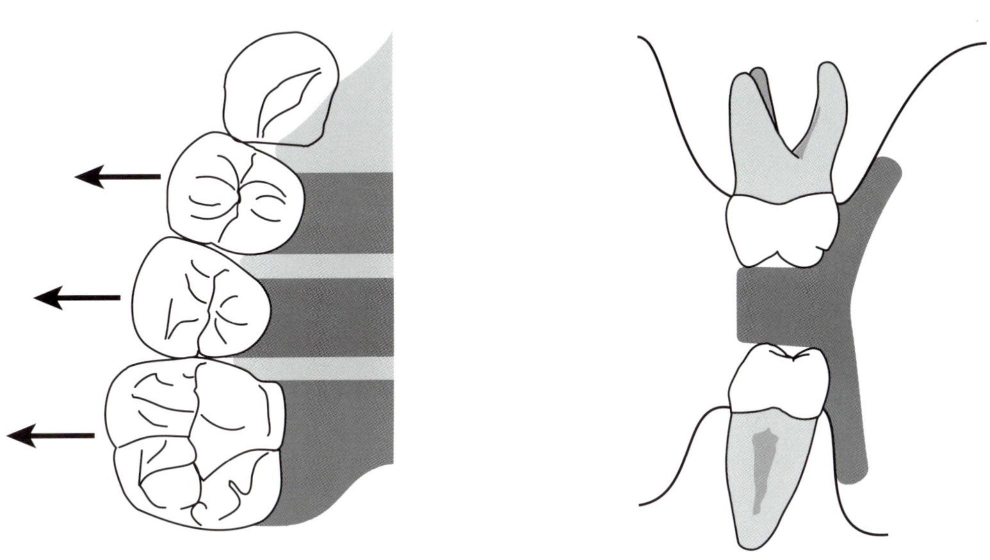

그림 11-29. 악궁의 측방 확대를 위한 trimming. 설면과 acrylic이 접촉하고 있으며, 맹출을 허용하지 않기 위하여 교두만 접촉하도록 trimming 하였다.

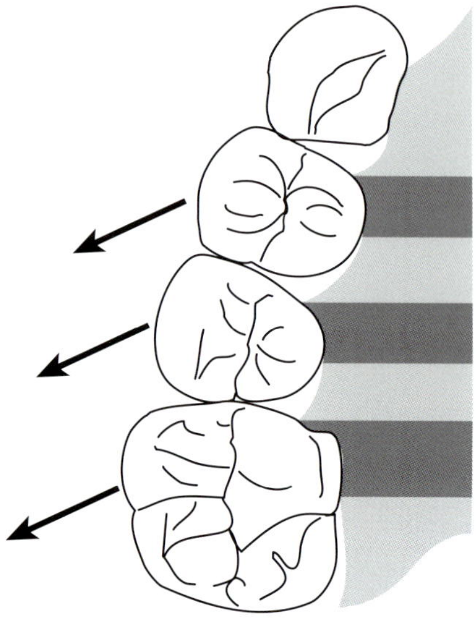

그림 11-30. 구치의 원심 이동을 위한 trimming.

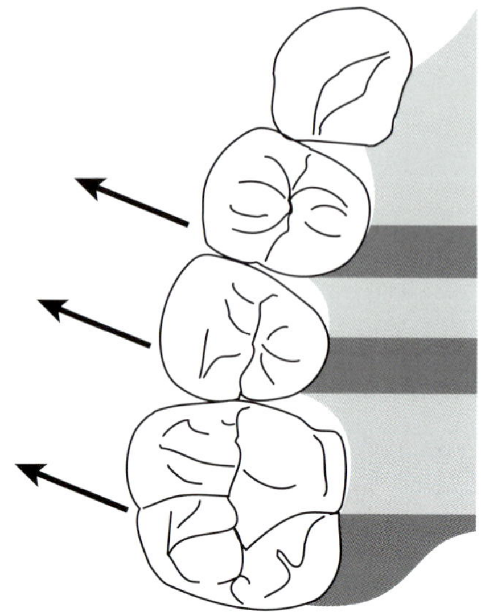

그림 11-31. 구치의 근심 이동을 위한 trimming.

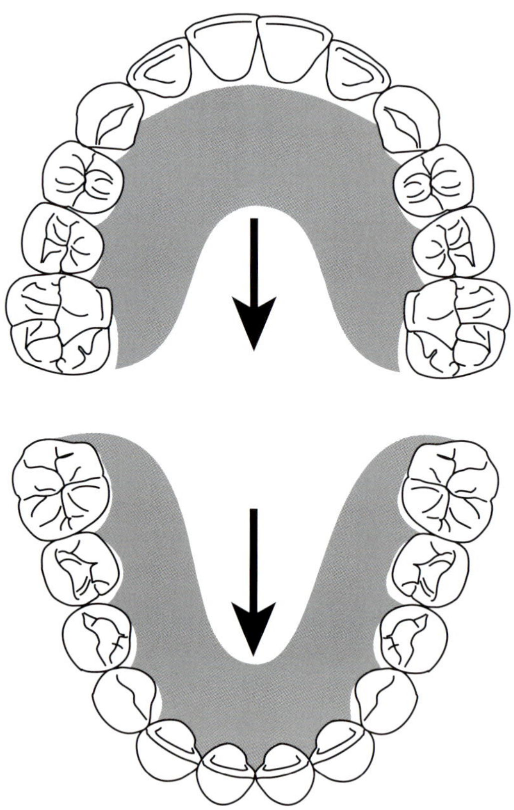

그림 11-32. II급 부정교합에서 상악 치아는 원심, 하악 치아는 근심으로 이동시키는 trimming을 보여 주고 있다.

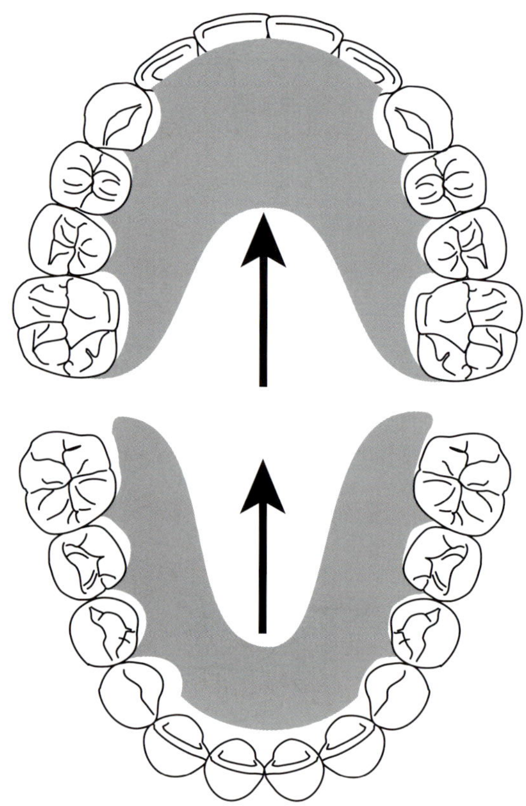

그림 11-33. III급 부정교합에서 상악 치아는 근심, 하악 치아는 원심으로 이동시키는 trimming을 보여 주고 있다.

Class Ⅲ Activator (그림 11-34, 11-35)

Class Ⅲ activator는 절대적인 하악골의 성장 억제보다는 상악 구치의 전하방 맹출을 촉진하고 하악 구치의 맹출을 억제하여 악골의 후하방 성장을 유도, Ⅲ급 부정교합의 개선을 도모한다. 따라서 class Ⅲ activator는 하안면 고경이 정상 혹은 짧은 경우에 효과적이며 치조성 Ⅲ급 부정교합이나 pseudo class Ⅲ, 골격적 부조화가 심하지 않은 성장기의 환자가 그 적응증이 될 수 있다.

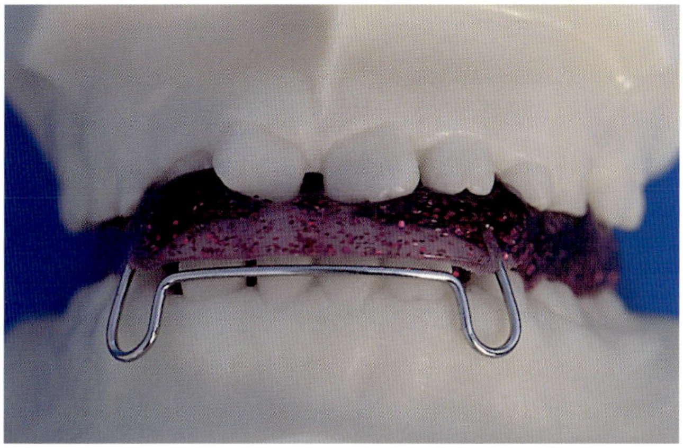

그림 11-34. Class Ⅲ activator의 정면. Incisal capping이 형성되어 있다.

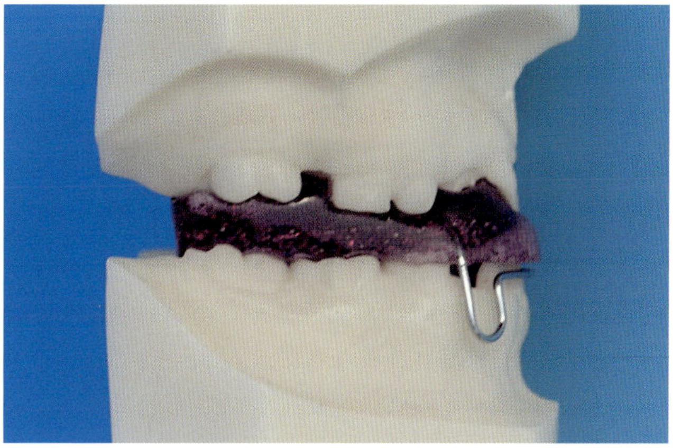

그림 11-35. Class Ⅲ activator의 측면.

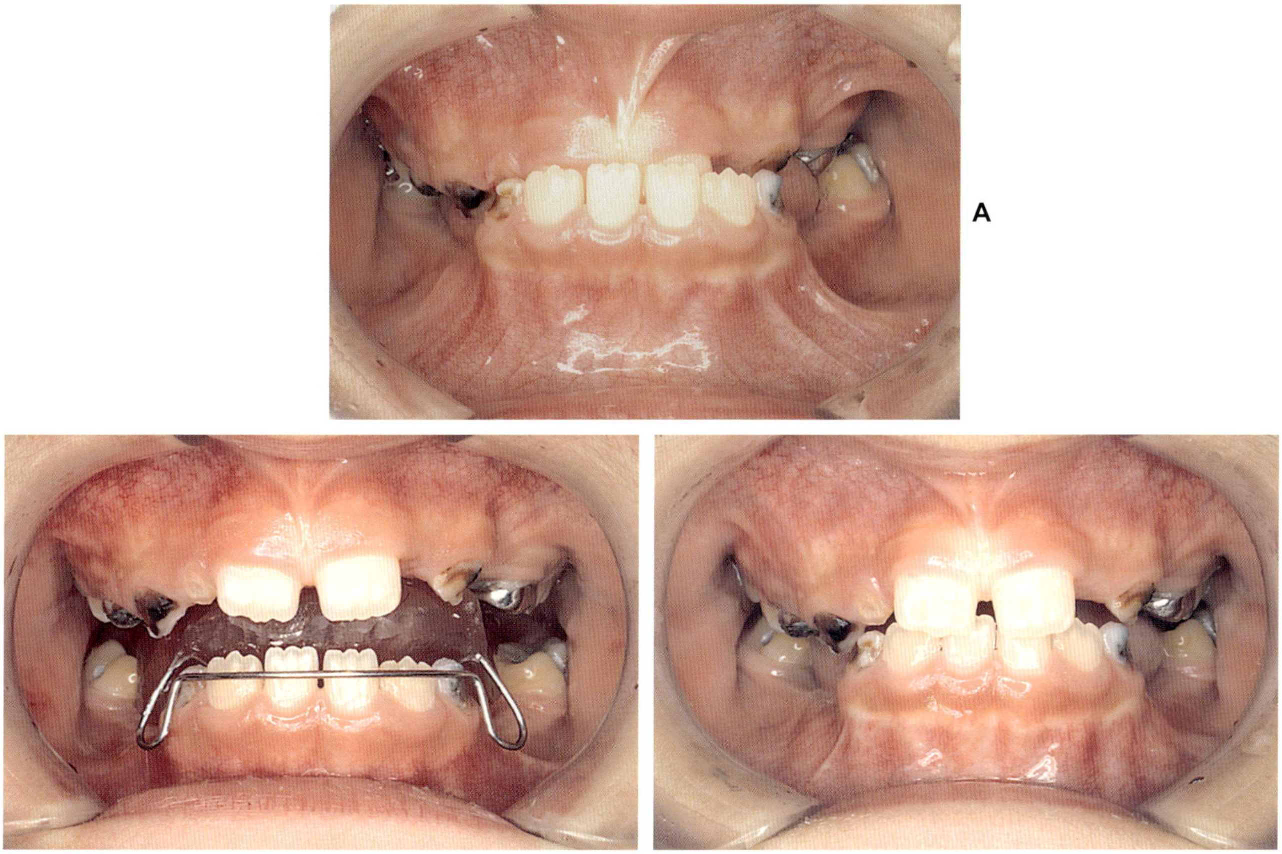

A

B

C

그림 11-36. A~C, Class Ⅲ activator를 사용하여 반대교합을 개선하였다.

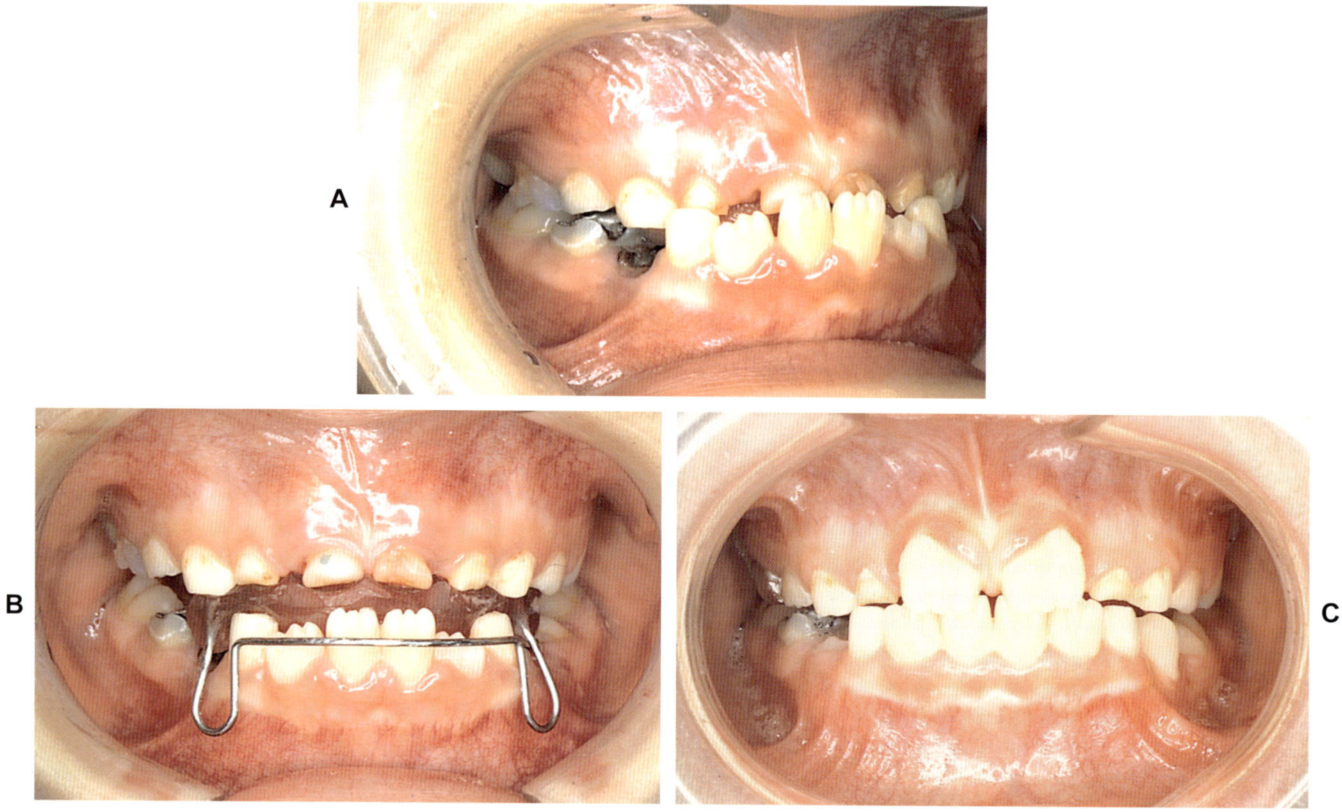

그림 11-37. A~C, Class Ⅲ activator를 사용하여 반대교합을 개선하였다.

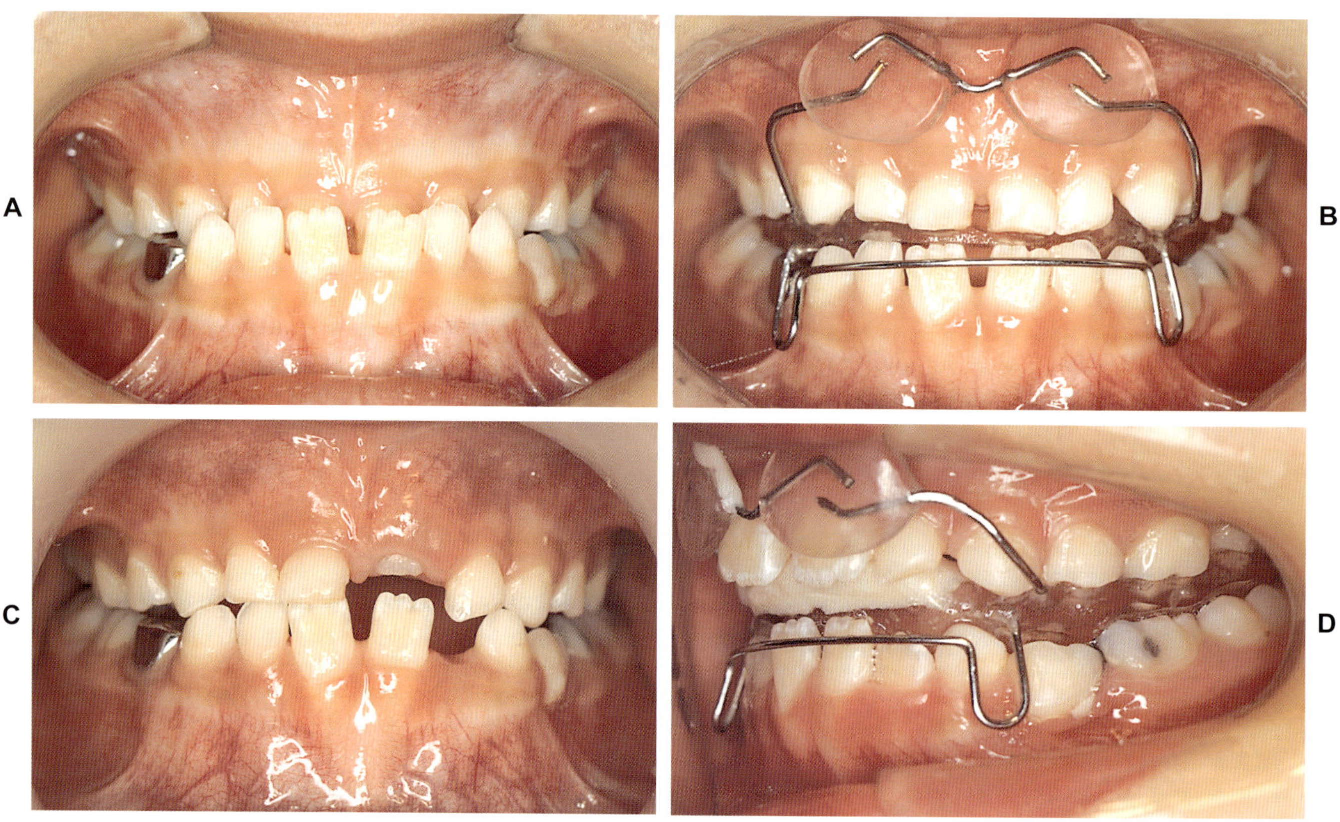

그림 11-38. A, 전치부 반대교합을 보이는 Ⅲ급 부정교합 환자. B, 상악의 성장을 촉진하고자 class Ⅲ activator에 lip pad (Functional regulator 참조)를 설계하였다. C, 치료 4개월 후 반대교합이 개선되었다. D, 영구절치의 맹출 후 절치를 순측경사시키기 위하여 resin을 adding 하였다(그림 11-17, 11-18 참조). *(계속)*

E F

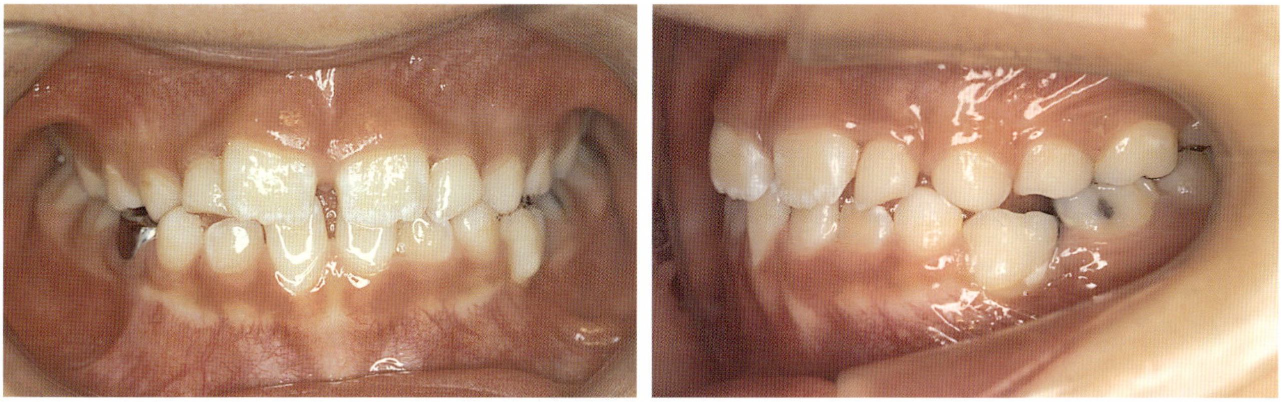

그림 11-38. *(계속)* E, F, 치료 시작 8개월 후 반대교합이 완전히 개선되었다.

A B C D E

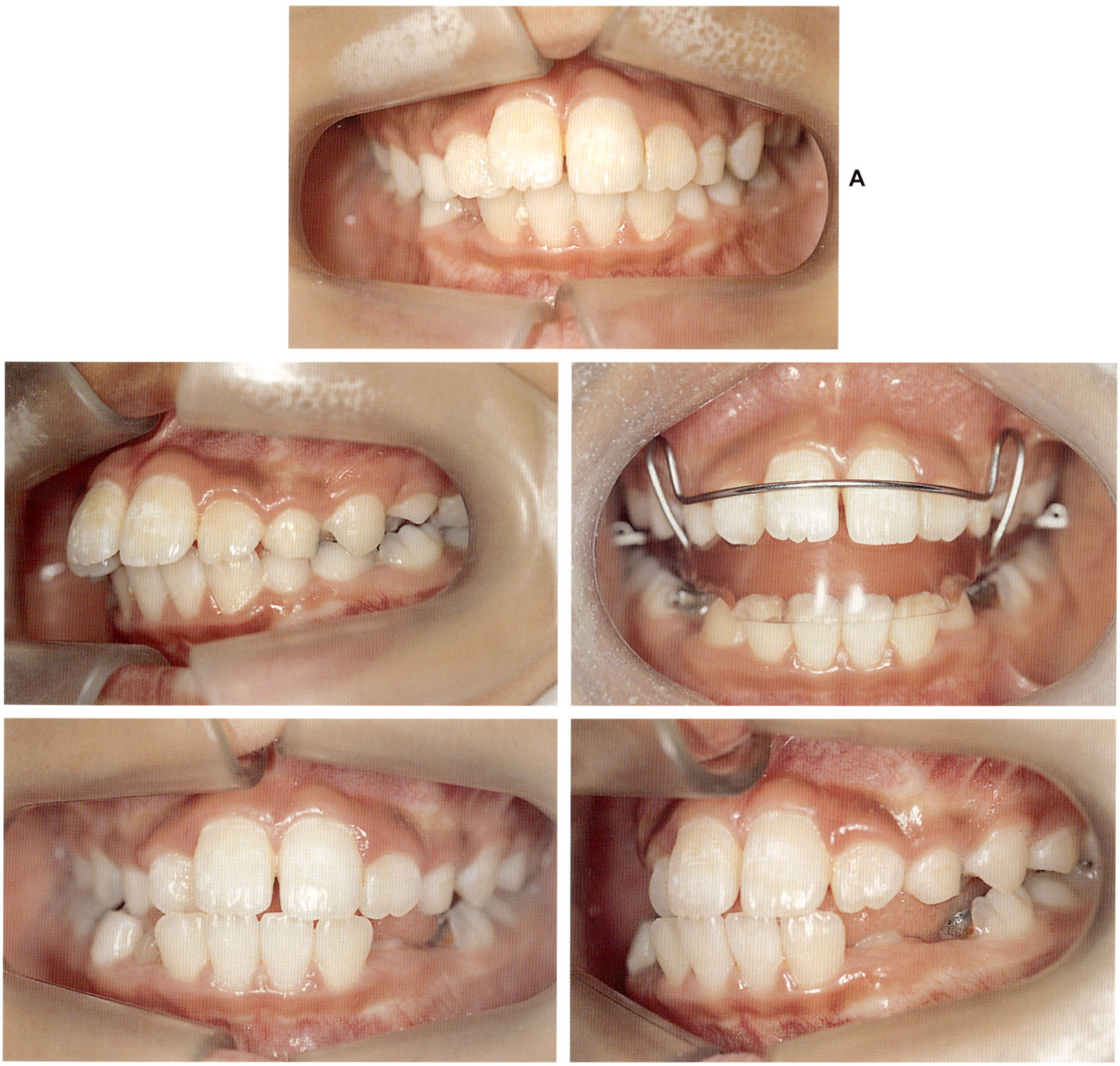

그림 11-39. A, B, 수평피개교합이 큰 II급 부정교합 환자. C, Class II activator와 head gear를 함께 사용하였다. D, E, 치료 5개월 후 수평피개교합이 개선되었다.

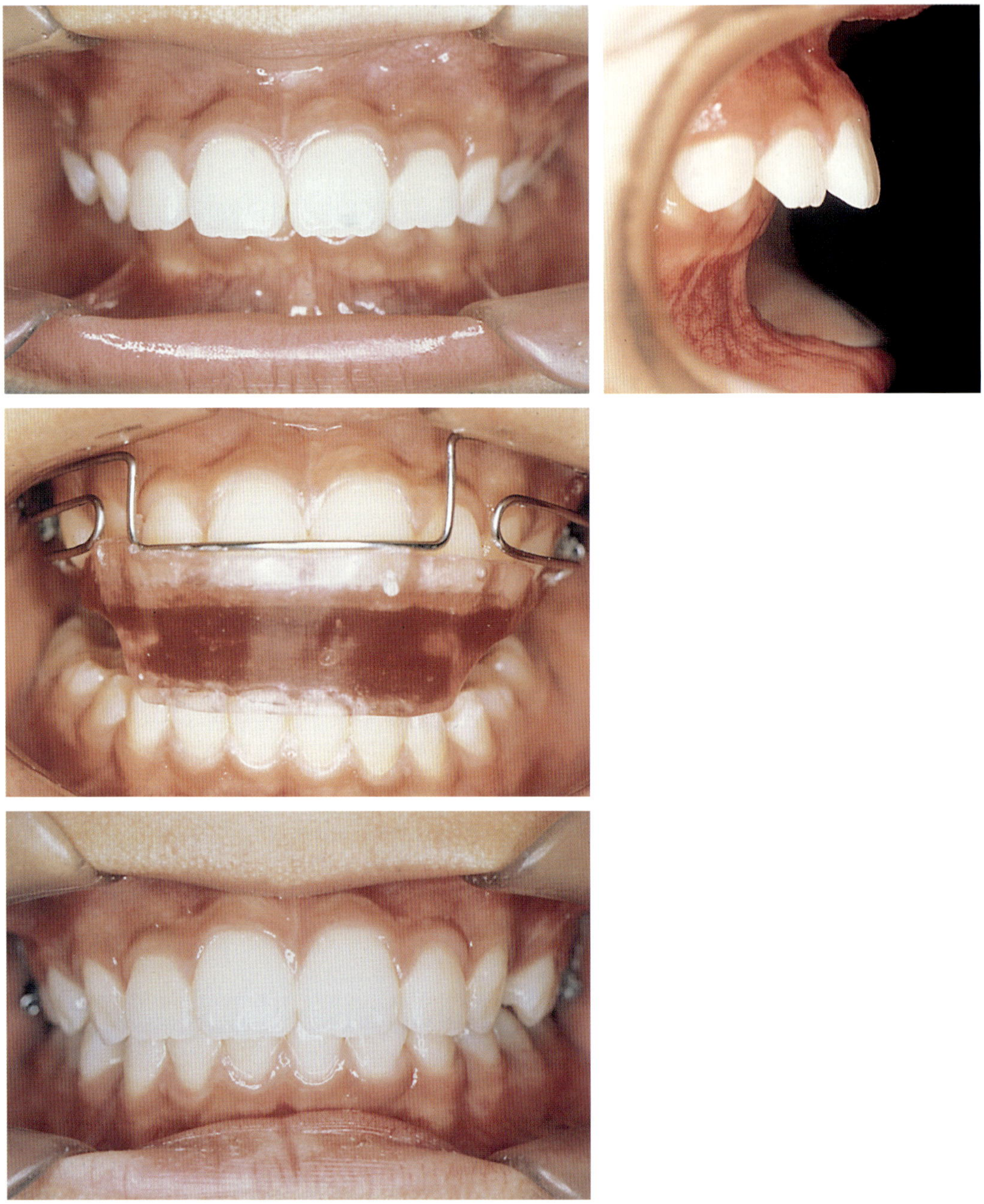

그림 11-40. A, B, 수평·수직피개교합이 큰 II급 부정교합 환자. C, 변형된 activator의 일종인 Harvold-Woodside activator를 사용하였다. D, II급 부정교합이 개선되었다.

제 12 장

Bionator

최신 가철식 교정치료학

Contemporary Removable Orthodontics

제12장 Bionator

1950년대 Balters가 Anderesen과 Häupl의 이론에 근거하여 고안한 장치이다. 그 기본 개념은 activator와 다르지만 bionator는 modified activator라 할 수 있다.

Balters의 치료 개념

Balters는 혀가 악궁의 성장과 발육에 중요한 역할을 하여 혀의 기능 이상이 악궁의 변형과 성장 중인 아동에서의 비정상적인 성장을 야기한다고 하였다. 혀가 원심 쪽에 위치하면 원심교합이, 근심 쪽이면 근심교합이, 전방 위치는 개방교합을 유발한다고 하였다. 따라서 muscle activity를 정상화하여 정상 성장을 유도하고자 하였고 유전적으로 정상적인 성장 가능성(potential)은 있으나 비정상적 기능을 가진 환자에서는 효과적이나 inherent growth pattern이 비정상적인 경우에는 효과를 얻기가 힘들다고 하였다.

Balters는 bionator의 주된 목적은 outer muscle ring과 혀 사이의 근육 간 평형(muscular equilibrium)을 유도하여 부정교합을 치료하는 것이라 하였다.

Bionator의 종류

Standard appliance (그림 12-1~12-3)

Ⅱ급 1류 부정교합에 사용된다.

Plastic part (그림 12-1)

하악에서 acrylic 부분은 제1대구치에서 반대편 제1대구치까지 연장되고, 상악에서는 소구치와 제1대구치부를 덮고 있다. 상 · 하악 모두에서 치은연 하방 2mm 정도까지 연장되어 있고, 혀의 기능을 방해하지 않기 위하여 상악 견치 전방은 open되어 있다.

Palatal bar (그림 12-1)

혀의 후방부를 자극하여 전방으로 위치하도록 원심을 향하고 있다. 1.2mm wire로 제작하며 소구치부에서 시작하여 점막에서 1mm 정도 떨어지게 제작한다.

Labial bow(그림 12-2) & buccinator loop

0.9mm wire로 제작하며 견치와 소구치 사이에서 제2소구치와 제1대구치 사이까지 연장한다. Buccinator

A

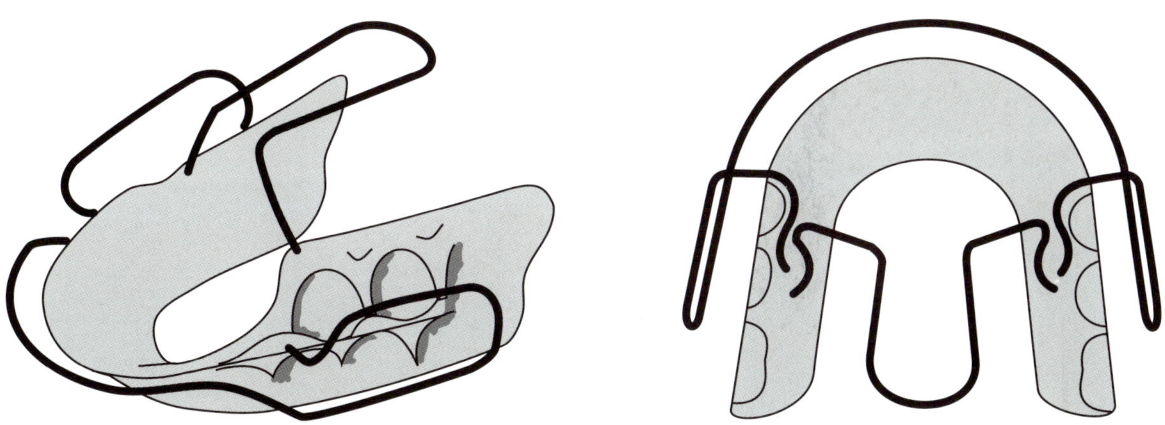

B

그림 12-1. A, B, Balters bionator, standard appliance.

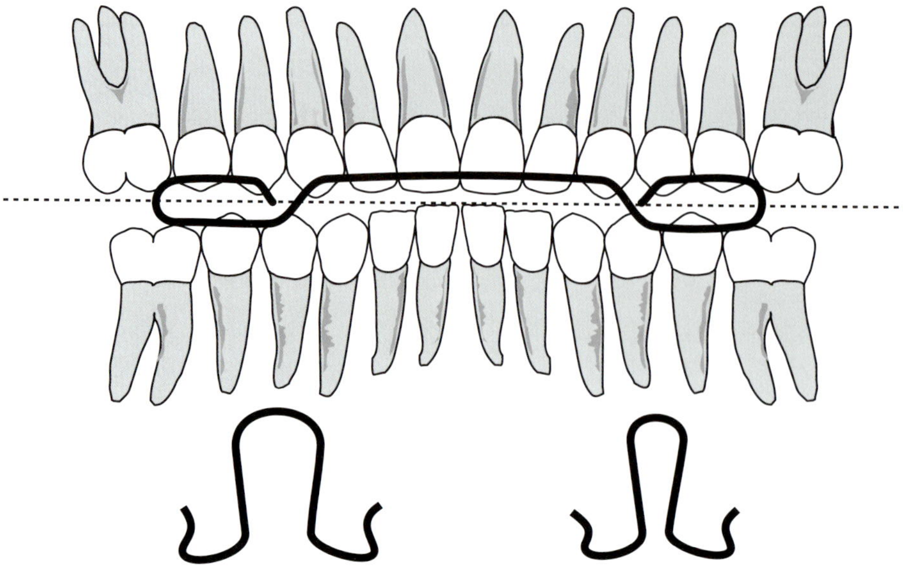

그림 12-2. 0.9mm의 wire로 제작된 standard appliance에서의 labial bow와 1.2mm의 wire로 제작된 palatal bar.

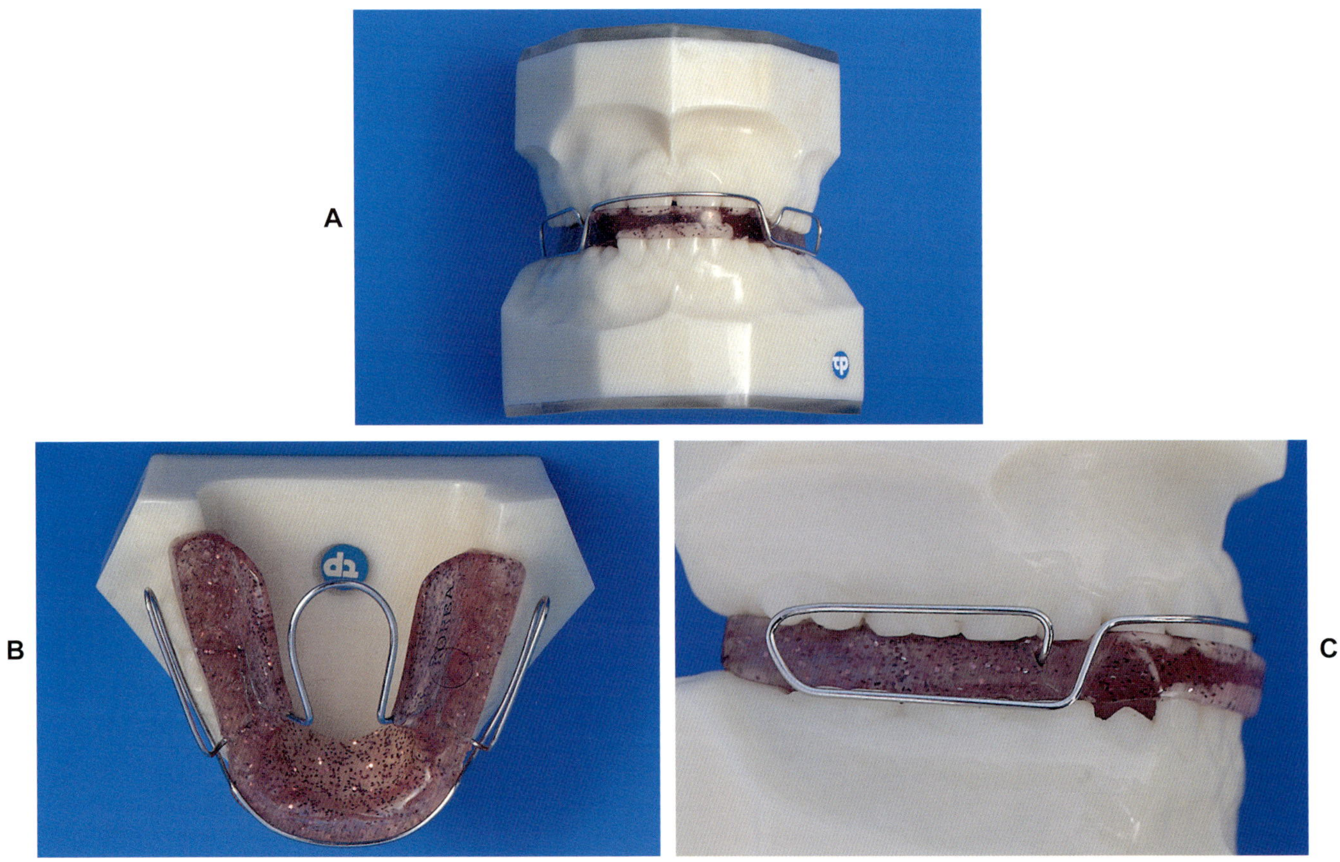

그림 12-3. A~C, Balters bionator, standard appliance.

loop는 협근의 힘을 차단하여 구치부의 측방 확대를 도모한다(그림 12-4).

Openbite appliance (그림 12-5, 12-6)

치아에 가해지는 혀의 압력을 제거하고 정상적인 lip seal을 유도하는 장치이다. 전치부의 plastic part가 혀의 압력을 차단하며, labial bow는 상악 절치와 하악 절치의 중간을 지나도록 제작한다.

Reversed appliance (그림 12-7~12-9)

Ⅲ급 부정교합에 사용하며 혀를 후상방으로 위치시켜 상악 성장을 촉진한다. 혀가 후상방에 위치하도록 standard appliance와는 다른 형태의 palatal bar가 있으며 labial bow도 하악 전치부를 가로지른다.

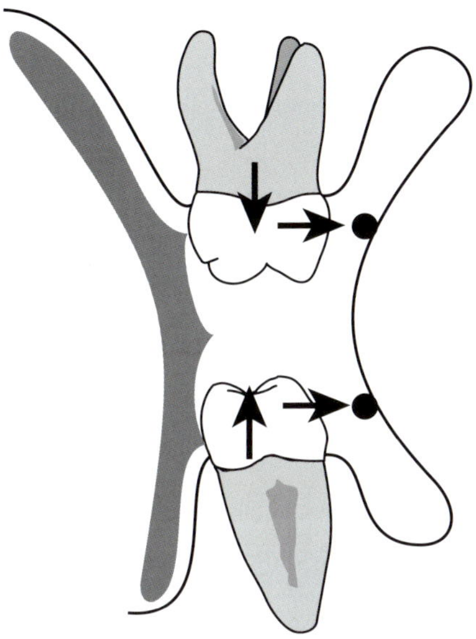

그림 12-4. 구치에서의 buccinator loop. Loop는 근육의 힘을 차단한다.

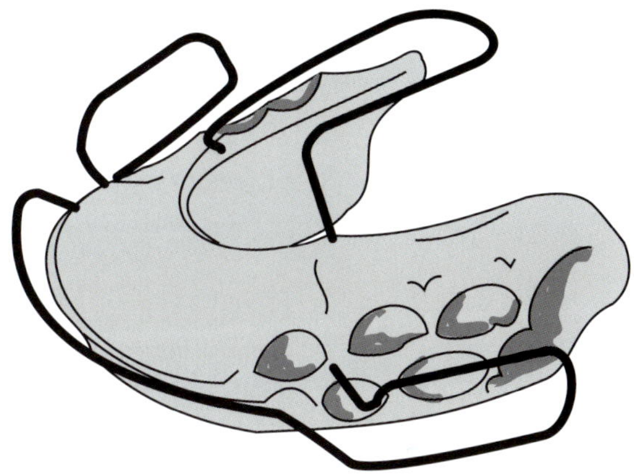

그림 12-5. Openbite appliance.

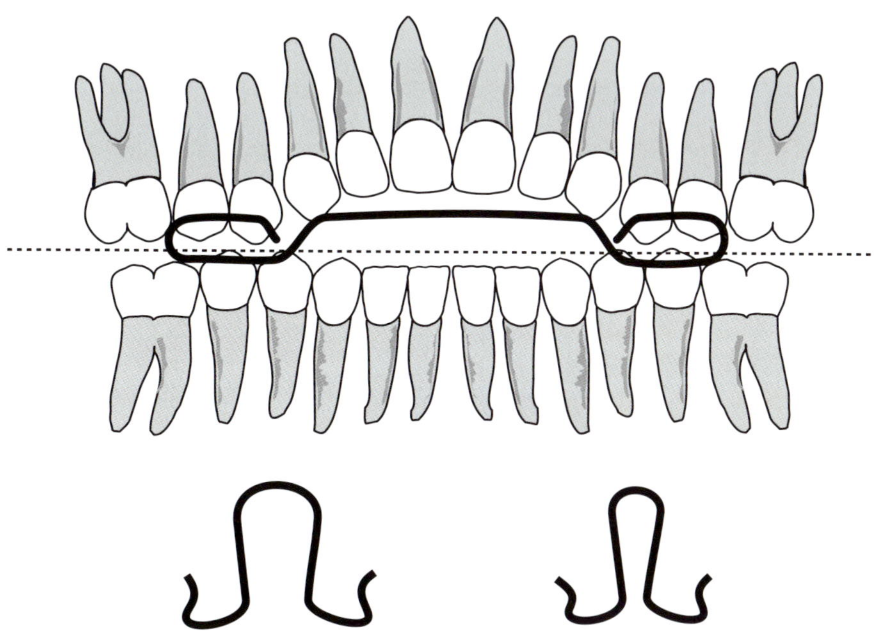

그림 12-6. Openbite appliance의 labial bow와 palatal bar.

A

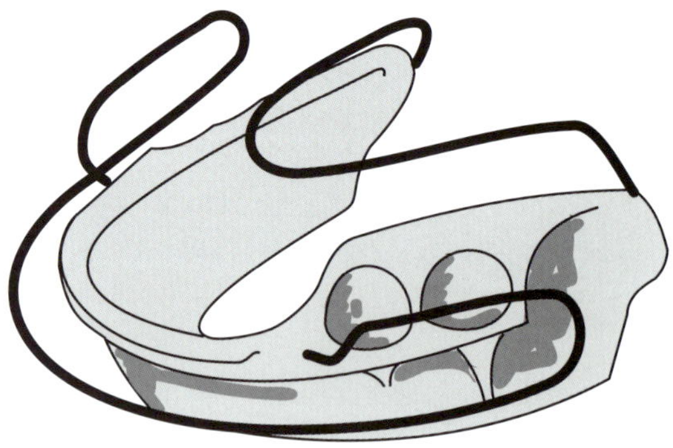

B

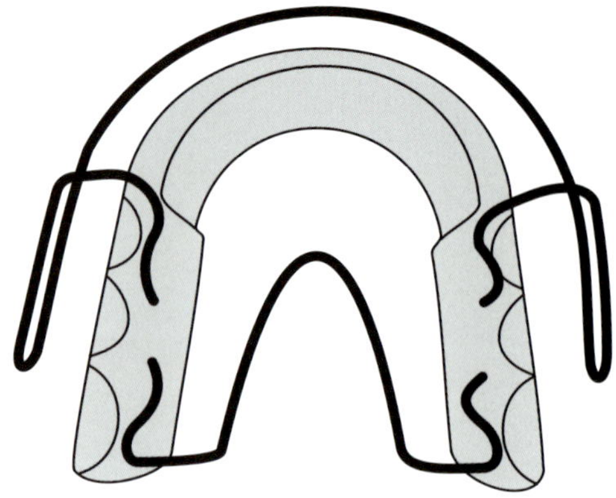

그림 12-7. A, B, Reversed appliance.

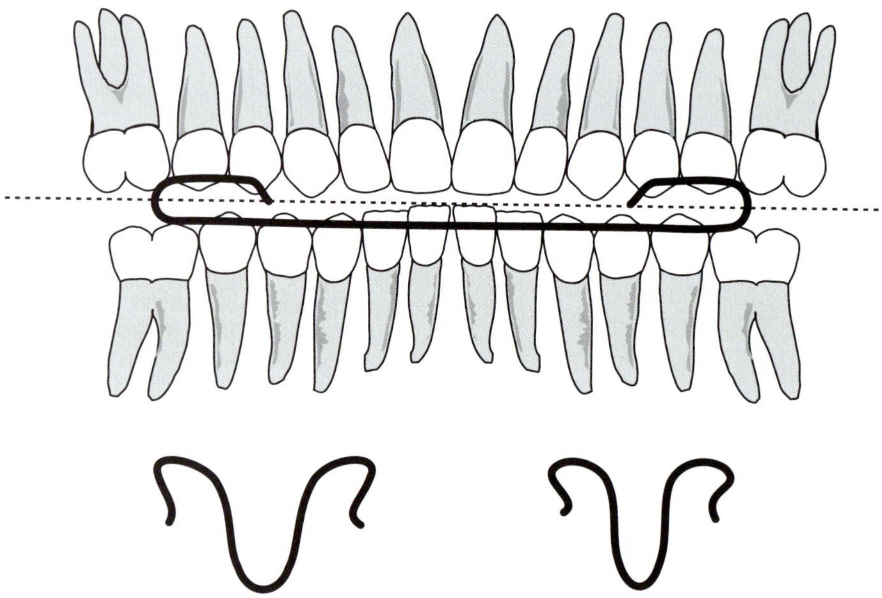

그림 12-8. Reversed appliance의 labial bow와 palatal bar.

A

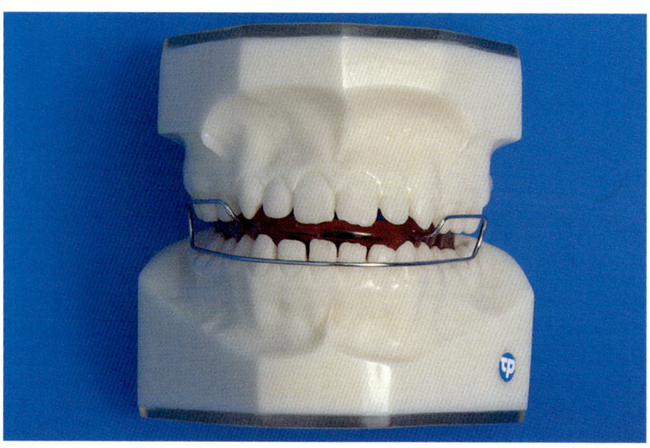

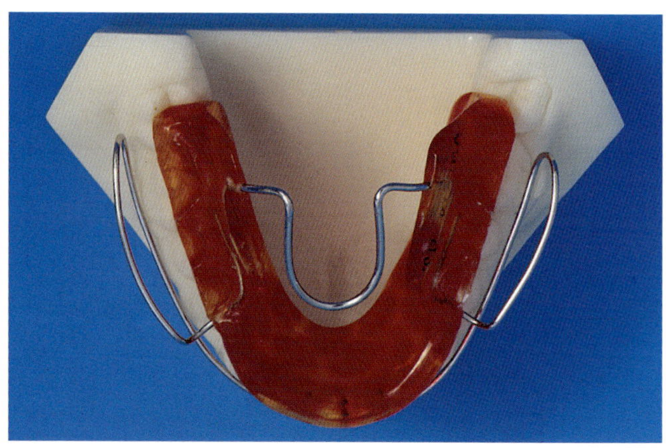

B

그림 12-9. A, B, Reversed appliance. *(계속)*

C

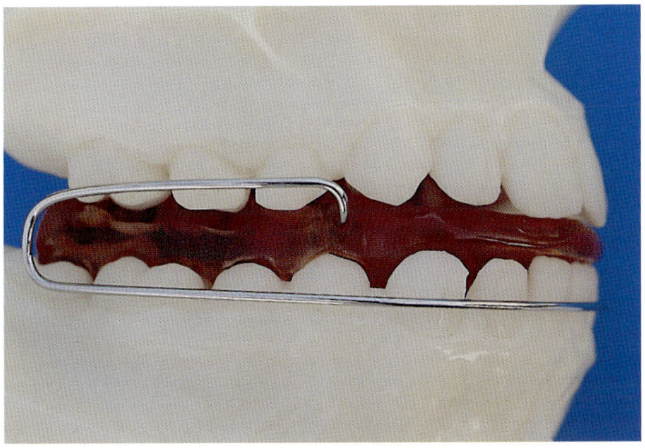

그림 12-9. *(계속)* C, Reversed appliance.

구성교합의 채득

Standard appliance에서는 절단교합(edge to edge bite)으로 채득하는 것이 원칙이나 수평피개교합이 심한 경우에는 치료의 진전에 따라 단계적으로 하악의 전방 이동량을 늘린다. Reversed appliance는 하악골을 최후방 위치시켜 채득한다.

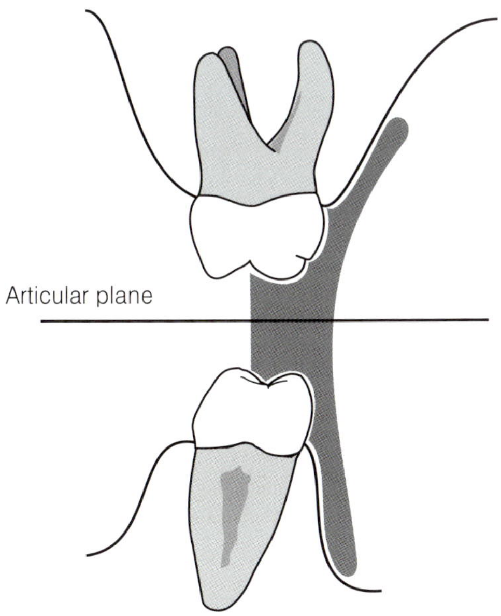

그림 12-10. 상·하악 구치의 loading. Acrylic이 설측 교두까지만 연장되어 있다.

Bionator의 Trimming

Bionator는 tooth borne(치아에 의해 지지되는) appliance이다. Activator는 trimming 하여도 연조직과의 접촉으로 장치가 유지되지만 boinator는 연조직과 접촉하는 부위가 거의 없고 치아와 접촉하는 부위도 적기 때문에 적절히 trimming 하지 못하면 장치의 anchorage를 얻기 힘들다. 따라서 trimming은 선택적으로 시행되어야 한다.

Balters는 bionator의 trimming을 설명하기 위하여 다음 용어를 사용하였다.

1. Articular plane: 제1대구치와 소구치, 견치, 중절치를 연결하고 alar-tragus, interpupil line과 평행한 선으로 trimming 시 기준이 된다.

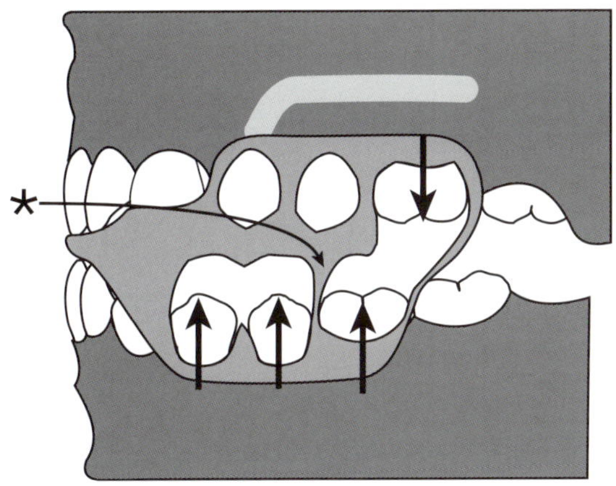

그림 12-11. 하악 제1대구치 부위의 nose.

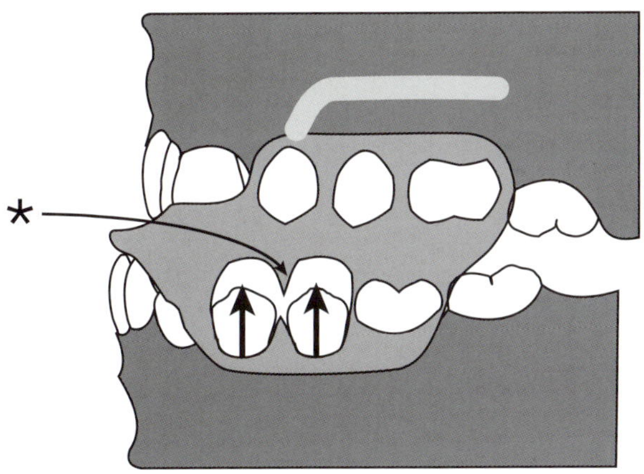

그림 12-12. 하악 소구치 사이의 ledge.

2. Loading area(그림 12-10): Activator와는 달리 bionator는 구개, 설측교두만을 loading 한다. 이는 장치의 anchorage에 중요한 역할을 한다.
3. Tooth bed: 치아의 맹출을 허용하기 위하여 loading area의 일부를 articular plane까지 삭제할 수 있다. 이 부위를 tooth bed라 한다.
4. Nose(그림 12-11): 인접한 치아에 tooth bed가 형성된다면 치간에는 finger-like projection이 생기게 된다. 이를 nose라 하며 역시 장치의 anchorage에 도움이 된다.
5. Ledge(그림 12-12): 인접한 치아 모두에 bed를 형성하여 치아의 맹출뿐 아니라 근원심 이동도 도모한다면 nose는 교합면 쪽의 일부를 제외하고 삭제된다. 이를 ledge라 한다. 보통 nose는 제1대구치의 근심에 ledge는 소구치 사이에 형성된다.

Bionator는 loading area, nose 등에 의하여 하악골의 전방 위치 유지(Ⅱ급 부정교합의 경우)가 가능하다. 그러나 만약 맹출을 유도하기 위하여 모든 치아에

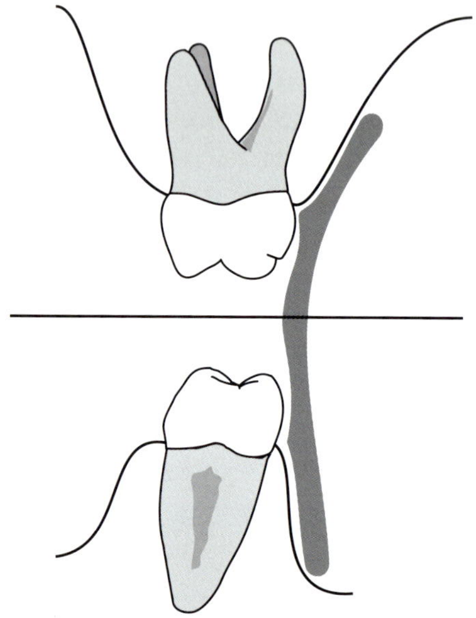

그림 12-13. 악궁의 다른 부위에서 충분히 anchorage를 얻을 수 있는 경우 동시에 상·하악 구치를 unloading 할 수 있다.

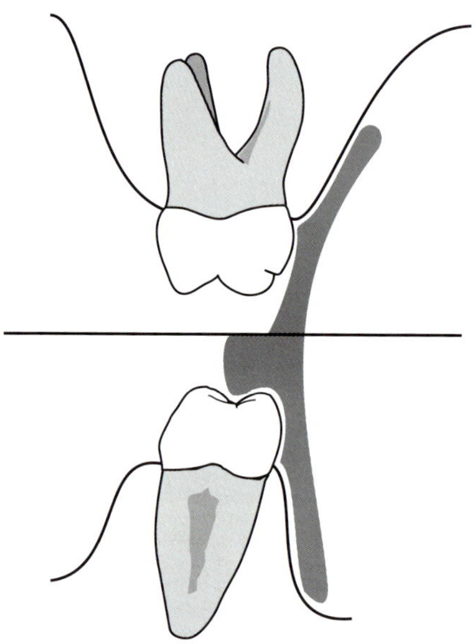

그림 12-14. Articular plane을 고려한 상악 구치의 unloading.

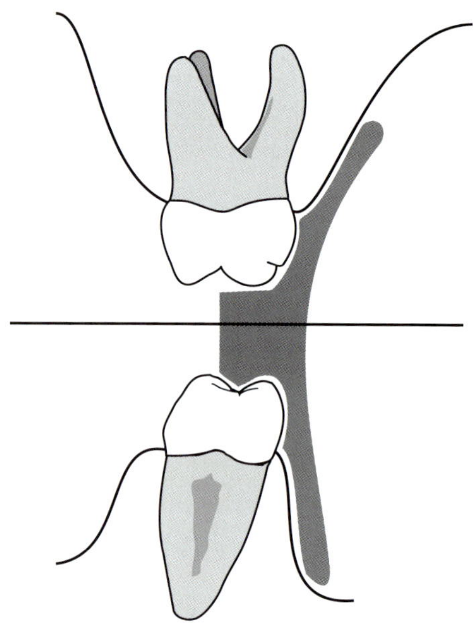

그림 12-15. 상·하악 구치의 unloading과 동시에 상악의 확장이 필요한 경우의 trimming.

tooth bed를 형성한다면 장치의 anchorage는 상실된다. 따라서 bionator의 trimming은 activator에서와 같이 동시에 모든 부위에서 시행해서는 안 되며 먼저 맹출할 치아를 결정하여 bed를 형성하고 이 치아가 맹출하여 loading되면 전에 loading되었던 치아를 unloading 하여 맹출시킨다. 이런 과정을 반복하여 articular plane까지 맹출을 유도하게 된다(그림 12-13~12-15). Bionator 사용의 어려움은 이러한 반복된 과정에 있다. 같은 부위가 unloading되었다가 다시 resin을 첨가하여 loading되고 다음에는 또 삭제되는 과정을 거치게 된다. 따라서 유치가 있다면 유치를, 유치 발거 후라도 영구치 맹출 전이라면 발거된 부위의 alveolar ridge를 anchorage로 이용한다. Bionator의 anchorage는 다음 부위로부터 얻을 수 있다.

1. Acrylic을 연장하여 하악 전치의 절단연을 capping 한 부위
2. Loading area
3. 유구치 상실 후 치조능(alveolar ridge)
4. Nose
5. Labial bow

Bionator의 적응증

Bionator의 효과에 대해서는 다양한 견해가 있으나 적절한 증례의 선택만이 성공적인 치료의 지름길이라는 것은 분명하다.

Standard appliance는 Ⅱ급 1류 부정교합 중 골격 부조화가 심하지 않으면서, 하악골이 후방 위치되고, 상악 절치가 순측경사되어 있으며, 악궁이 잘 발달된 혼합 치열기 환자에 효과적이다. 그러나 상악이 과성장되어 골격 부조화가 심하고, 수직 성장 양상을 보이며, 하악 전치가 순측경사된 Ⅱ급 부정교합 환자에서는 효과적이

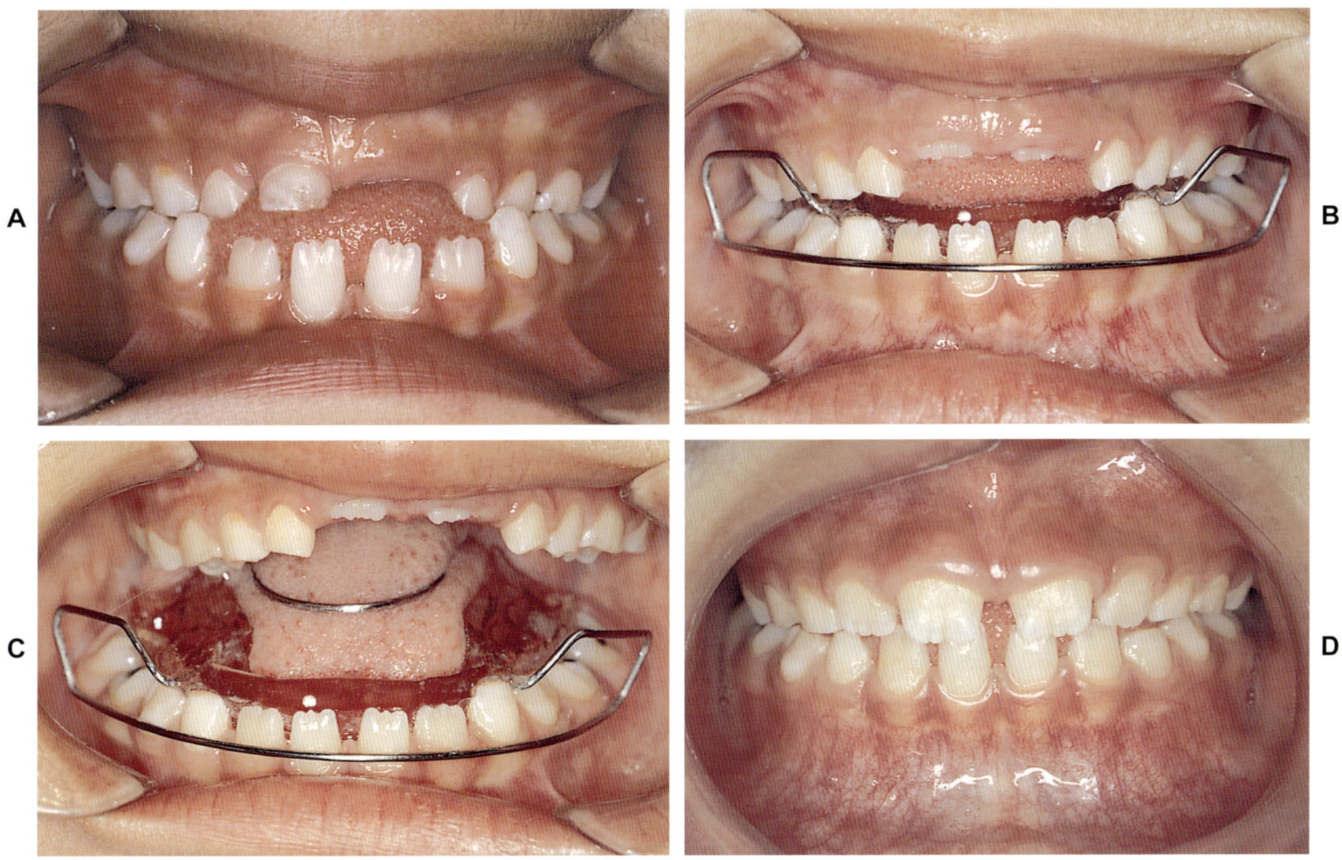

그림 12-16. A~D, Reversed appliance를 사용하여 Ⅲ급 부정교합을 개선하였다.

지 못하다.

구치의 저맹출에 의한 과개교합 환자에서 소구치의 맹출을 유도한다면 좋은 효과를 얻을 수 있으나, 심한 수평 성장 양상을 보이는 과개교합 환자에서는 효과적이지 못하다.

개방교합 환자에서도 open bite appliance로 구치부를 loading 하여 효과를 얻을 수 있으나, 역시 골격적 양태를 띠는 개방교합보다는 잘못된 습관에 의하여 생긴 개방교합의 치료에 효과적이다.

마지막으로 bionator의 특별한 적응증은 성인에서 악관절 문제가 있는 경우이다. 이러한 경우에는 과두가 중심위에 위치하도록 구성교합을 채득하여 제작한 장치를 trimming 하지 않고 밤에 사용하면 muscle spasm을 완화시킬 수 있다.

Bionator의 임상 적용

가능하면 많은 시간을 장착하도록 하며 3~5주마다 장치를 검사, 조정한다. Labial bow는 절치 순면에 접촉되도록 하며, buccinator loop는 소구치부에서 약간 떨어지게 조정하나 뺨에 손상을 줄 정도여서는 안 된다. 악궁의 확장이 필요한 경우는 palatal bar를 약간 확장시킬 수도 있다. Anchorage와 치아 맹출 유도를 위하여 주기적으로 resin을 첨가하거나 삭제한다.

이론적 배경은 activator와 다르지만 bionator는 일종의 부피가 작은(cut-down) activator이다. 무엇보다 bionator는 부피가 작아서 환자의 협조를 얻기가 용이하다. 적절한 증례를 선택하여 성장이 왕성한 혼합치열기에 사용한다면 Ⅱ, Ⅲ급 부정교합과 개방교합, 과개교합의 치료에 유용한 장치이다.

제 13 장

Functional Regulator

최신 가철식 교정치료학

Contemporary Removable Orthodontics

제13장 Functional Regulator

Functional regulator(Functional corrector, Funktionsregler, FR)는 구 동독 Zwickau의 R. Fränkel에 의하여 고안된 장치이다.

Fränkel의 치료 개념

FR은 exercise device라고 할 수 있으며 정형외과적 원칙에 그 개념적 기반을 두고 있다. 정형외과 의사들은 골조직의 정상적인 발달에서 가장 중요한 것 중의 하나가 근육의 지속적인 운동으로 인한 골조직의 자극이라고 생각한다. Fränkel도 안면근육의 잘못된 기능과 위치가 Ⅱ급 부정교합의 주된 원인이라고 생각하였고, muscular exercise를 통하여 하악골의 위치가 전방 위치된다면 Ⅱ급 부정교합이 치료될 수 있다고 생각하였다.

FR의 작용 원리

1. Fränkel은 프라하(Prague)의 F. Kraus로부터 많은 영향을 받았다. Kraus는 유치열기의 비정상적 근육 활성(abnormal muscle activity)에 의하여 부정교합이 유발되므로 비정상적인 근활동을 억제하면 잠재된 정상적 근기능에 의하여 정상교합으로의 유도가 가능하다고 하였다. Fränkel도 근육의 힘을 차단하여 부정교합을 유발하는 비정상적 근기능 이상을 적극적으로 고치려고 하였다.
2. FR은 장치 내에서 발생하는 힘(intrinsic force)이나 외적인 힘(extrinsic force)을 이용하는 장치들과는 달리 구강 외부의 근육력을 차단함으로써 효과를 발휘한다. 치아와 치조골에 작용하는 입술이나 뺨으로부터의 근육력을 차단함으로써 악궁의 확장과 부정교합의 개선을 얻을 수 있다(그림 13-1). 즉 FR의 역할은 근육력에 대한 protective shell을 제공하는 것이라 할 수 있다. 악궁과 치조골은 확대된 functional space 때문에 혀에 의하여 확장되고 치료 기간뿐 아니라 보정 기간 중에도 근육이 새로운 shell에 새로운 형태로 적응하므로 안정된 치료 결과를 얻을 수 있게 된다.

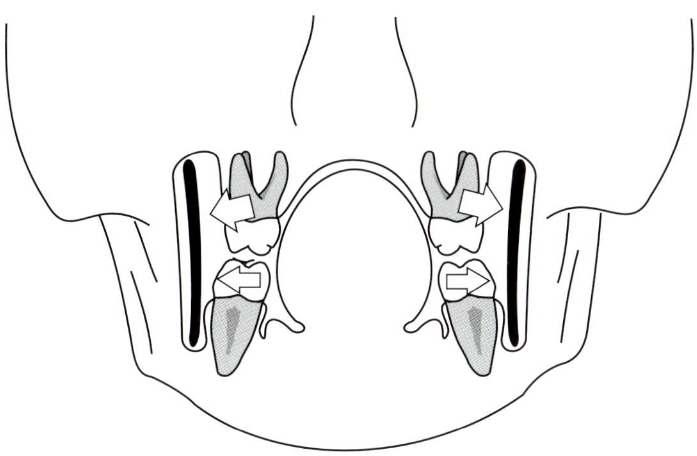

그림 13-1. Buccal shield(vestibular shield)가 치열에 작용하는 근육의 힘을 차단함으로써 혀에 의한 악궁의 확장이 일어난다.

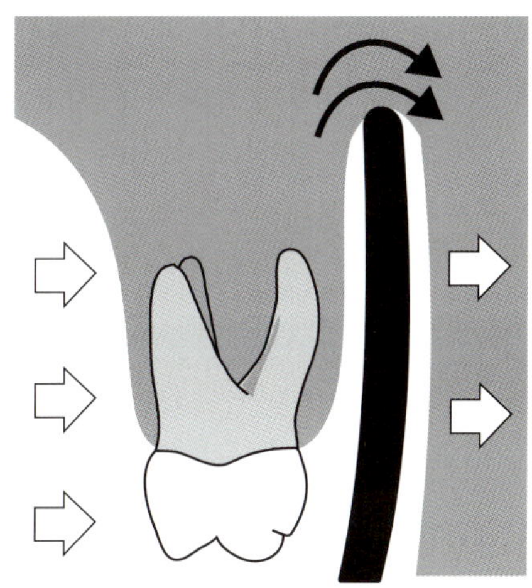

그림 13-2. 전정에 깊숙이 위치된 buccal shield는 협측으로부터의 근육력을 차단함과 동시에, 치조골의 골막을 외측으로 신장시켜 골막 하방에 신생골이 첨가되게 하여 악궁 확장 및 치아의 외측 이동을 돕는다.

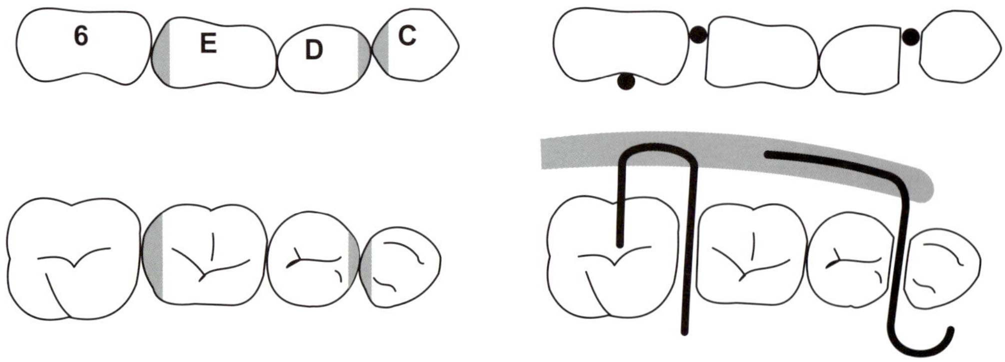

그림 13-3. Seating groove. FR I이나 II는 상악에 고정되어야 한다. 이를 위하여 heavy elastic separator를 이용하며 separator에 의하여 적절한 공극이 형성되지 않았다면 seating groove를 형성한다. Groove는 측방 확대를 허용하기 위하여 서로 평행하여야 한다. 삭제되는 치아와 wire의 위치를 표시하였다.

3. 또 구강전정 깊숙이 위치된 buccal shield나 lip pad에 의하여 골막(periosteum)이 외측으로 신장되어 악궁의 측방 확대를 얻을 수 있다(그림 13-2).
4. 하악 전치부와 접촉에 의하여 전방 위치된 악골을 유지하는 activator와는 달리 FR은 lingual acrylic pad에 의하여 전방 위치된 하악골을 유지한다. 만약 하악골이 원래의 위치로 돌아가려고 한다면 lingual acrylic pad가 설측 점막과 접촉하여 proprioceptive response에 의하여 악골이 다시 전방 위치하게 된다. 따라서 근육들은 구성교합에 의한 새로운 위치에 적응하게 되고 부정교합의 개선을 얻을 수 있다. 이러한 효과를 얻기 위해서는 장치가 상악에 고정되는 것이 중요하며 Fränkel은 유구치의 notching이나 치간이개에 의하여 장치를 상악에 고정하고자 하였다(그림 13-3, 13-4).

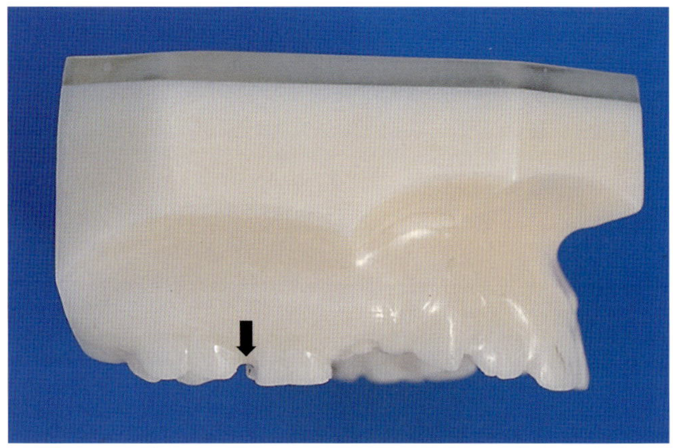

그림 13-4. 제2유구치의 원심면을 삭제하여 seating groove를 형성하였다.

Functional Regulator의 종류

FR의 구조는 부정교합에 따라 각기 다르며 Fränkel은 이를 네 가지 종류로 나누고 있다.

FR I

Ⅱ급 1류 부정교합과 총생에 사용되며 Ia, Ib, Ic의 세 가지 종류가 있다.

FR Ia는 치조 기저부가 저성장되어 약간의 총생을 동반하는 부정교합에 사용되는 기본형으로 과개교합이나 수평피개교합이 5mm 이하인 경도의 Ⅱ급 1류 부정교합의 치료에도 사용한다(그림 13-5~13-7).

FR Ib는 수평피개교합이 7mm를 넘지 않고 심한 과개교합을 동반한 Ⅱ급 1류 부정교합의 치료에 적합하다(그림 13-8).

FR Ic는 수평피개교합이 7mm 이상인 Ⅱ급 1류의 부정교합의 치료에 사용된다(그림 13-9).

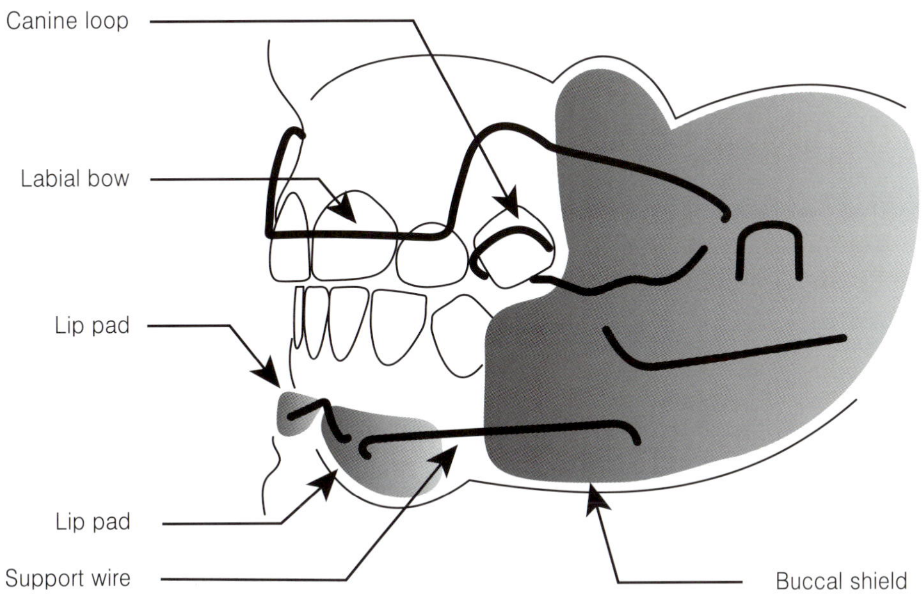

그림 13-5. FR Ia. FR II와 유사하나 canine loop가 특징적이다.

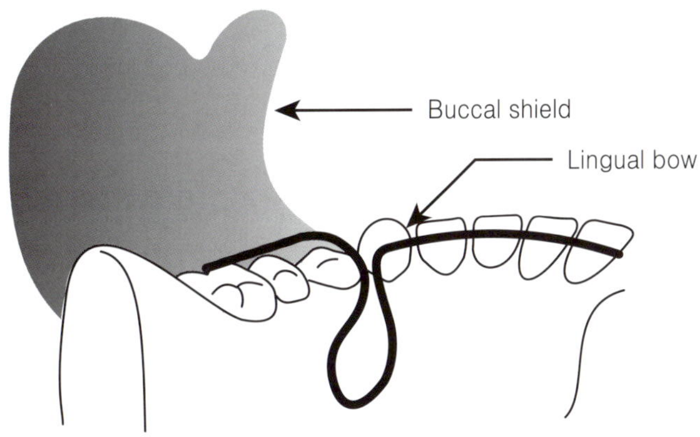

그림 13-6. FR Ia의 설측. Lingual bow가 특징적이다. FR Ib, Ic, II에서는 lingual bow 대신 lingual plate가 이용된다.

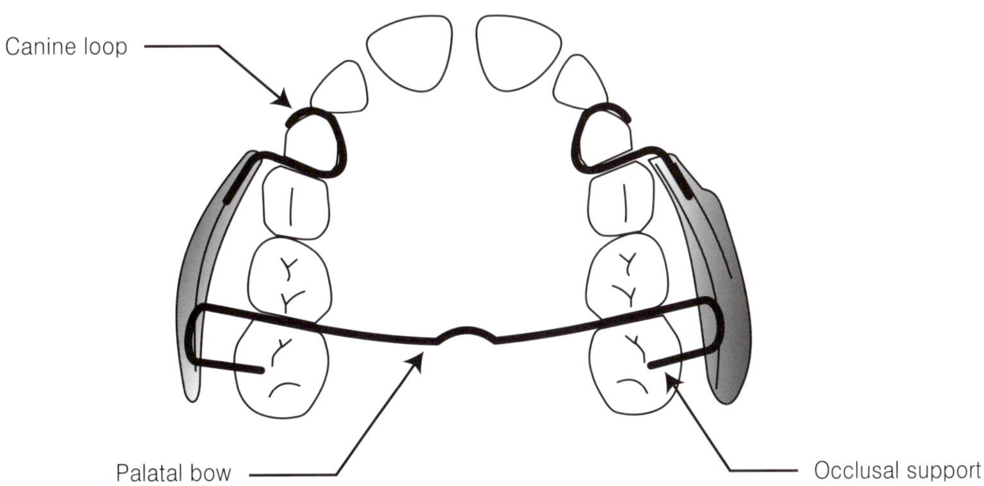

그림 13-7. 상악에서의 FR Ia(하악의 wire는 표시하지 않았음). Canine loop와 palatal bow가 있으며 FR II에서 볼 수 있는 protrusion bow가 없다.

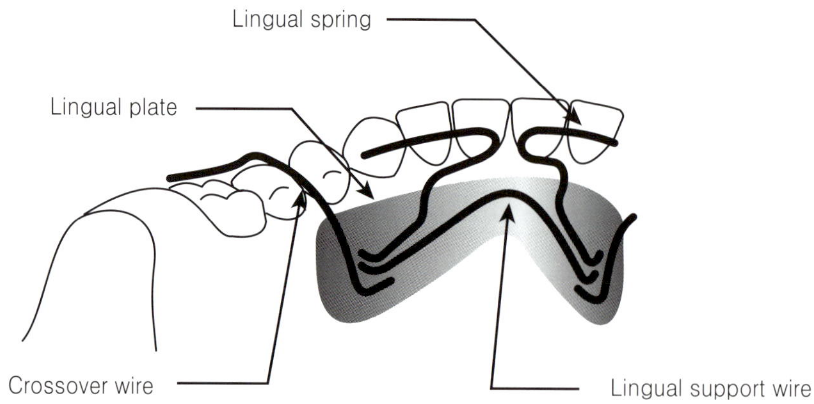

그림 13-8. 설측에서의 FR Ib. FR Ia와 유사하나 lingual bow 대신 lingual plate가 있다.

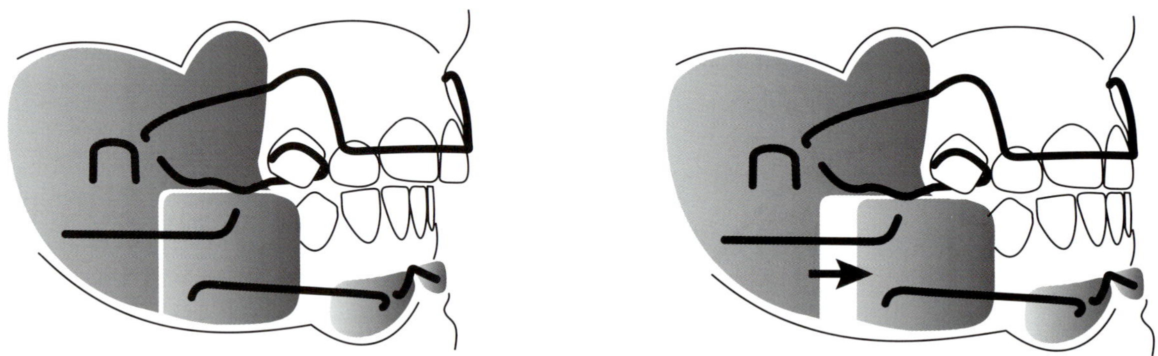

그림 13-9. FR Ic. 전후방 골격적 부조화가 심한 Ⅱ급 1류 환자에서 사용한다. 하악골의 단계적 전방 이동이 가능하도록 buccal shield를 'ㄱ'자 형태로 절단하고 lip pad가 포함된 부위를 전방 이동시킬 수 있다.

FR Ⅱ

Ⅱ급 2류 부정교합에 사용하며 상악 전치의 치축 경사를 바꾸고 수직고경을 증가시켜 하악골의 전방 발육을 촉진한다. 근래에는 모든 Ⅱ급 부정교합에서 FR Ⅱ를 사용하는 경향이 있다(그림 13-10~13-13).

FR Ⅲ

Ⅲ급 부정교합 증례에 이용되며 lip pad의 위치가 상악 전치부에 있다(그림 13-14~13-17).

FR Ⅳ

개방교합과 양악 전돌증 증례에 사용된다(그림 13-18, 13-19).

구성

Acrylic component

1. Buccal vestibular shield
2. Lower lip pad: FR I, FR Ⅱ
3. Upper lip pad: FR Ⅲ
4. Lower lingual plate: FR Ib, Ic, FR Ⅱ

Wire component

1. Upper labial bow: FR I, FR Ⅱ
2. Lower labial bow: FR Ⅲ
3. Canine loop(canine extension): FR I, FR Ⅱ
4. Protrusion bow: FR Ⅱ, FR Ⅲ
5. Lingual bow: FR Ia

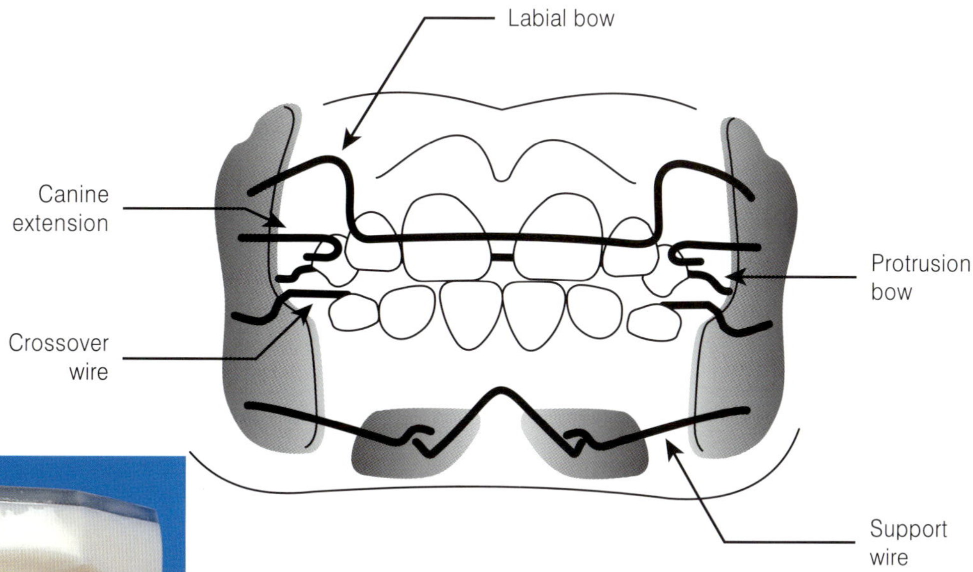

A

B

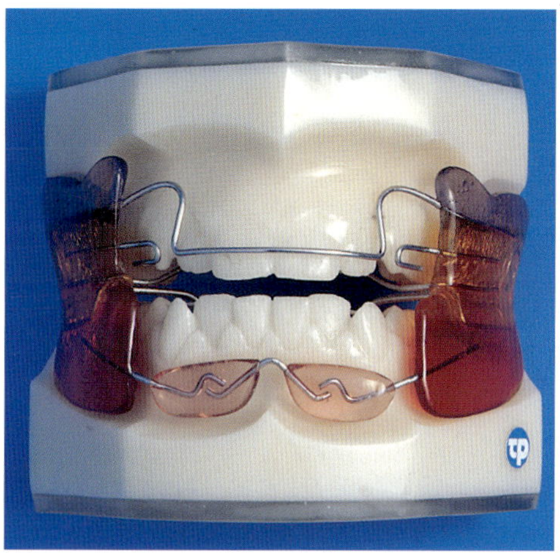

그림 13-10. A, B, FR II. FR I과 차이점은 canine extension과 protrusion bow이다.

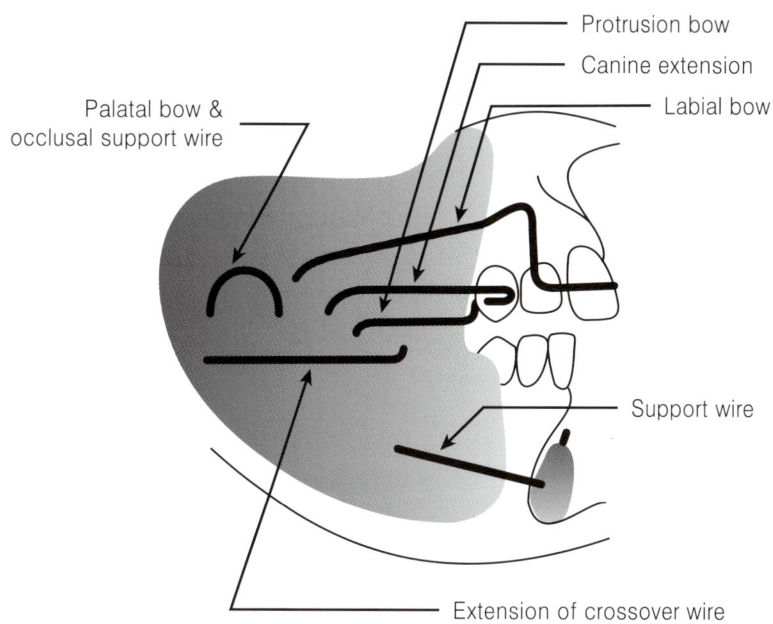

A

B

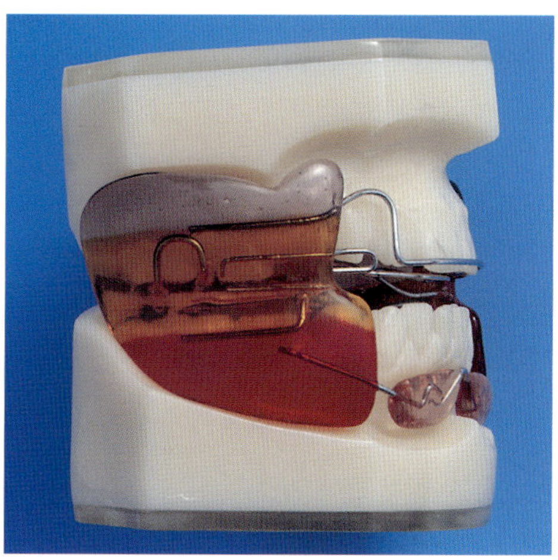

그림 13-11. A, B, 측면에서의 FR II.

A

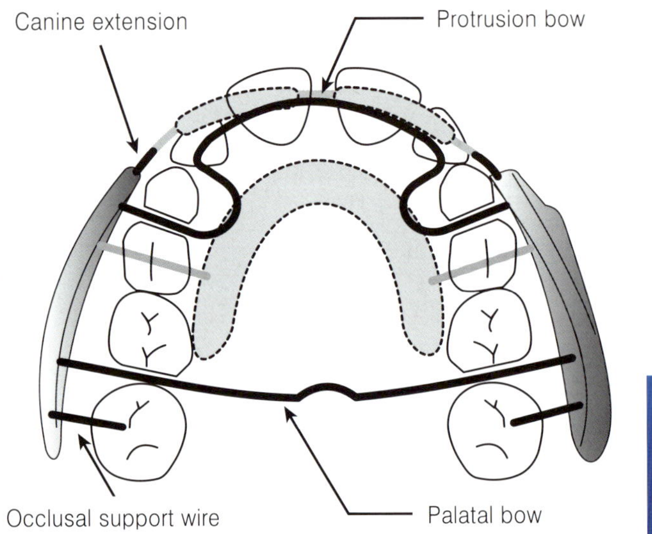

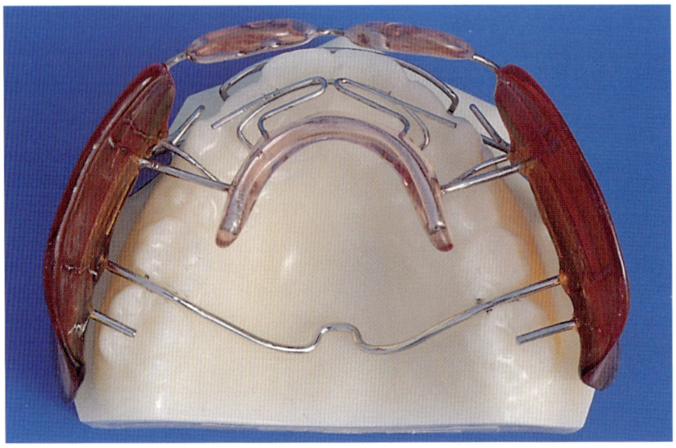

B

그림 13-12. A, B, 상악에 장착된 FR II. A에서 진하게 표시된 것은 상악, 흐리게 표시된 것은 하악의 구조이다. FR I과는 달리 protrusion bow가 있다.

A

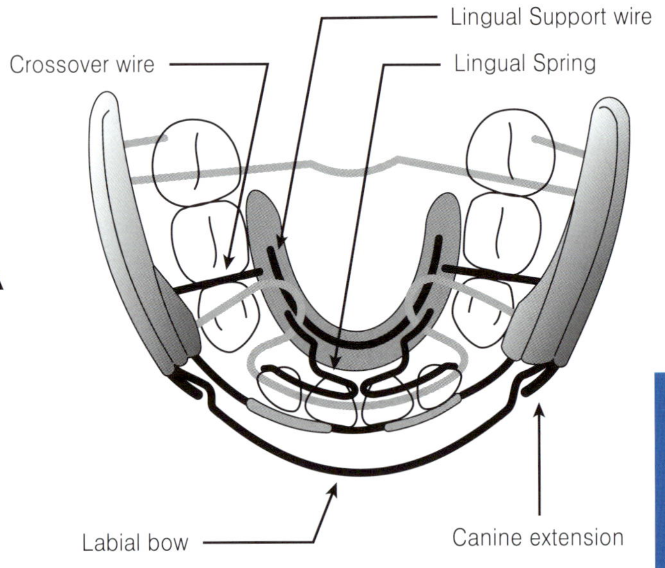

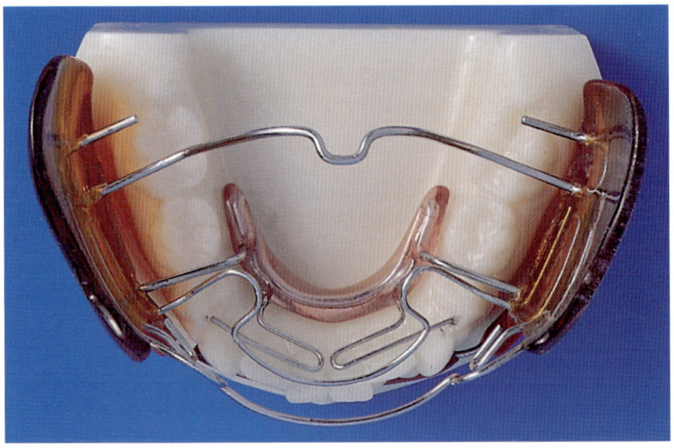

B

그림 13-13. A, B, 하악에서의 FR II.

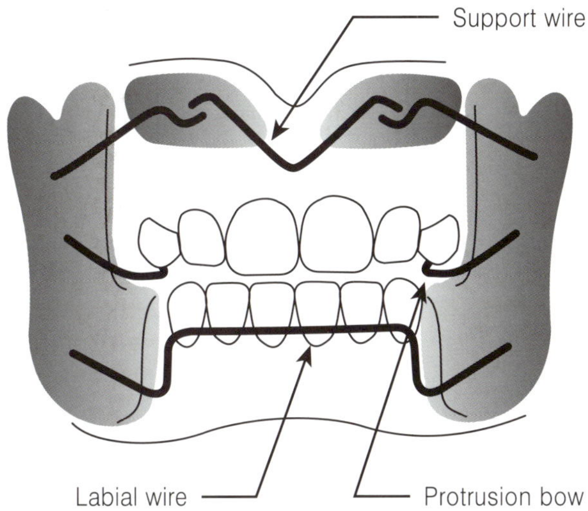

A

B

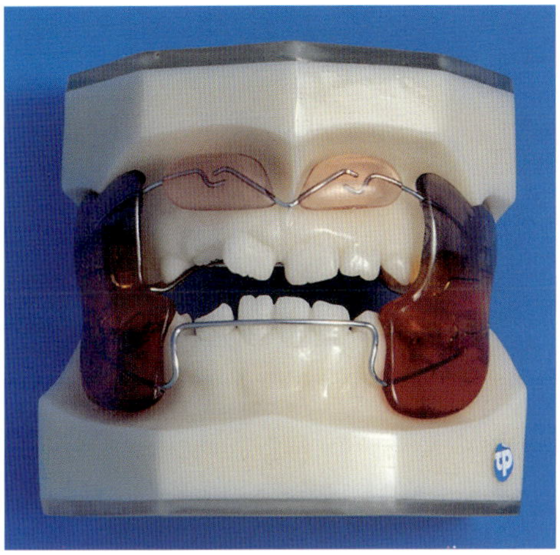

그림 13-14. A, B, FR Ⅲ. Lip pad가 상악에, labial wire가 하악에 있다.

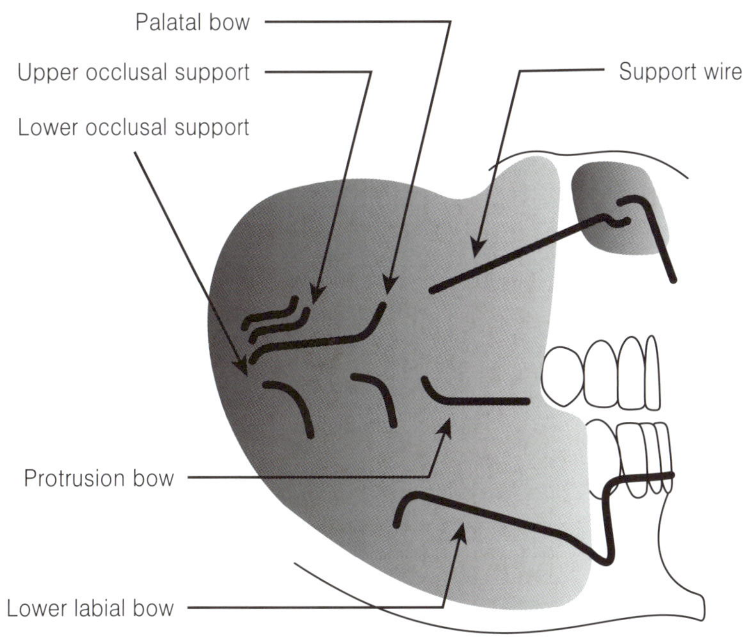

A

B

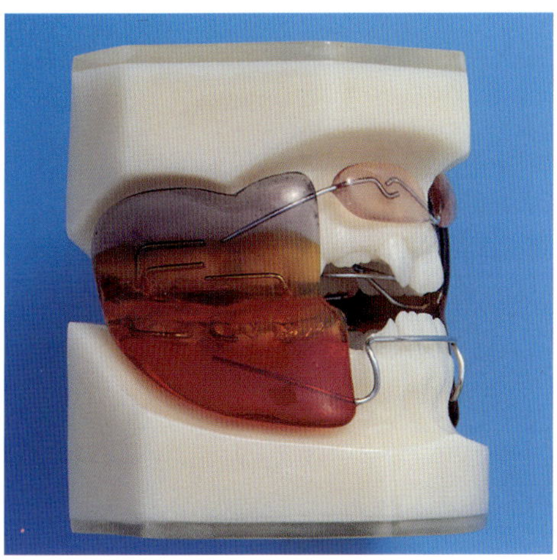

그림 13-15. A, B, 측면에서의 FR Ⅲ.

A

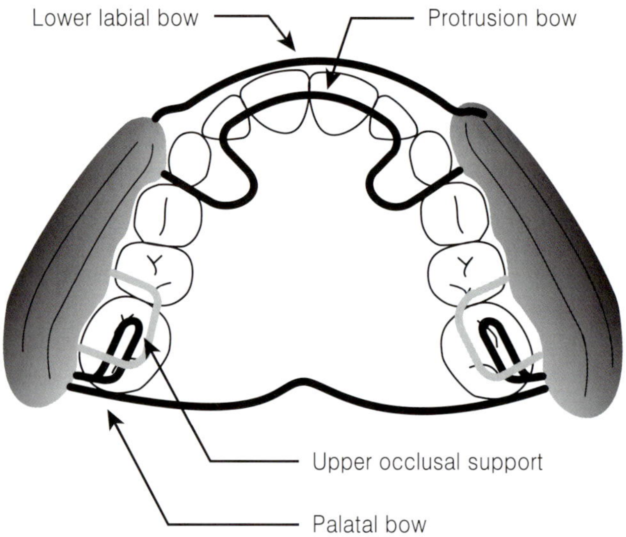

B

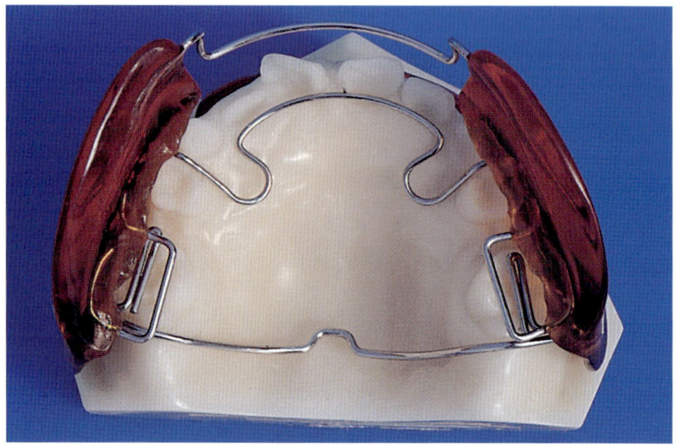

그림 13-16. A, B, 상악에서의 FR Ⅲ. Protrusion bow와 occlusal support 그리고 최후방 구치의 원심을 지나는 palatal bow에 주목하라. FR Ⅲ는 상악에 고정되지 않는다.

A

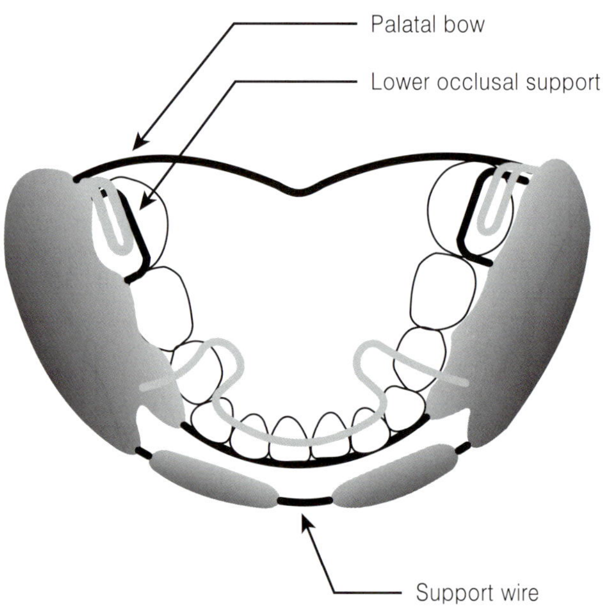

B

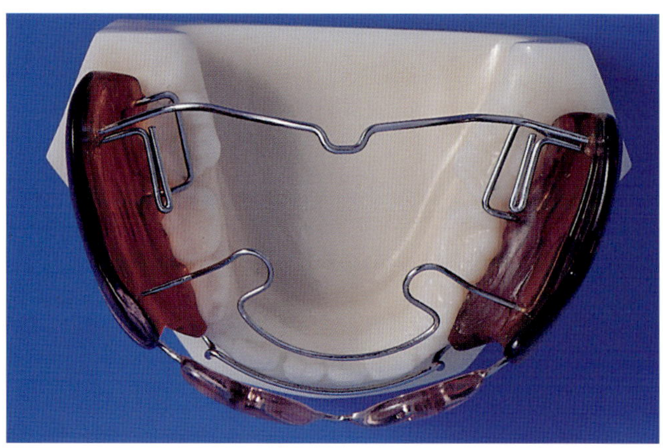

그림 13-17. A, B, 하악에서의 FR Ⅲ.

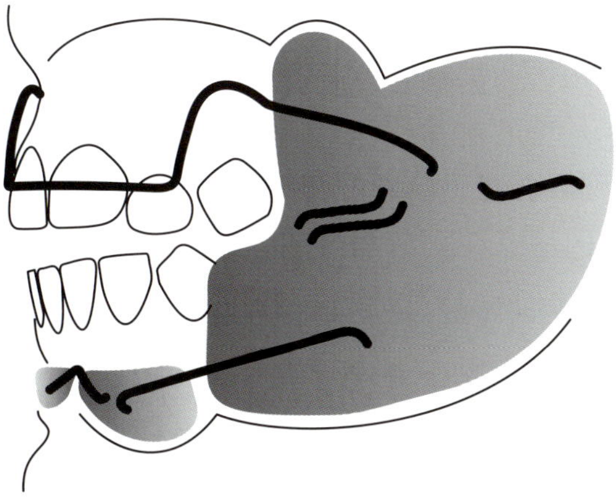

그림 13-18. FR IV. FR I이나 II와 유사하나 canine loop와 protrusion bow가 없다.

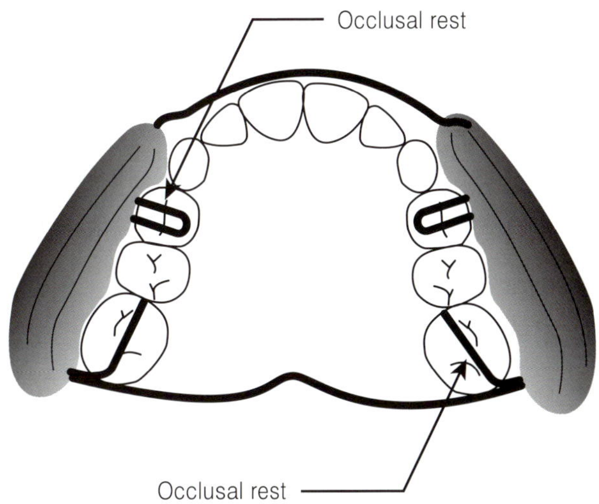

그림 13-19. FR IV. 구치의 맹출을 억제하기 위하여 상악 제1대구치와 제1유구치에 occlusal rest가 설정되어 있다.

6. Palatal bow
7. Occlusal support(occlusal rest)
8. Connecting wire(support wire)

치료 시기

가장 효과적인 치료 시기는 연조직과 경조직이 왕성한 성장을 보이는 7~8세 정도, 즉 하악 측절치가 맹출하며 교합이 형성되는 시기이다. 그러나 개방교합이나 Ⅲ급 부정교합은 좀 더 일찍 제1대구치가 맹출하는 시기에 치료를 시작하는 것이 적절하다. 하지만 Fränkel은 치료를 견딜 만큼 충분히 성장하지 못한 유치열기에서의 치료는 추천하지 않았다.

유치의 치근흡수가 많이 진행된 혼합치열기 후기에는 상악 소구치, 하악 견치 및 하악 제1소구치가 맹출할 때까지 기다리는 것이 바람직하다.

FR은 회전 이동이나 치체 이동을 요하는 영구치열기의 부정교합의 치료에는 부적당하다. 하지만 영구치열기에서도 과개교합이나 원심교합 치료에는 양호한 결과를 얻을 수 있다.

치료 기간은 보통 1.5~2년, 보정은 2년 정도가 필요하며 영구치열기에 치료를 시작한 경우에는 보정 기간이 좀 더 필요하다. 보정 기간은 비정상적 근기능의 제거 여부에 따라 결정된다.

장치 제작

FR II

인상채득

인상채득 5~7일 전에 상악 견치와 제1유구치 사이, 제2유구치와 제1대구치 사이를 heavy elastic separator로 이개시킨다. 유치에 disking을 시행할 수도 있다(그림 13-3, 13-4 참조).

적절한 tray를 선택하여 tuberosity 부위를 포함한 치조 기저부와 sulcus가 인상에 포함되도록 해야 하며 연조직과 근육 부착부가 변형되지 않도록 유의한다. 가장 중요한 것은 적절한 tray의 선택이며 필요하다면 individual tray를 이용하는 것도 좋은 방법이다. tray가 연조직을 변형시키지 않도록 tray의 가장자리를 utility wax로 두를 수도 있다. 인상은 해부학적 구조, 특히 mucobuccal fold, frenum이 잘 재현되도록 한다.

모형 제작

Mucobuccal fold가 완전히 인기된 상태로 base를 형성한다.

구성교합 채득

Fränkel은 하악이 2.5~3mm 이상 전방 이동되지 않도록 할 것을 주장하였으며 수직적 opening은 crossover wire가 치아와 접촉 없이 교합면 사이를 통과할 정도면 충분하다고 하였다. 심한 Ⅱ급 부정교합의 경우에는 여러 단계로 나누어 전방 이동을 시행한다.

Model trimming

Vestibular shield와 lip pad 부위의 trimming은 장치 제작 과정 중 가장 어려운 과정의 하나이며 세심한 주의를 기울여야 한다. Fränkel은 환자를 관찰하며 trimming 할 것을 주장하기도 하였다.

하악의 lip pad가 놓일 부위를 치조골 기저부로부터 5mm 정도 삭제한다(그림 13-20). 삭제 후 모형의 측면은 거의 수직이어야 한다. Vestibular shield부는 상악에서 sulcular depth가 구치의 치은연 상방으로 10~12mm 정도 되도록 삭제한다(그림 13-21). Vestibular shield가 너무 짧아 연조직이 shield 내면에 말려들어가거나 혹은 너무 길어 점막에 상처를 주지 않도록 주의 깊게 삭제한다(그림 13-22, 13-23).

Outline의 설정

Vestibular shield와 lip pad의 위치 및 wire가 지나갈 부위를 연필로 모형상에 그린다.

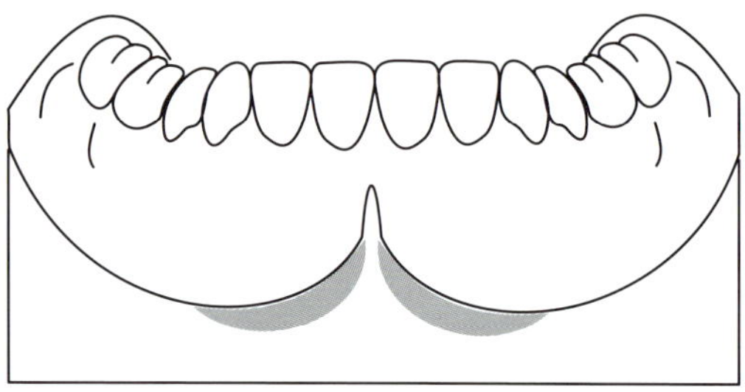

그림 13-20. 하악 모형에서 lip pad가 놓일 부위를 5mm 정도 삭제한다.

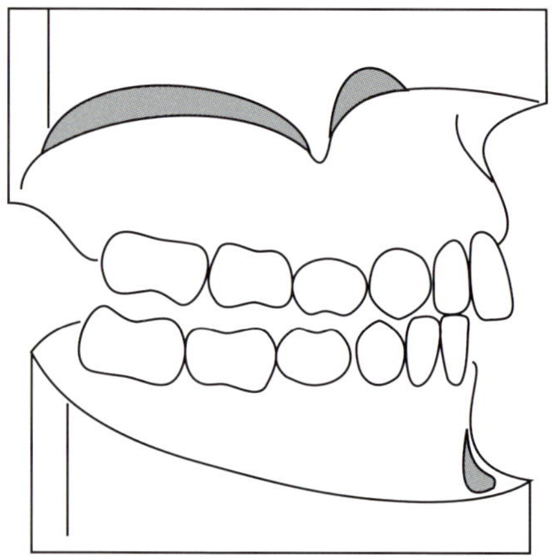

그림 13-21. FR Ⅱ 제작 시 삭제된 상·하악 모형. 상악에서 buccal shield가 위치할 부위와 하악에서 lip pad가 위치할 부위를 삭제한 모습이다. 하악에서 buccal shield가 위치할 부위는 삭제하지 않는다.

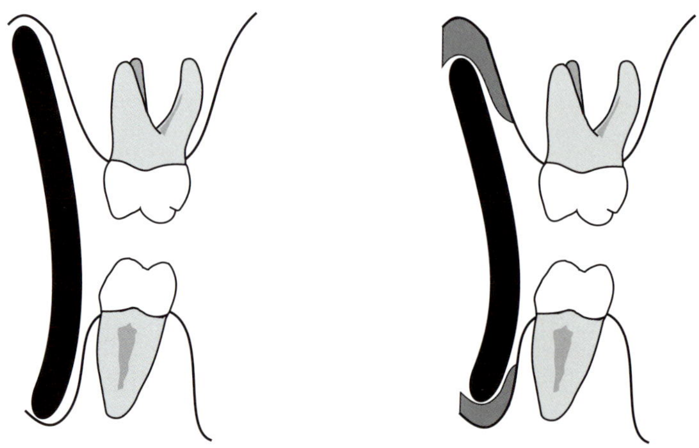

그림 13-22. Shield가 충분히 연장되지 못하면 연조직이 shield 내면에 말려들어가 충분한 효과를 얻을 수 없다.

Mounting

Fixator에 mounting 한다.

Wax relief

상악에서 치조부 확대가 필요한 곳의 치아 및 치조돌기의 협측면을 wax로 덮는다. 그 두께는 증례에 달라지나 치아 부위는 4~5mm, 치조 부위는 2.5~3mm 이내로 한다. 하악은 shield periphery에서 0.5mm 정도 두께가 되도록 relief한다(그림 13-24).

Wire bending (그림 13-10~13-13 참조)

1. Lower lingual support wire: 1.2~1.3mm wire로 제작한다. 점막에서 1~2mm 떨어져서 치은연으로부터 3~4mm 하방에 위치하도록 한다.
2. Lower lingual spring(0.7mm): 하악 전치의 cingula를 지나도록 한다. 이는 맹출을 막는 역할을 한다.
3. Connecting wire(crossover wire): 제1, 2유구치 사이에서 협측으로 넘어가고 협측에서는 필요에 따라 anterior section이 전방 이동될 수 있도록 교합면과 평행하고 좌우측이 서로 평행하도록 한다.
4. Palatal bow(1.0mm): 상악 제1대구치의 central groove에서 시작하여 제1대구치와 제2유구치 사이를 지난다. 구치의 측방 확장이 자유롭도록 제1대구치의 rest는 교합면과 평행하도록 한다.
5. Upper lingual wire(protrusion bow: 0.9mm): Buccal shield에서 시작하여 유견치와 제1유구치 사이의 notched area를 지나 상악 절치의 cingulum level에서 설측면을 지난다. 치료 기간 중 상악 절치의 설측 경사를 막는 역할을 한다.
6. Canine extension(0.8mm): 견치 부위에서 buccal shield의 역할을 한다.
7. Upper labial wire(0.9mm)

Wire 고정

Resin work

Lip pad와 buccal shield를 형성하며 두께는 약 2~2.5mm로 한다. Lip pad는 평행사변형 모양을 하며 치은연에서 최소 5mm의 거리를 두도록 한다.

Trimming

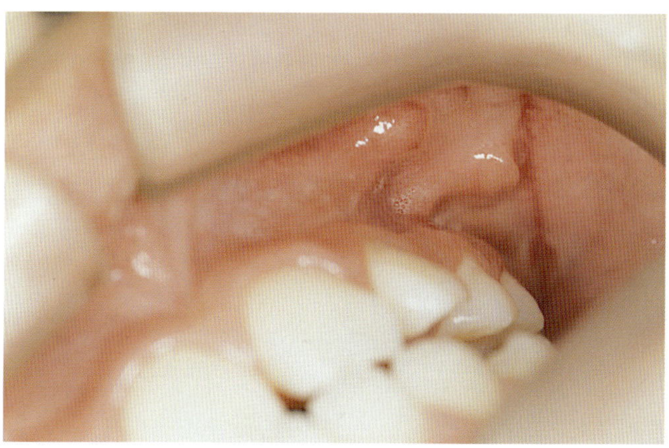

그림 13-23. Shield가 너무 길게 연장되어 연조직에 상처가 생겼다.

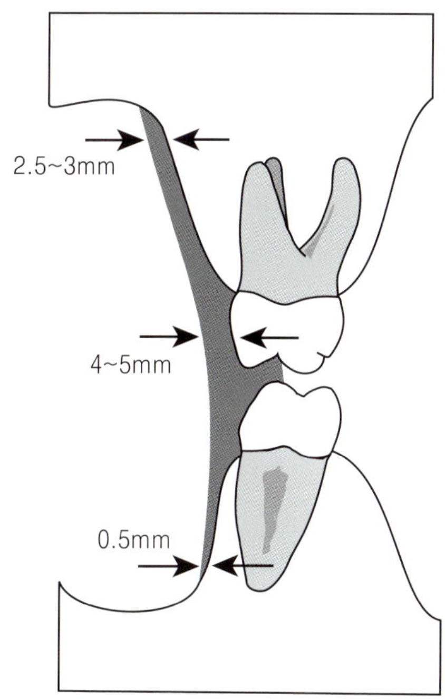

그림 13-24. 상악에서 wax relief의 두께는 치아에서 4~5mm, 치조골 부위에서는 2.5~3mm를 넘지 않아야 하며, 하악은 periphery 부위가 0.5mm 정도 되도록 한다.

FR Ⅲ

인상채득

모형 제작 (그림 13-25)

구성교합 채득 (그림 13-26)

최소의 긴장으로 입술을 다물 수 있도록 전치부에서 2mm 정도 opening시키고 하악을 최대로 후퇴시킨 상태에서 채득한다.

Model trimming

FR Ⅲ는 상악만을 trimming 한다. 전치부에서는 mucobuccal fold 상방 5~6mm, 구치부에서는 sulcular depth가 치은연 상방으로 10~12mm가 되도록 2~3mm 정도 trimming 한다(그림 13-27, 13-28).

Outline의 설정

Vestibular shield와 lip pad의 위치 및 wire가 지나갈 부위를 연필로 모형상에 그린다.

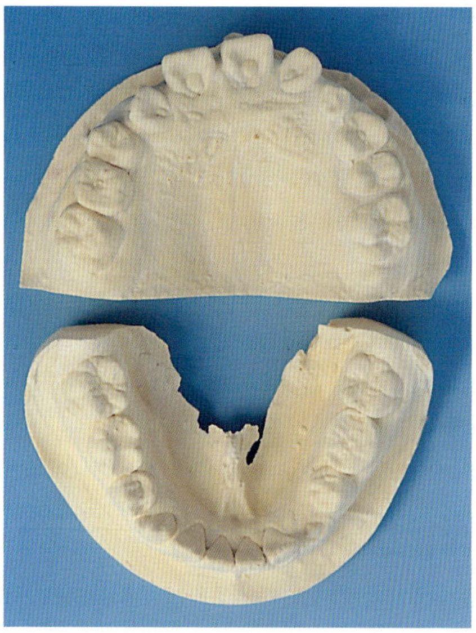

그림 13-25. FR Ⅲ 제작에 사용할 모형을 준비하였다.

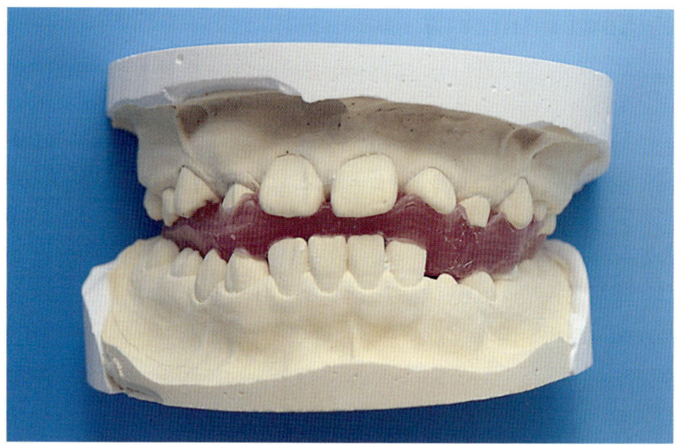

그림 13-26. 구성교합을 채득하였다. 이 환자에서 중심선의 불일치는 골격적 원인에 의한 것이 아니고 치아의 이동에 의한 것이므로 구성교합 채득 시 일치시키지 않았다.

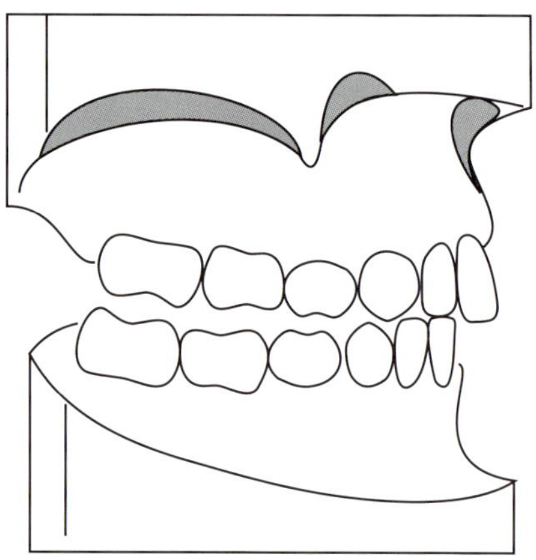

그림 13-27. FR Ⅲ 제작 시 trimming된 상·하악 모형. 상악에 lip pad와 shield가 위치될 부위를 trimming 하였다.

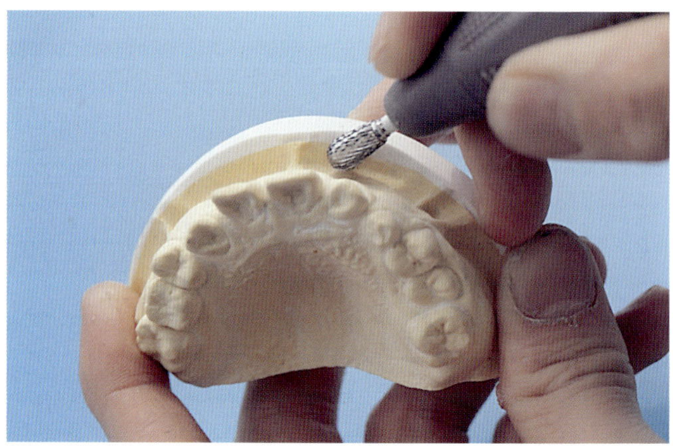

그림 13-28. Lip pad가 위치할 부위를 trimming 하고 있다.

Mounting (그림 13-29)

Wax relief

치조부의 확대가 필요한 곳에 치아의 협측면 및 치조돌기의 협측면을 wax로 덮는다. 두께는 증례에 따라 다르나 3mm 정도가 적절하다. 하악은 relief하지 않는다(그림 13-30~13-32).

Wire bending(그림 13-33, 그림 13-14~17 참조)

Wire는 0.5~1.2mm를 사용하며 stabilizing wire와 connecting wire는 굵은 것으로, 치아 이동에는 가는 것을 사용한다. Wire는 연조직과 접촉되지 않도록 하고, acrylic으로 덮히는 부위는 wax와 접촉되지 않도록 한다.

1. Labial bow(0.9~1mm): 하악 견치 중앙부에서 시작하여 반대측의 중앙부까지 연결된다. 하악 전치의 설측 경사를 최소화하기 위하여 치경부를 지나도록 한다.
2. Connecting wire(support wire)(0.9~1mm): 소대를 피하여 2개의 lip pad를 연결하는 wire를 bending하고, 각 lip pad와 buccal shield를 연결하는 wire를 연조직의 형태에 맞도록 제작한다.

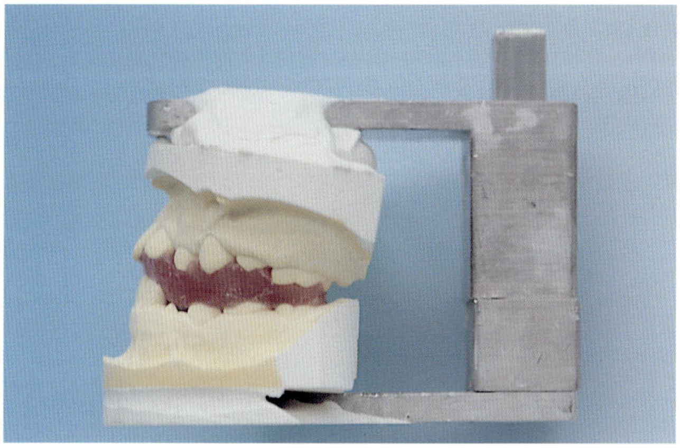

그림 13-29. Verticulator에 mounting 하였다.

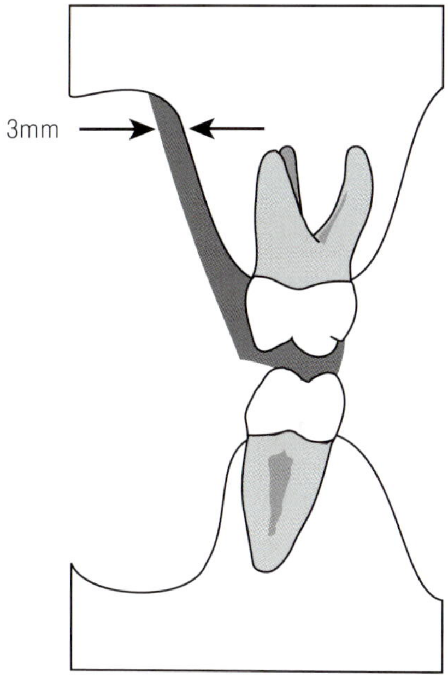

그림 13-30. FR Ⅲ 제작 시 wax relief. 상악에서는 3mm 정도, 하악은 relief하지 않는다.

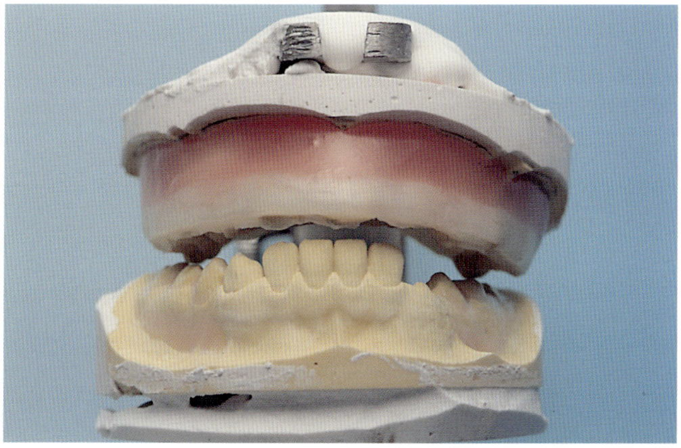

그림 13-31. Wax relief.

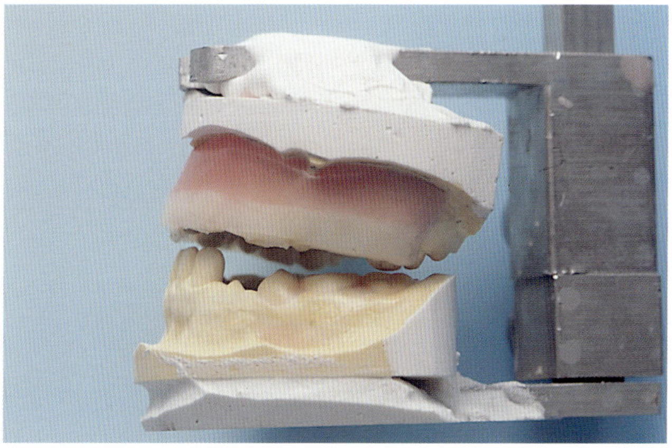

그림 13-32. Wax relief. 하악은 relief하지 않는다.

3. 상악에 palatal bow(1.0~1.2mm)와 protrusion bow(0.7mm)를, 하악 제1대구치에는 occlusal support(0.9mm)를 bending한다. FR Ⅲ는 상악에 고정되지 않으므로 palatal bow가 최후방 구치의 원심을 지나가게 하며 protrusion bow도 견치와 제1 소구치 사이의 접촉점으로부터 내려와 치조골로부터 좀 떨어지게 지나야 한다.

Wire 고정

Resin work(그림 13-34)

Trimming(그림 13-35)

A B C D

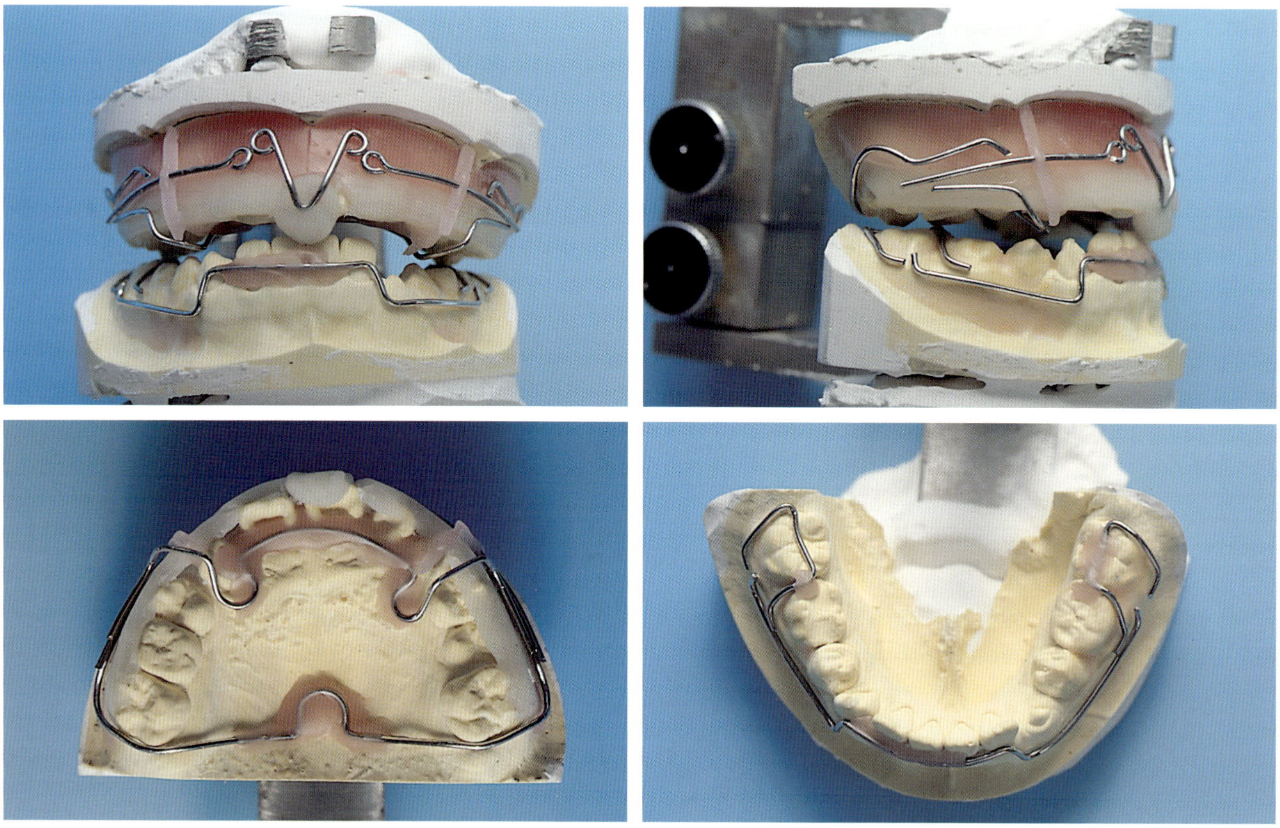

그림 13-33. A~D, Wire bending 후 고정하였다.

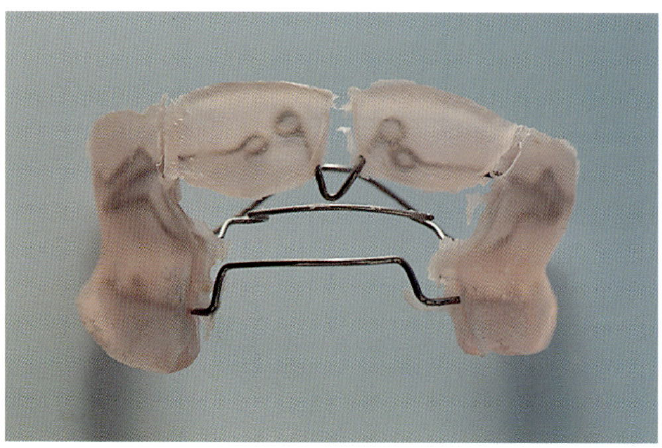

그림 13-34. Resin curing 후의 모습.

임상 적용

FR은 종일 사용하는 장치이나 치료 시작 시에는 연조직, 점막 및 근육이 장치에 적응되도록 주의 깊게 사용해야 한다. FR I, II는 처음 2주 동안 1~2시간 낮에 사용한 후 다음 3주 동안은 2~3시간 사용하고 점막의 상태가 양호하면 야간을 제외하고는 계속 사용한다. 장치에 완전히 익숙해진 후에는 야간에도 사용하며 통상 이때까지 2개월 정도가 걸린다. FR III의 경우에는 비교적 쉽게 익숙해지므로 보통 2주가 지나면 야간에도 사용이 가능하다.

A 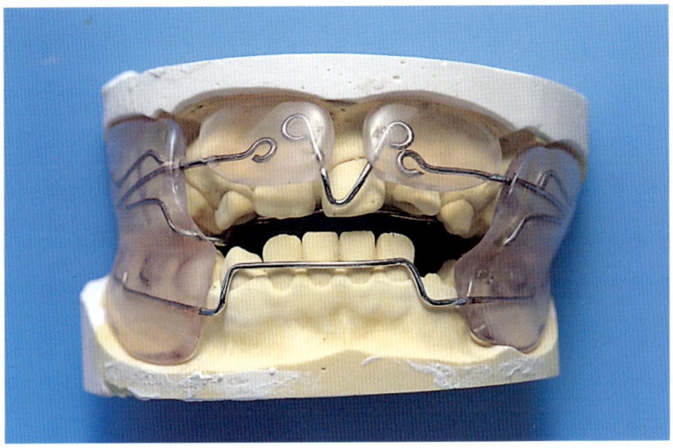 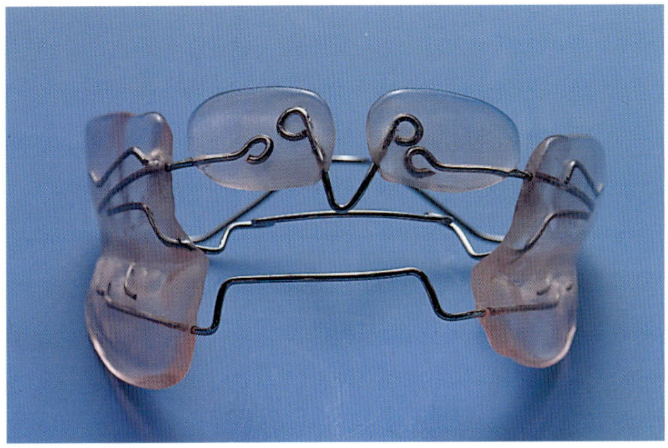 B

그림 13-35. A, B, 완성된 FR III.

▶ 증례 1(그림 13-36)

A 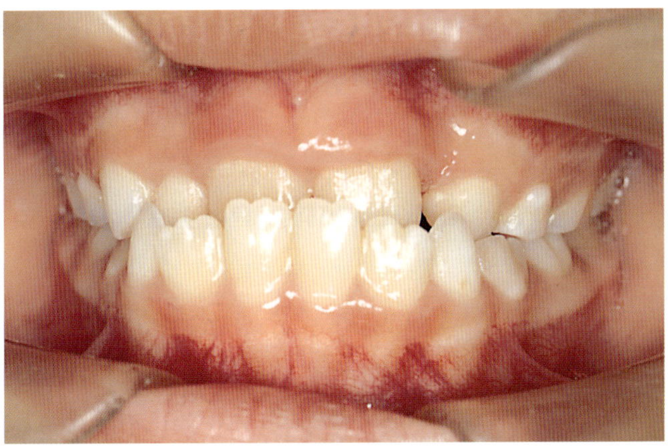 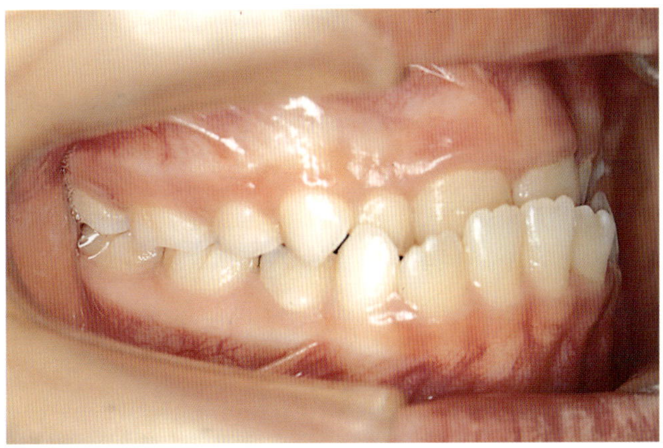 B

그림 13-36. A~C, 전치부 반대교합을 보이는 혼합치열기의 III급 부정교합 환자. *(계속)*

C D E F G H I

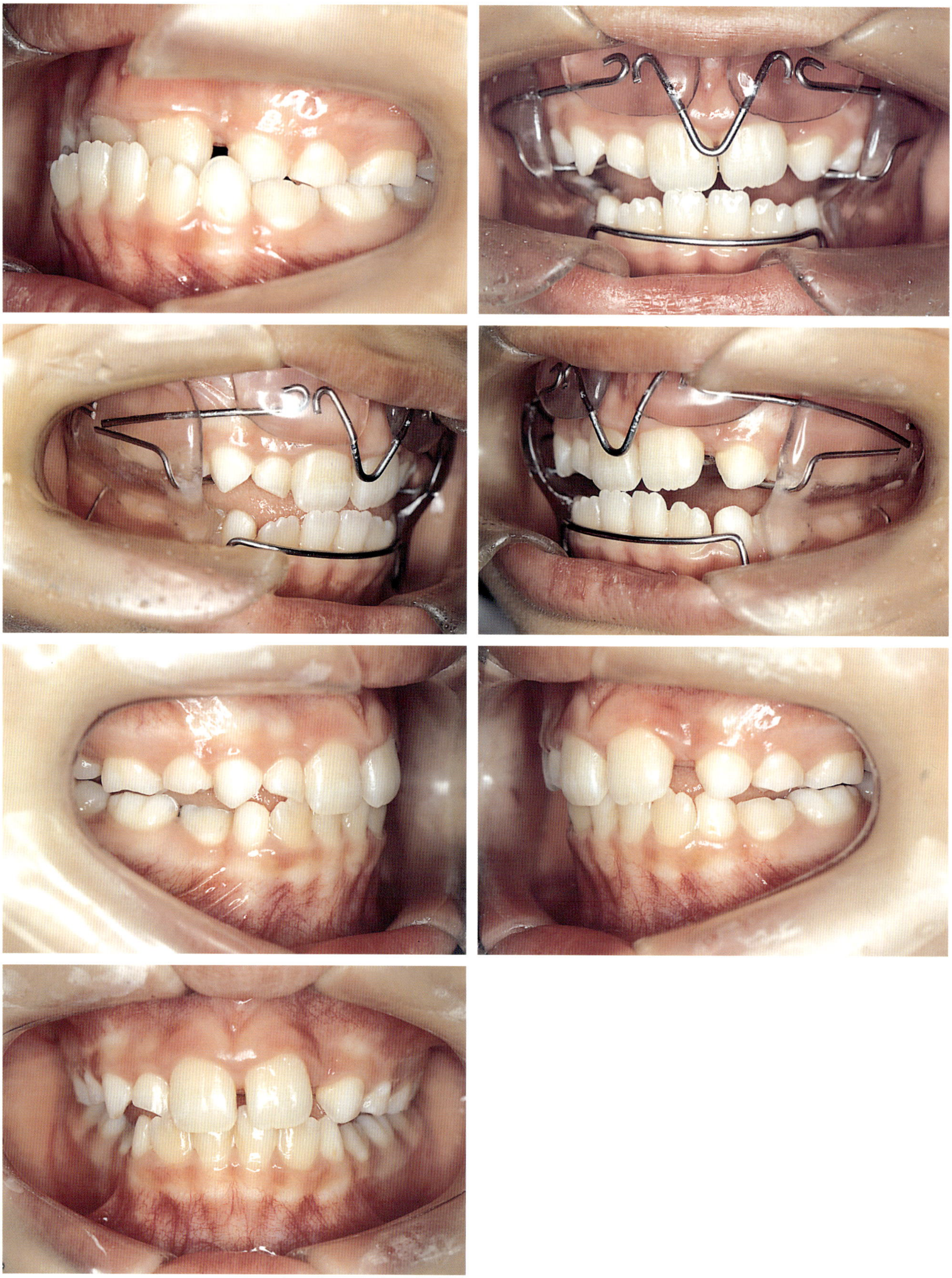

그림 13-36. *(계속)* **D,** FR Ⅲ를 사용하였다. **E, F,** FR Ⅲ를 사용하고 있다. **G~I,** 4개월 후 반대교합이 개선되었다.

▶ 증례 2 (그림 13-37)

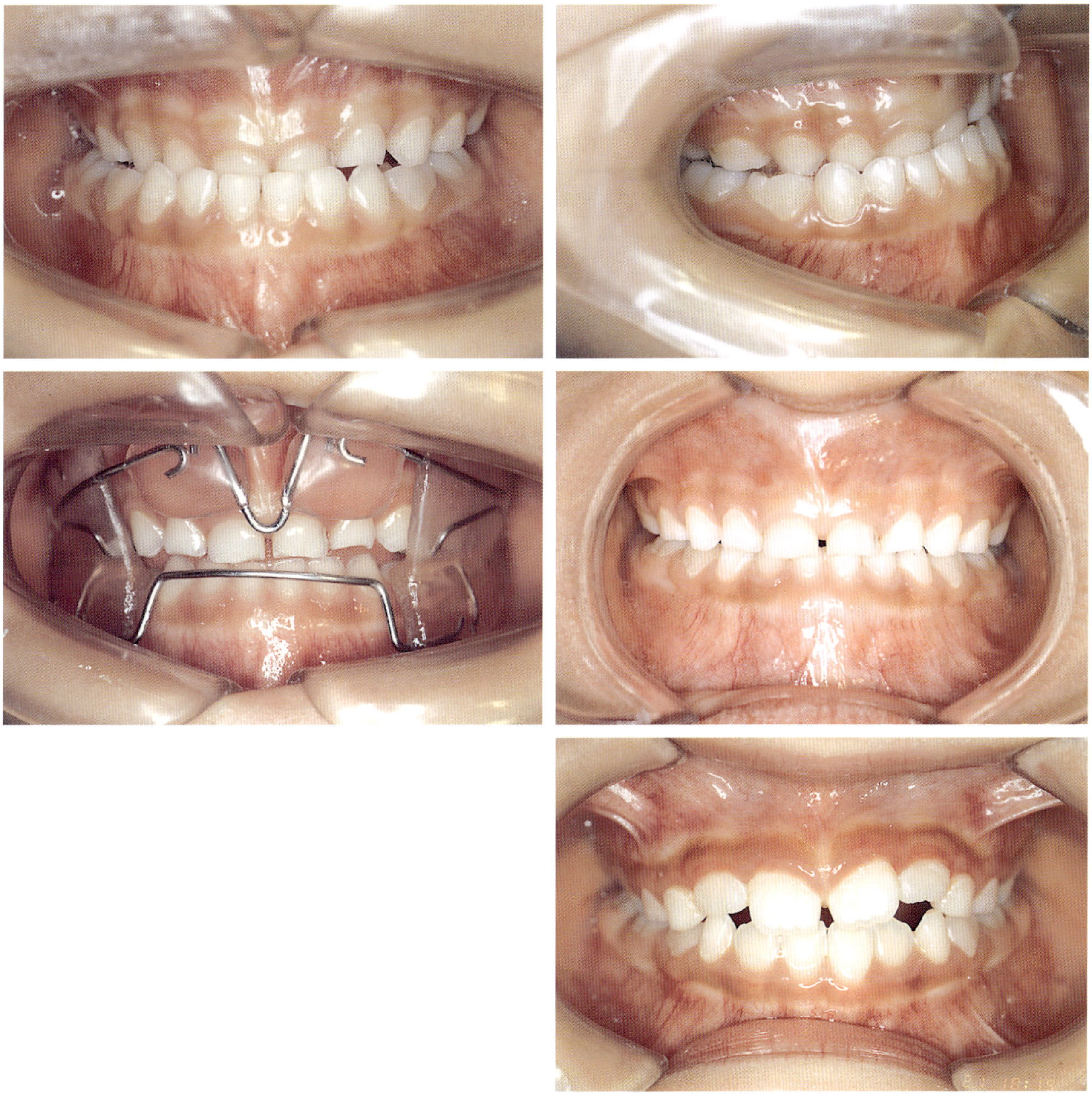

그림 13-37. A, B, 전치부 반대교합을 보이는 Ⅲ급 부정교합 환자. C, FR Ⅲ를 사용하였다. D, 5개월 후 반대교합이 개선되었다. E, 영구치 맹출 후의 모습.

제 14장

Hybrid Appliance

최신 가철식 교정치료학

Contemporary Removable Orthodontics

제14장 Hybrid Appliance

Hybrid Appliance의 치료 개념–Component Approach

모든 악기능장치(functional appliance)는 기본적으로 와이어 및 플라스틱 등으로 구성된 몇 가지 component의 집합체로 생각할 수 있다. 각각의 component는 고유의 치료 효과를 나타내며, 이에 대한 충분한 이해가 뒷받침된다면 환자 개개인의 문제 목록에 맞춰 필요한 component들을 조합하여 환자마다 개별화된 악기능장치를 제작할 수 있다. 이러한 치료 접근 방법을 'component approach'라고 한다.

Hybrid appliance는 혼성체라는 뜻의 'hybrid'가 그 이름에 포함된 것에서 알 수 있듯이 특정 환자 증례에서 요구하는 치료 효과를 얻기 위해 여러 component를 조합한 '혼성 장치'라는 뜻이다. 그리고 원칙적으로는 activator, bionator, Fränkel appliance 등 기존에 널리 사용되는 악기능장치에서 벗어나 component들의 조합으로 새롭게 탄생한 모든 장치를 일컫는 용어이다(그림 14-1). 그러나 이러한 hybrid appliance는 주로 안면비대칭을 가진 성장기 환자에서 하악골의 좌우 차등적인 성장을 유도하기 위해 사용되어 왔다. 따라서 이 장에서의 hybrid appliance는 협의로서 안면비대칭 환자

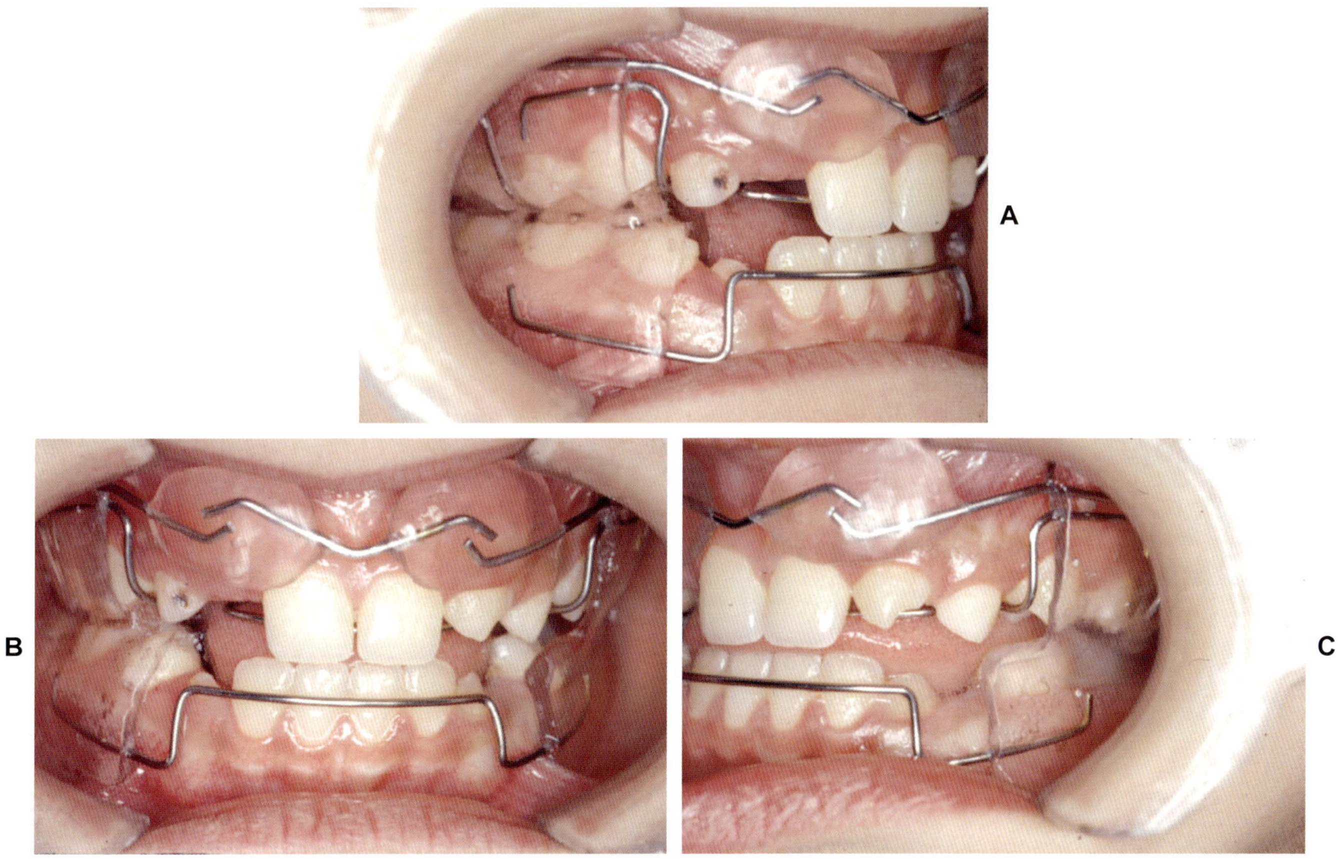

그림 14-1. A~C, Hybrid appliance는 증례의 치료 목표에 따라 필요한 component를 모아 제작한 혼성(hybrid) 장치이다.

에서 사용되는 악기능장치로 제한하여 서술하고자 한다.

증례의 선택

안면비대칭은 주로 하악골의 비대칭적인 성장 결핍 또는 비대칭적인 과성장에 의해 나타난다. 성장기 환자에서 하악골의 비대칭적인 성장 결핍의 가장 흔한 원인은 어린 시절 사고에 의한 편측 하악과두의 골절이며, 편측 하악골의 과성장이나 저성장, 그 외 hemifacial microsomia와 류마티스성 관절염 등에 의해서도 발생할 수 있다. 하악골의 비대칭적인 성장에 보상적으로 치열, 치조골 및 상악골의 비대칭적인 성장이 동반된다.

하악과두 골절의 경우 대부분의 환자에서는 과두가 정상 크기와 유사하게 리모델링되지만, 하악과두가 translation되지 못하는 기능 제한이 동반될 경우에는 하악골의 성장이 심각하게 제한될 수 있다. 따라서 이러한 환자들에서는 하악과두의 translation을 동반한 기능의 회복이 무엇보다 중요하며, 이는 종래의 악기능장치를 통해 하악골을 전방위에 유지시킴으로써 효과적으로 달성될 수 있다. 어린 환자에서 안면비대칭이 발견되었으나 특별한 기질적인 원인이 발견되지 않았다면 환자 또는 부모도 모르는 편측 과두 골절 병력이 있을 가능성이 높다. 이 경우 이환측(하악골의 편위측)에서 과두의 translation이 불가능하다면 외과적 수술의 적응증이 되며, translation이 가능하다면 hybrid appliance가 적응증이 된다. 장치를 착용함으로써 하악골의 중심선을 안면중심선에 일치시키면서 하악골을 전방위에 유지시키게 되며, 이때 이환측의 과두가 비이환측에 비해 더 전방 위치되어 차등적인 성장 촉진이 가능해진다.

Hemifacial microsomia는 이환측 하악골 및 연조직 등의 조직 결손 정도에 따라 1~3등급으로 나뉘는데, 일반적으로 등급 1과 심하지 않은 등급 2의 경우는 hybrid appliance에 의한 장치 치료에 좋은 반응을 보인다고 알려져 있다. 하악과두가 류마티스성 관절염에 이환된 경우 악기능장치 치료로 인한 과두의 부하 변화는 과두의 파괴 속도를 가속시킬 수 있어 금기증에 해당된다. 다른 성장조절 치료와 마찬가지로 hybrid appliance를 이용한 편측 하악골의 성장 촉진 역시 사춘기 최대 성장을 지나지 않은 상태에서 시작해야 효과적이다.

안면비대칭은 하악골의 비대칭적 과성장에 의해서도 발생할 수 있으며, 특히 골격성 Ⅲ급 부정교합 환자에서는 연구에 따라 40~80%까지 높은 유병률을 보인다. 이러한 환자들에서는 차등적인 하악골의 성장 억제가 필요하나 이러한 성장조절은 원칙적으로 불가능하다. 그러나 안면비대칭 환자에서는 하악골의 비대칭뿐만 아니라 상악골의 보상성 성장에 의해서 치조골의 차등적인 하방 변위, 즉 교합면의 canting이 동반되며 이는 성장 완료 시 절충 치료 또는 악교정 수술을 더욱 어렵게 만드는 원인이 된다(그림 14-2). 따라서 canting의 개선 및 치아치조성 보상을 목적으로 hybrid appliance를 시도할 수 있으나, 환자 및 보호자에게 치료의 한계를 명시하고 성장 완료 후 악교정 수술 가능성에 대한 설명을 하는 것이 필요하다.

악기능장치의 구성 성분 및 작용 원리

환자의 치료 목표에 맞는 hybrid appliance를 제작하기 위해서는 악기능장치에서 사용되는 구성 성분(component)들에 대한 이해가 필요하다.

하악골의 재위치를 위한 component

대부분의 악기능장치는 하악골을 전(후)방, 하방, 측방으로 변위시키며, 변위된 위치를 유지시키기 위해 연조직점막 또는 치아에서 지지를 얻는다. 일반적으로 연조직점막에서 지지를 얻는 것이 치아 이동에 의한 부작용이 적다.

1. Lingual flange/pad(그림 14-3): 연조직점막과 접촉하여 하악골을 재위치시킨다. 치아와 직접 접촉하

A 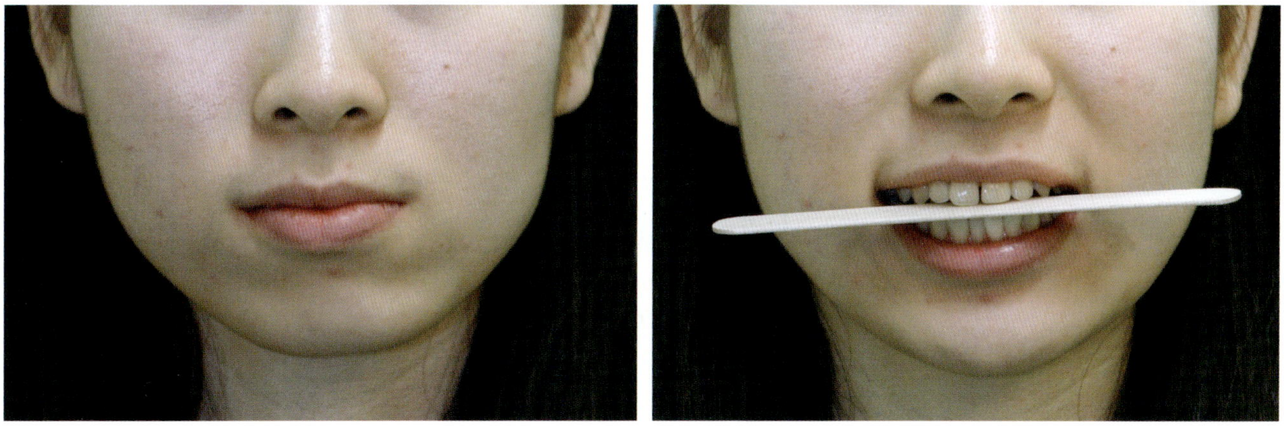 B

그림 14-2. A, 하악골의 좌측 편위 및 lip canting이 관찰된다. B, 비편위측(우측) 하악골의 수직 성장에 대한 보상성 치조골 성장에 의해 교합평면의 canting(우측의 하방 변위)가 관찰된다.

A 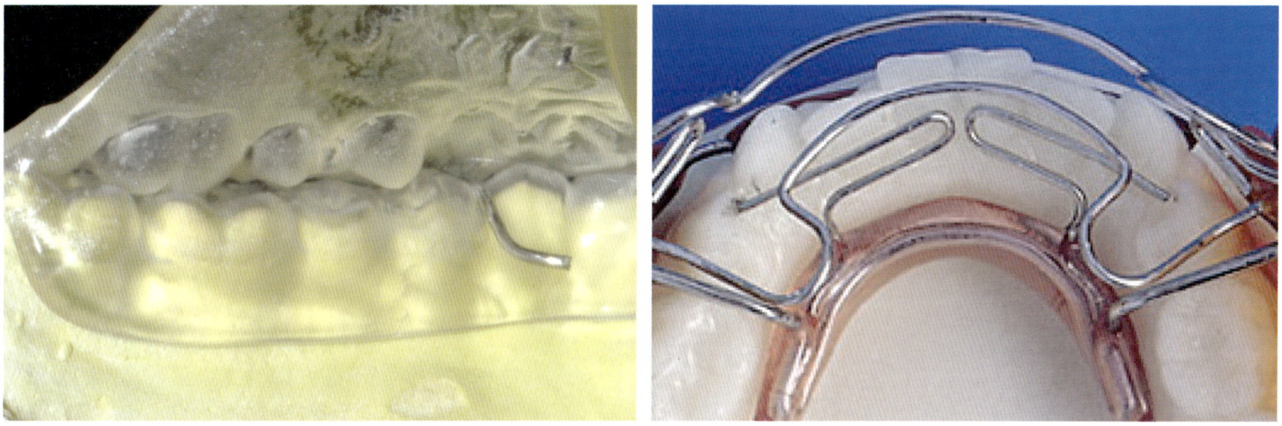 B

그림 14-3. A, Lingual flange. B, Lingual pad.

지 않아 치성 보상이 덜 발생하여 악기능장치 본연의 목적인 성장조절에 적합하다.

2. Ramp(그림 14-4): Twin Block 장치에서 사용되는 형태로서 상하악의 플라스틱 경사면에 의해 하악의 전방위가 유도된다. 역시 치아에서 지지를 얻기 때문에 다양한 정도의 치아변위가 일어날 수 있다.

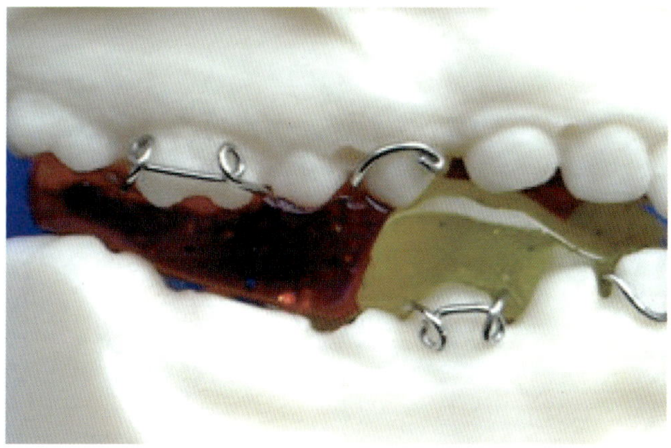

그림 14-4. Ramp.

치아의 수직적 조절을 위한 component

치아는 평생 동안 맹출하며, 성인에서도 대합치아 상실 등에 의해 적절한 교합접촉이 없어지면 서서히 맹출하여 gingival impingement를 야기하기도 한다. 이러한 맹출은 간헐적인 약한 힘에 의해서도 차단될 수 있으며, 가철성 장치의 간헐적인 장착만으로도 충분히 조절될 수 있다.

1. Bite plane(그림 14-5): Bite plane과 접촉하는 치아의 맹출을 억제하고, 이개된 치아의 맹출을 촉진한다. 전치의 경우 incisor capping을 사용하여 보다 직접적으로 맹출을 억제할 수 있다. Canting의 개선을 위해서는 편측 구치부의 bite plane을 사용한다.
   ② Wire stop(그림 14-6): 필요한 치아의 교합면에 wire를 올려 선택적으로 치아 맹출을 억제한다.
   ③ Lingual shield(그림 14-7): 혀의 교합면 접촉을 막아 교합이 이개된 부위의 치아 맹출을 촉진한다. Hybrid appliance를 이용해 canting을 개선시키고자 할 때 맹출을 촉진하는 쪽에 buccal, lingual shield를 함께 사용하여 치아의 맹출을 촉진한다.

치아의 수평적(전후방적) 조절을 위한 component

치아는 통상적으로 정지된 상태에 있으므로 역학적 관점에서 볼 때 치열은 주위에서 작용하는 힘들이 평형을 이루는 위치에 있다고 할 수 있다. 교합면상에서의 치아의 위치에 영향을 줄 수 있는 외력은 혀, 뺨, 입술 등으로부터의 압력이며, 이들 외력으로부터 치열의 수평적(전후방적) 위치가 유지되는 기전을 'buccinators mechanism'이라고 한다(그림 14-8). 따라서 평형상태에 있는 치열에서 한 방향으로부터의 외력을 제거하면 치아는 그쪽 방향으로 서서히 이동하게 되며, 악기능장치에서는 주로 이렇게 평형상태를 바꿔 줌으로써 치열의 수평적(전후방적) 위치를 조절한다.

1. Buccal/Lingual shield(그림 14-7 참조): 협측 또는 설측의 shield는 각각 뺨, 혀로부터의 압력을 차단하여 치열의 이동을 도모한다. 따라서 양측성 buccal shield는 전체 치열궁의 확장을 도모하게 된다. Hybrid appliance에서는 치성 보상의 제거 또는 촉진을 위해 편측 또는 편악으로 사용할 수 있다.
2. Lip pad(그림 14-9): 입술로부터의 압력을 차단하여 치열의 전방 이동을 도모한다. Ⅱ급 부정교합에서는 하악에, Ⅲ급 부정교합에서는 상악 장치에 포함시키는 경향이 있으나, 결과적으로 악골에 대한 효과는 미미하며 치성 보상을 촉진시키므로 증례에 따라 적절히 사용해야 한다.

장치의 안정화를 위한 component

성장조절과는 관련 없는 component이지만 장치의 안정적인 유지를 위해 중요하다.

1. Clasp(그림 14-10): 장치의 유지력을 높이기 위한 요소로 Adams clasp, ball clasp, delta clasp 등 다양한 형태로 사용된다.
2. Labial bow(그림 14-11): 악기능장치에서 labial

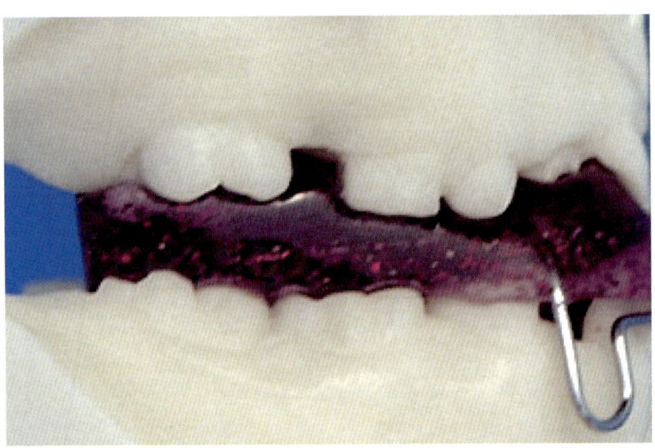

그림 14-5. Bite plane.

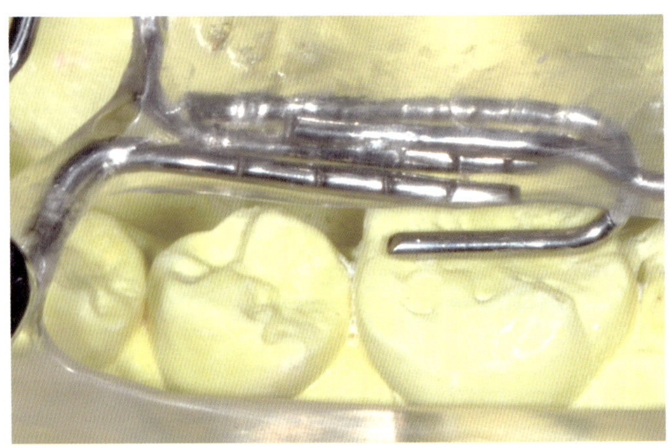

그림 14-6. Wire stop.

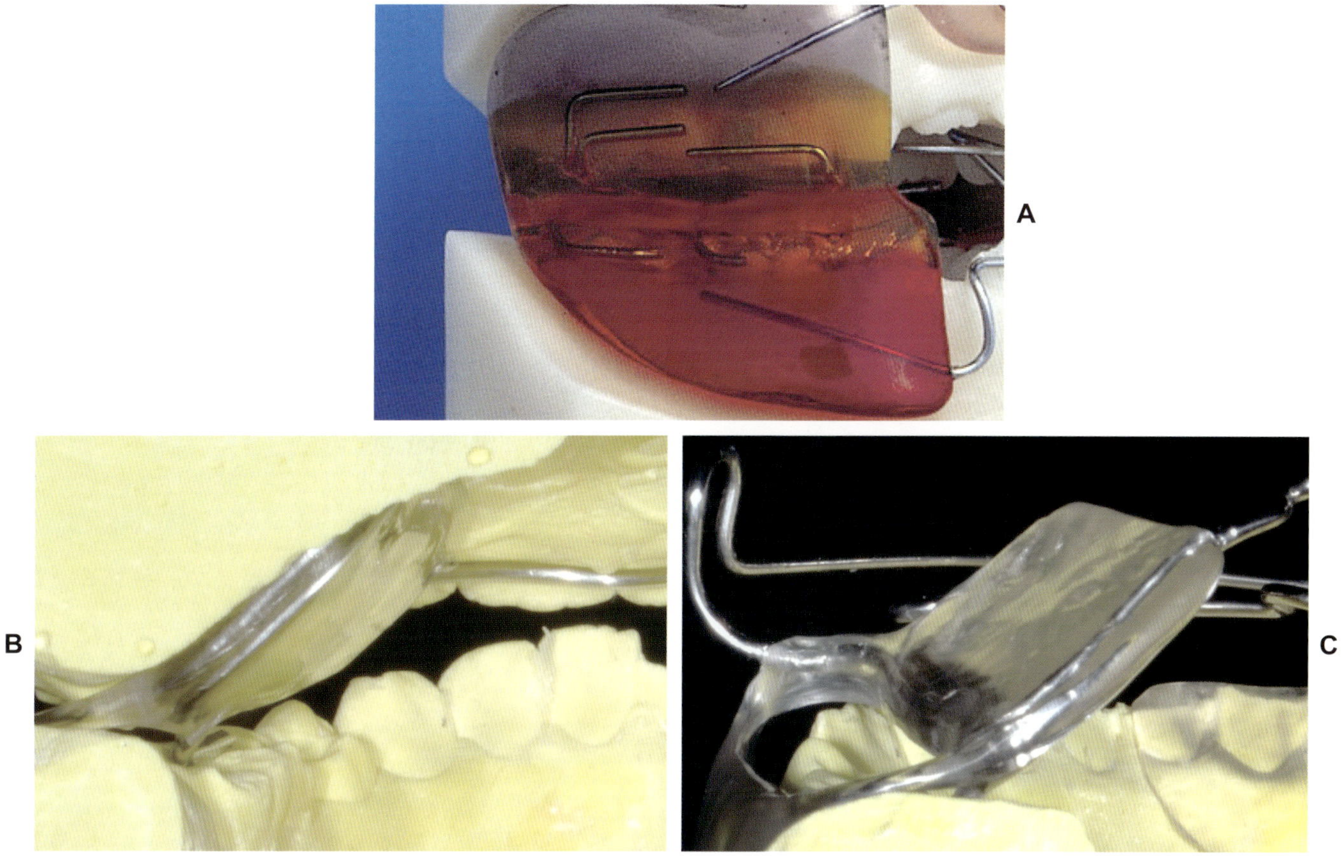

그림 14-7. A, Buccal shield. B, C, Lingual shield.

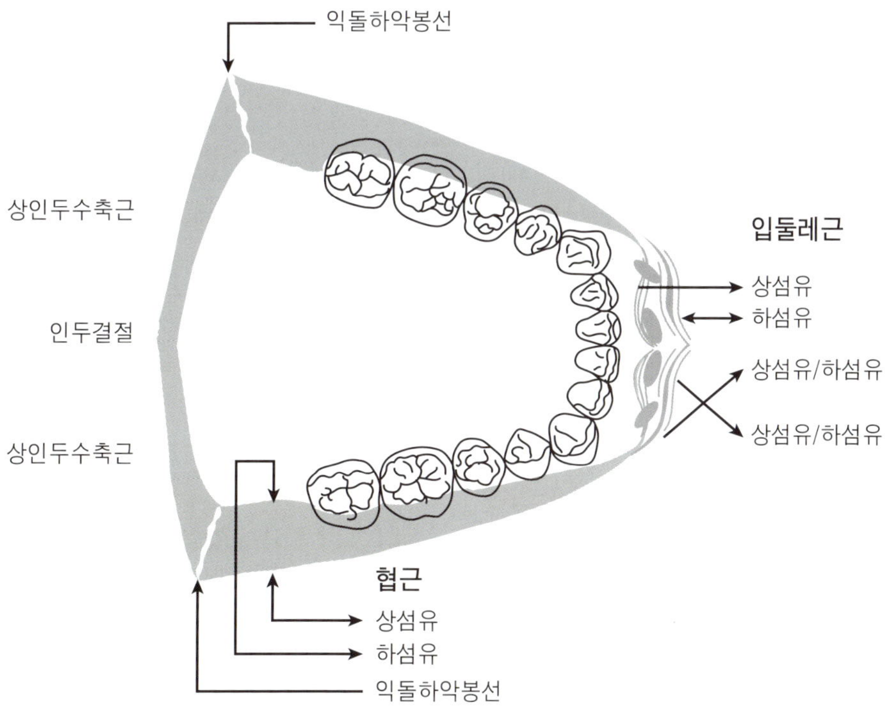

그림 14-8. Buccinator mechanism.

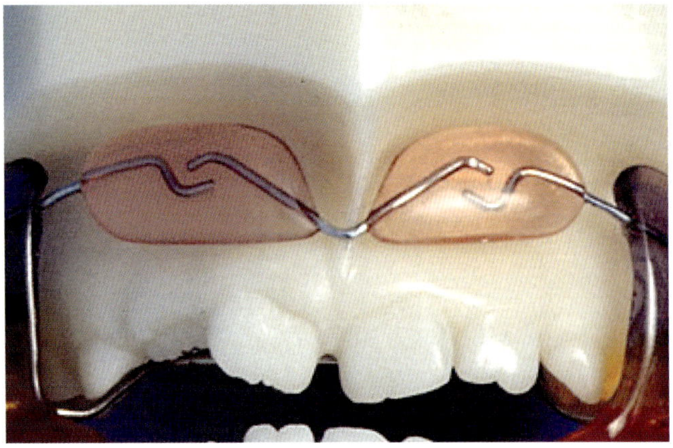

그림 14-9. Lip pad.

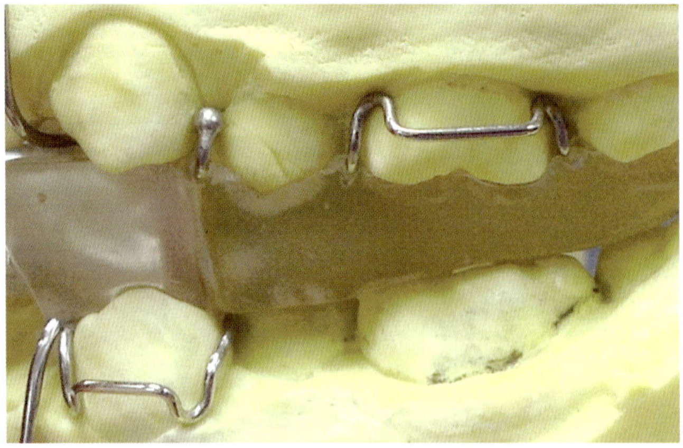

그림 14-10. Adams clasp와 ball clasp.

bow의 목적은 직접적인 장치의 유지력 증가보다는 장치를 적절한 위치로 유도하는 데 있다. 따라서 의도적으로 치성 보상(전치의 순설측 경사)을 유도할 목적이 아니라면 가능한 한 전치부와의 직접적인 접촉은 피해야 한다.

임상 적용

구성교합의 채득

올바른 구성교합(construction bite)의 채득은 모든 악기능장치 치료의 성공에 필수적이다. 특히 hybrid appliance의 경우 하악골 좌우측의 차등적인 성장이 구성교합에 의해 결정되기 때문에 더욱 중요하다.

전형적인 안면비대칭 환자의 경우 교합면이 하악골 비편위측에서 canting down되며, 이러한 수직적 치성 보상뿐 아니라 전치부와 구치부의 횡적 보상이 함께 나타나는 경우가 많다(그림 14-12). 따라서 상하악 치열의 중심선 불일치는 실제적인 악골 간 중심선 불일치에 비해 작게 나타나는 경우가 많으며, 구성교합 채득 시 하악골의 중심선을 안면 중심선과 일치시키기 위해서는 치열 중심선의 overcorrection이 필요하다.

하악골의 전후 위치 및 수직이개량은 일반적인 악기능장치와 유사하다. Ⅱ급 부정교합을 동반한 경우 edge-to-edge bite까지 위치시키되, 전진량은

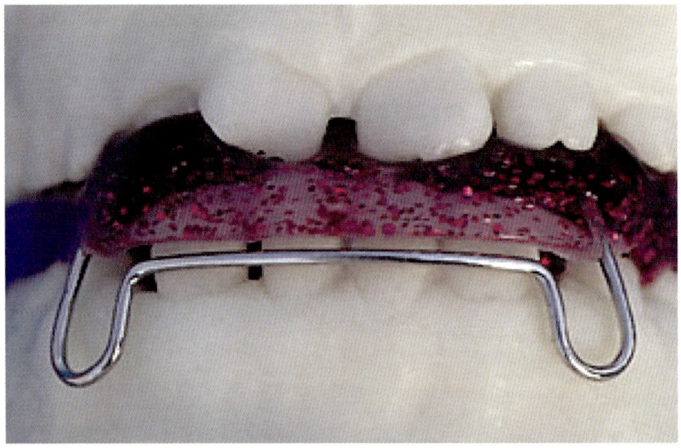

그림 14-11. Labial bow.

4~6mm를 넘지 않게, 수직이개량은 구치부 기준으로 3~4mm 정도에 맞춘다. 그 이상의 하악골 전진이 필요한 경우에는 환자의 불편감 및 적응 등을 고려해 장치를 교체해서 사용하는 것이 좋다. Ⅲ급 부정교합을 동반한 경우에는 하악골은 중심선만 맞춘 상태에서 구치부를 3~4mm 정도 이개시키도록 한다.

장치의 설계

전술한 대로 악기능장치의 각 component의 임상 효과를 이해하면 각 환자에 맞는 장치의 설계가 가능하다. Hybrid appliance의 장치 설계 과정을 실제 환자의 예를 들어 설명하겠다.

그림 14-13은 하악이 좌측으로 편위된 안면비대칭

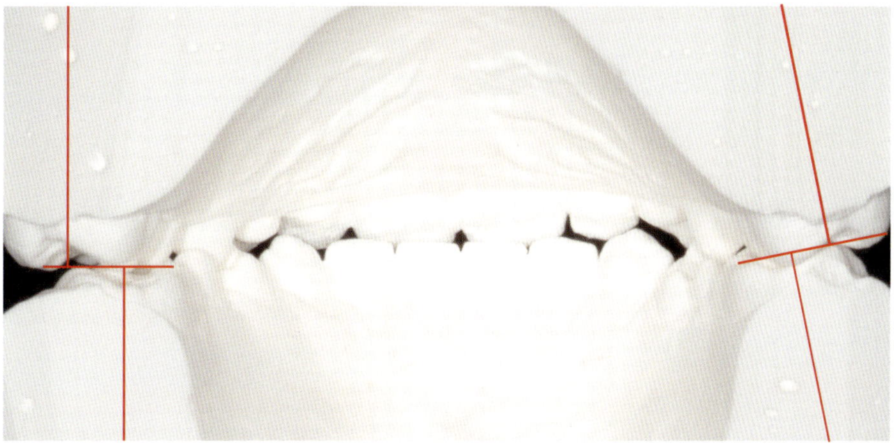

그림 14-12. 우측으로 편위된 하악에 대한 횡적 치성 보상으로, 좌우측 구치부의 차등적인 협설측 치축 보상이 관찰된다.

환자의 구내 사진으로, 교합면 우측이 하방으로 변위되어 있다. 구성교합 채득 시 하악골을 안면중심선에 일치시켰을 때 전치부의 치열중심선은 과수정되며, 구치부의 치성 보상으로 인해 편위측은 과도한 협측 수평피개가, 비편위측은 얕은 협측 수평피개가 관찰된다(그림 14-14).

Canting의 개선을 위해서는 상악 우측 구치부의 맹출 억제 및 좌측 구치부의 맹출 촉진이 필요하다. 따라서 우측 구치부에는 bite plane을 설계하였고, 상악 좌측 구치부의 맹출 촉진을 위해 lingual shield를, 하악 좌측 구치부의 맹출 억제를 위해 wire stop을 설계하였다. 또한 구치부의 치성 보상을 탈보상하기 위해서 상악 우측 구치부와 하악 좌측 구치부에는 buccal shield를, 상악 좌측 구치부와 하악 우측 구치부에는 lingual shield를 포함시켰다. 그리고 상하악 전치부에는 labial bow를 설계하여 장치의 유지와 안정화를 도모하였다(그림 14-15). 장치 장착 시 실제로 치열정중선이 overcorrection되었음을 관찰할 수 있다(그림 14-16).

장치 장착 후 모니터링

다른 악기능장치와 마찬가지로 하루에 최소 12시간 이상의 장치 착용이 필요하다. 특히 악골 성장 및 치아 맹출이 저녁부터 밤 사이에 활발히 일어난다고 알려져 있으므로, 적어도 저녁식사 직후부터 다음날 아침식사 전까지는 착용하는 것이 원칙이다.

Hybrid appliance의 경우 buccal shield 등 연조직점막을 자극할 수 있는 component들이 존재하므로 장치 장착 후 불편감이 있을 수 있다. 장치 착용 당일에 불편감이 없다 하더라도 시간이 지나면서 통증을 호소할 수 있으므로, 장치 장착 후 1~2주 이내에 재내원이 필요한 경우가 종종 있다. 재내원이 필요한 경우 다소 불편하더라도 내원 전에 몇 시간이라도 장치를 착용하여 환자가 불편한 부위를 명확히 지목할 수 있도록 한다.

장치 착용이 장기간 지속되는 환자의 경우 bite plane이 설계된 부위(주로 비편위측)에 lateral open bite가 생기는 경우가 종종 있다. 이 경우 해당 부위의 bite plane을 점차적으로 갈아 주거나 canting이 충분히 개선된 경우에는 bite plane을 장치에서 제거할 수 있다. 그럼에도 불구하고 잔존한 lateral open bite는 추후 고정식 교정장치 착용 후 빠르게 해소된다(그림 14-17). 또한 편측으로 lingual shield 없이 buccal shield만 장기간 장착하는 경우, 해당 부위만 치열궁 확장이 발생하면서 치열궁이 찌그러질 수 있어 주의가 요구된다(그림 14-18).

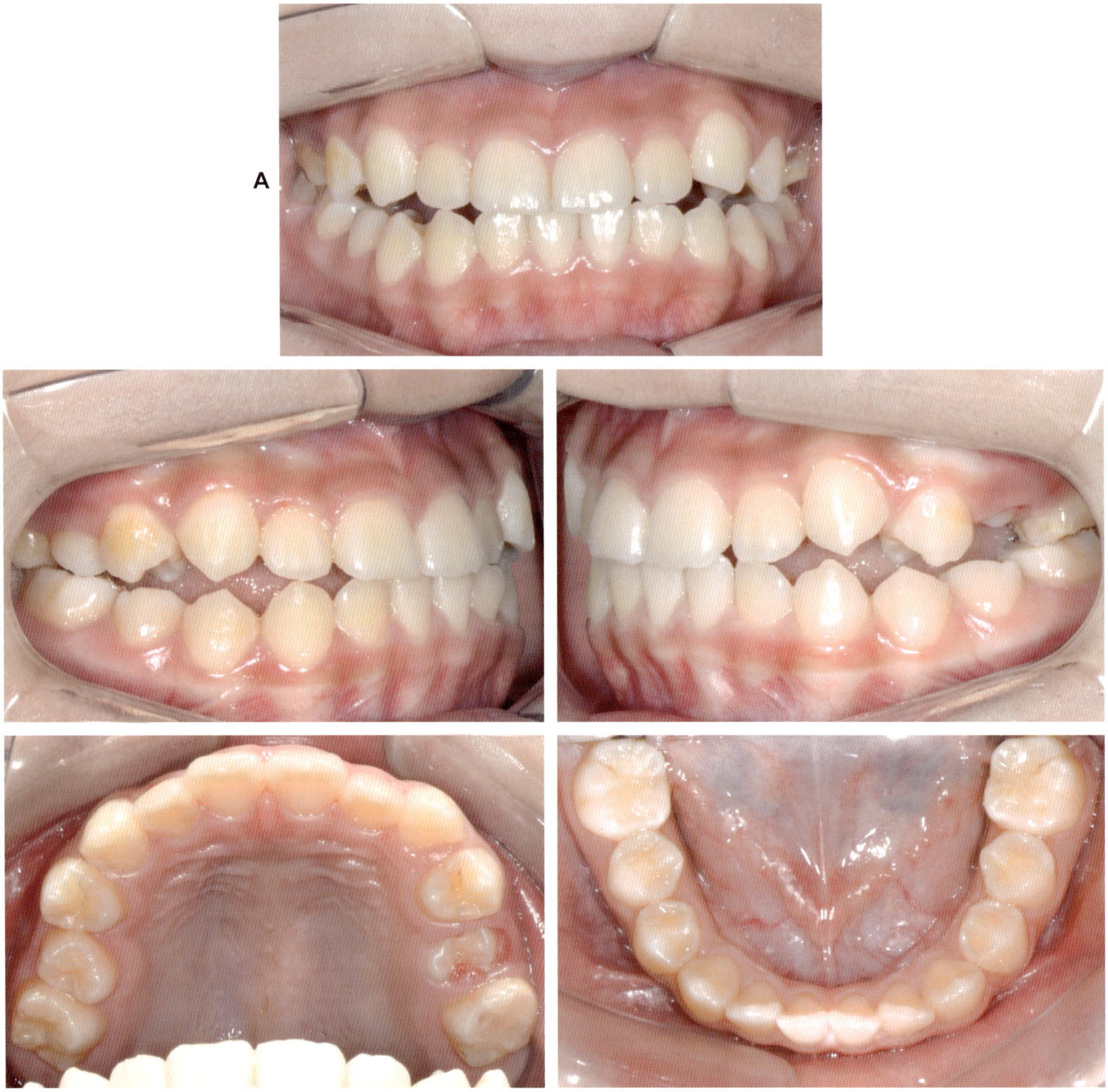

그림 14-13. A~E, 하악골이 좌측으로 편위된 안면비대칭 환자의 구내 사진.

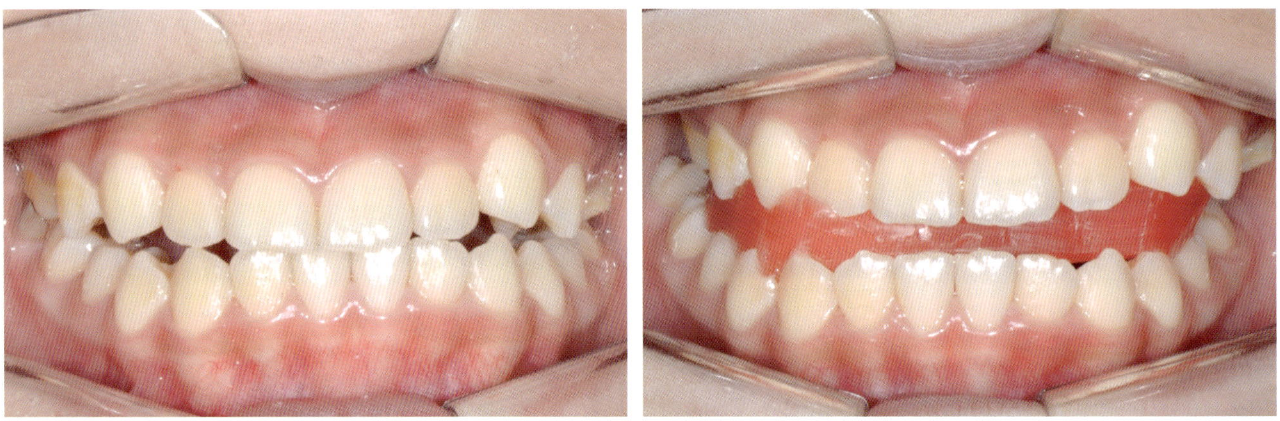

그림 14-14. A, B, 구성교합 채득 시 치열중심선을 overcorrection 하였다. 좌측 구치부의 협측 수평피개가 과도한 반면, 우측 구치부의 수평피개는 부족하다.

A B C D E F

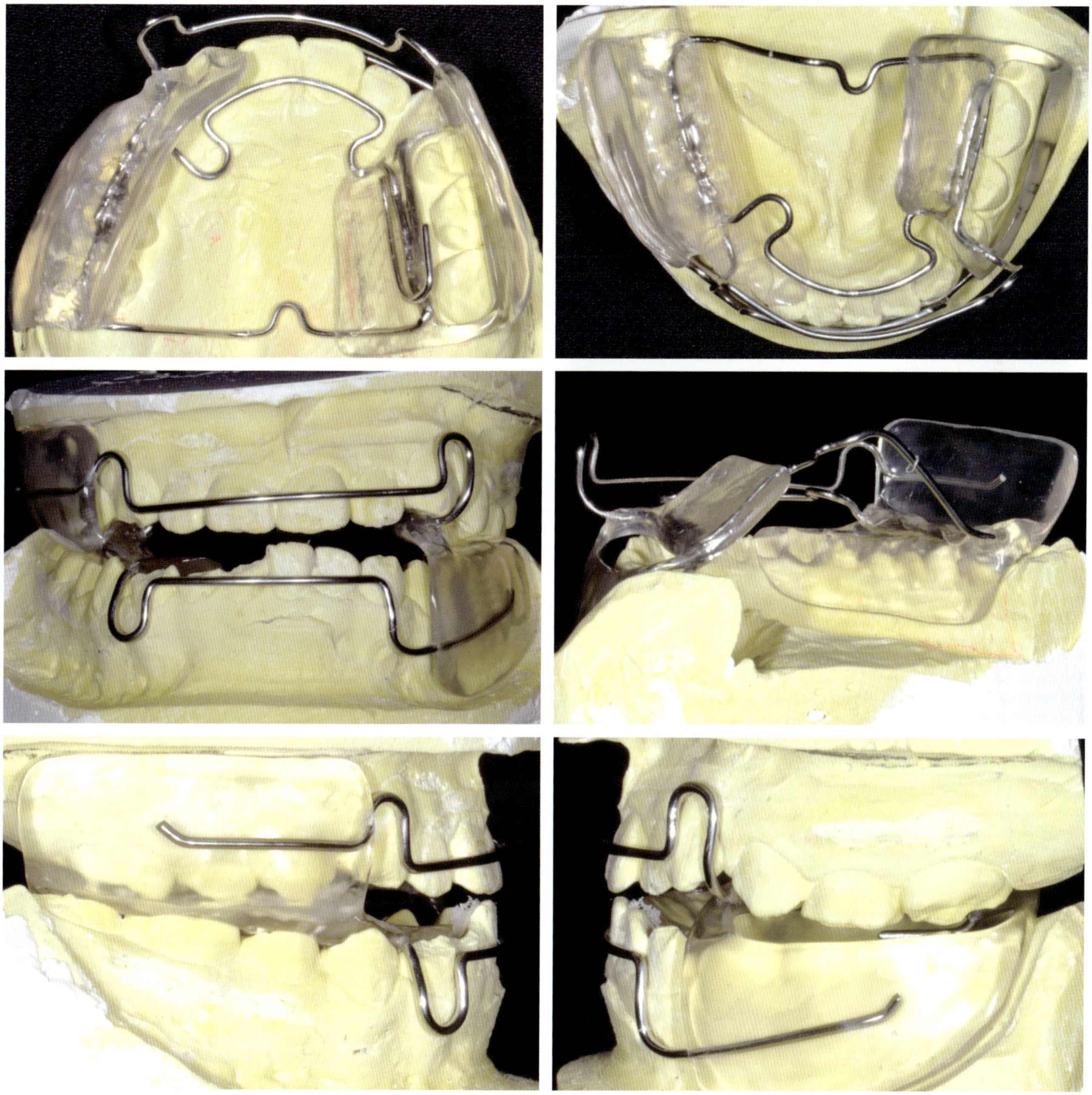

그림 14-15. 완성된 hybrid appliance.

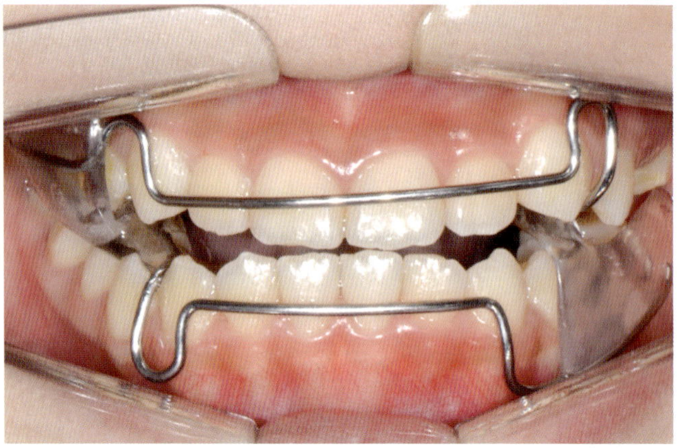

그림 14-16. 좌측으로 편위되었던 하악 치열의 정중선이 overcorrection되었다.

A

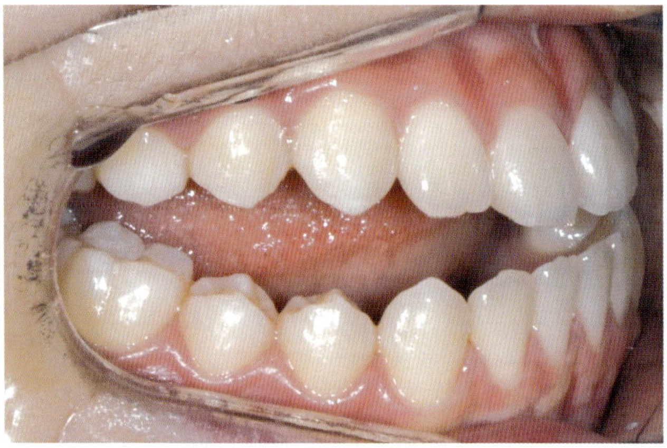

B

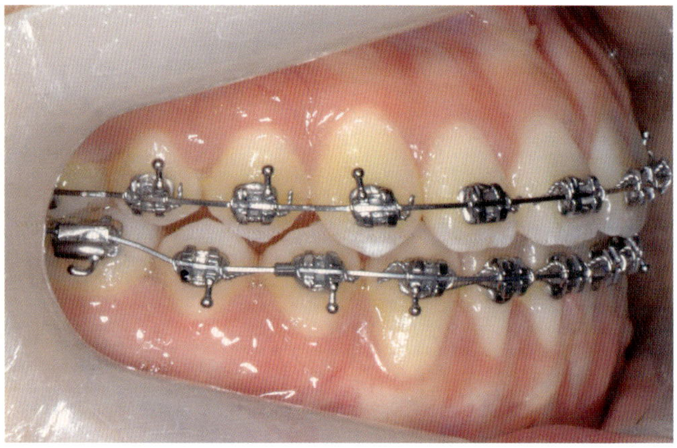

그림 14-17. A, Hybrid 장치 착용 후 고정식 장치 접착 직전 상당한 lateral open bite이 관찰된다. B, 고정식 장치 접착 후 lateral open bite가 해소되었다.

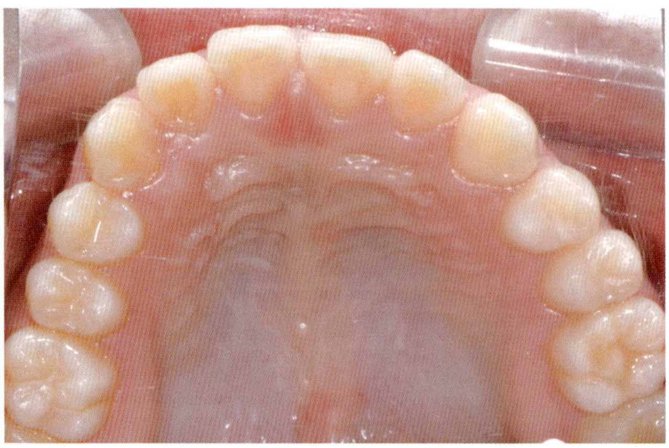

그림 14-18. Lingual shield 없이 좌측의 buccal shield를 오래 착용한 결과 편측으로 악궁 확장이 일어났다.

▶ 증례

9세 남아가 안면비대칭을 주소로 내원하였다. 초진 구외 사진에서 좌측으로 편위된 이부를 관찰할 수 있었고 교합면의 canting은 심하지 않았다(그림 14-19). 구내 사진에서 하악 치열의 정중선이 좌측으로 편위되어 있었으며 좌측 구치부의 반대교합 양상을 보였다(그림 14-20). 정모 두부 방사선사진에서 역시 교합평면의 canting은 크지 않았으나, 5mm의 menton deviation과 함께 비편위측 하악 우각부의 하방 변위가 관찰되었다(그림 14-21). 좁은 상악 치열궁의 확장을 위한 급속 구개 확장 후 hybrid appliance를 장착하였다(그림 14-22). 하악골의 정중선을 안면중심선에 일치시키기 위해 구성교합에서 정중선을 과수정(over correction)하였고, 우측의 보상성 치조골성장을 억제하기 위해 bite block을 넣었으며, 상악 좌측의 확장을 위해 buccal shield를 설계하고 하악 좌측 구치부는 shield와 접촉하게 하였다.

Hybrid appliance와 함께 성장 관찰 후 하악골의 편위가 개선되어, 전악 고정식 장치를 접착하여 16세에 치료를 종료하였다. 구외 사진에서 이부의 편위가 개선되었으며 교합평면의 canting 없이 상하악의 치열 중심선이 안면 중심선과 일치하고 있다(그림 14-23, 14-24). 정모 두부 방사선사진에서 교합평면의 canting 없이 하악골의 편위가 현저히 개선되었으며, 하악골 이부의 비대칭적인 형태가 남아 있으나 우각부의 수직적 차이 역시 개선되었다(그림 14-25).

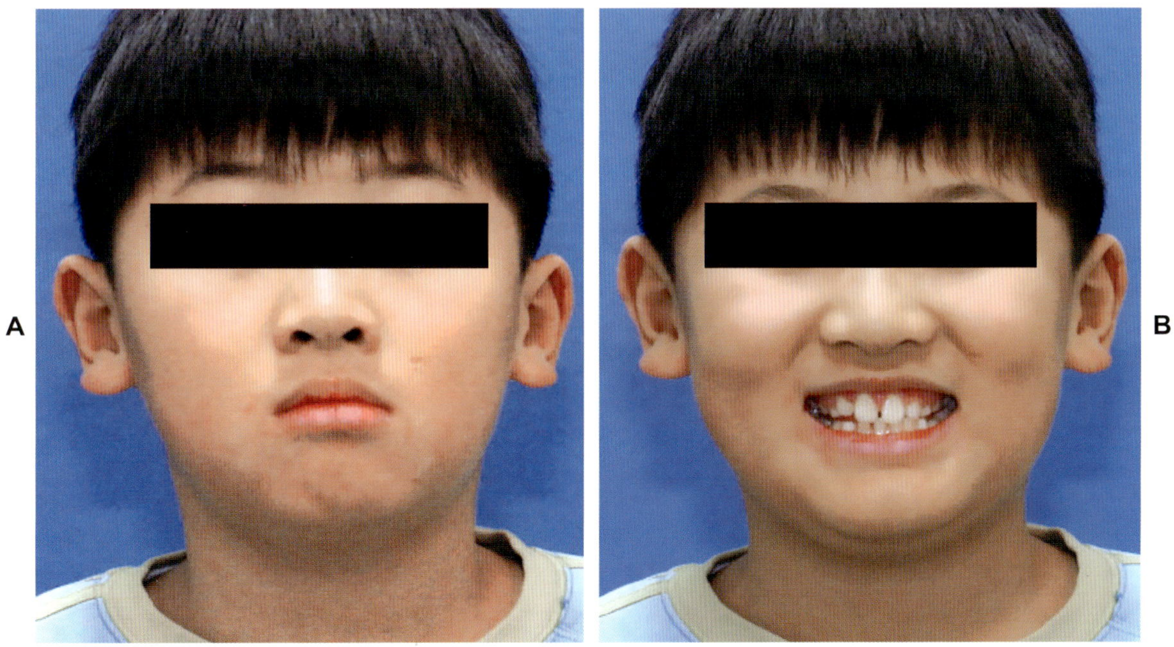

그림 14-19. A, B, 초진 시의 구외 사진.

A

B

C

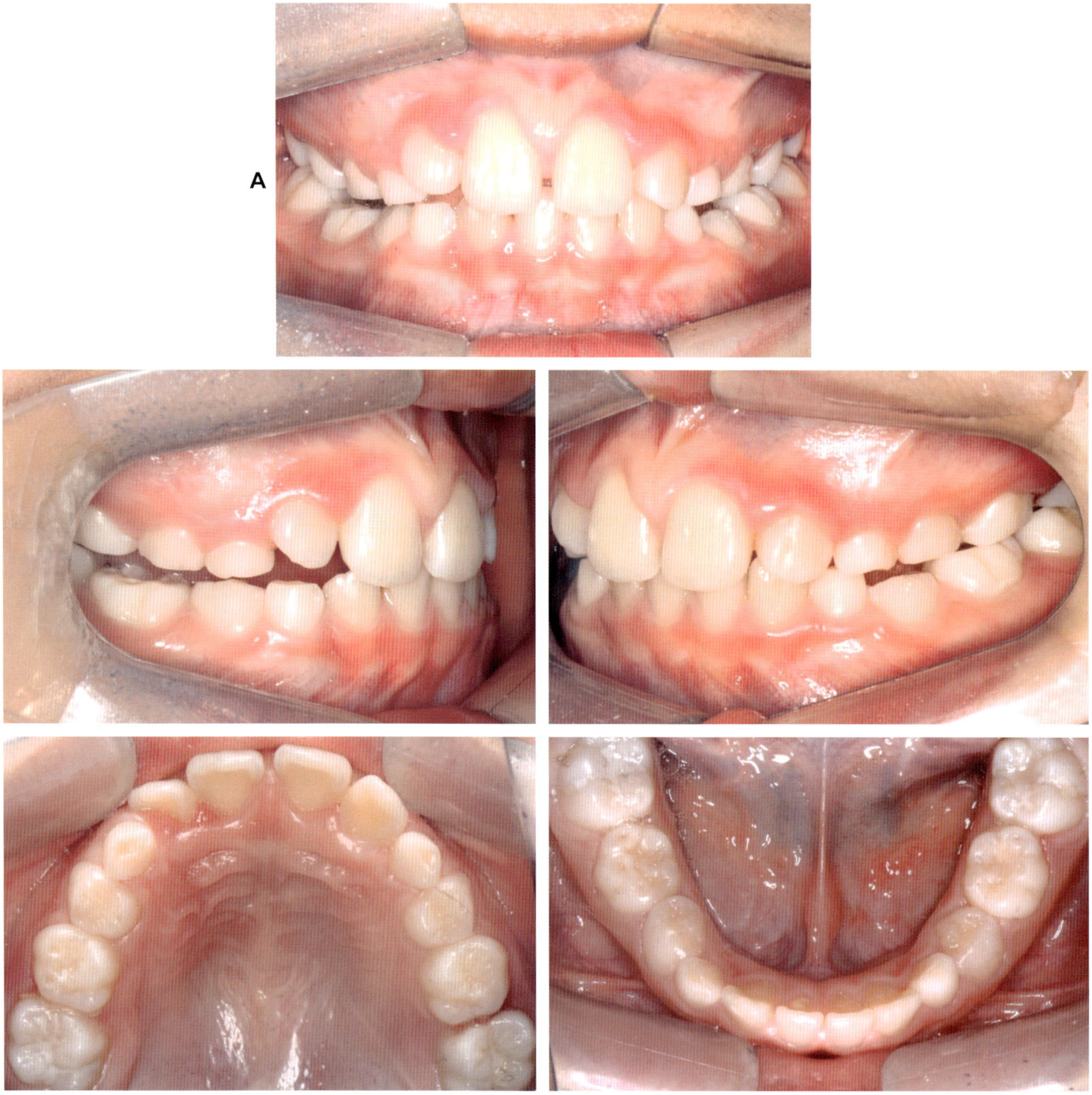

D

E

그림 14-20. A~E, 초진 시의 구내 사진.

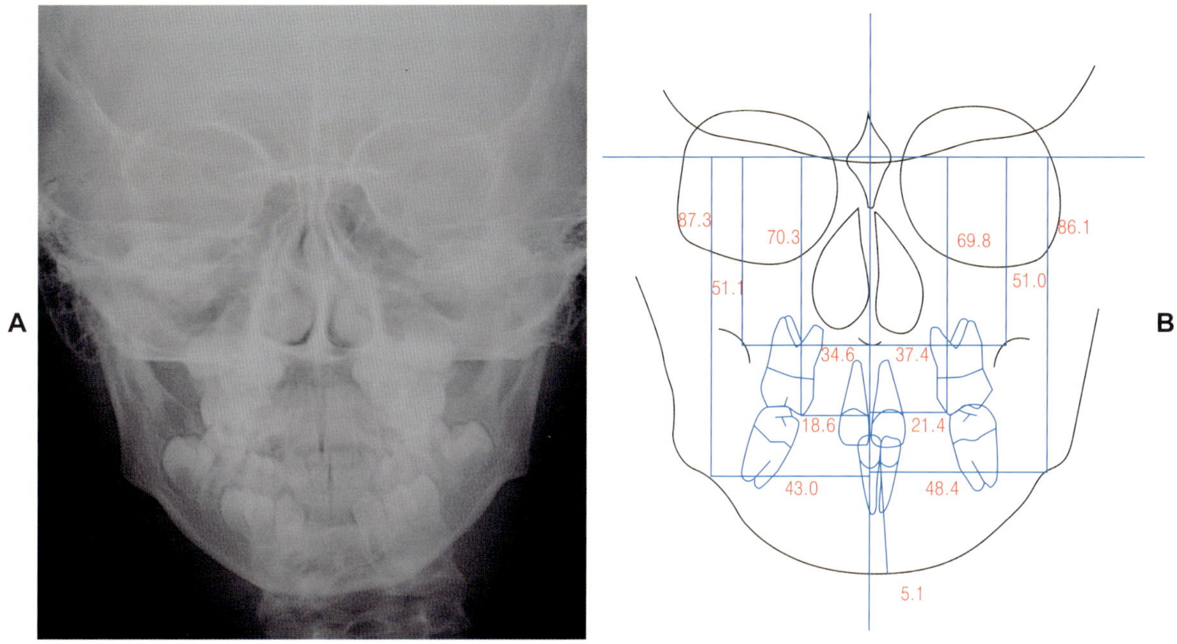

그림 14-21. A, B, 초진 시의 정모 두부 방사선사진 및 트레이싱.

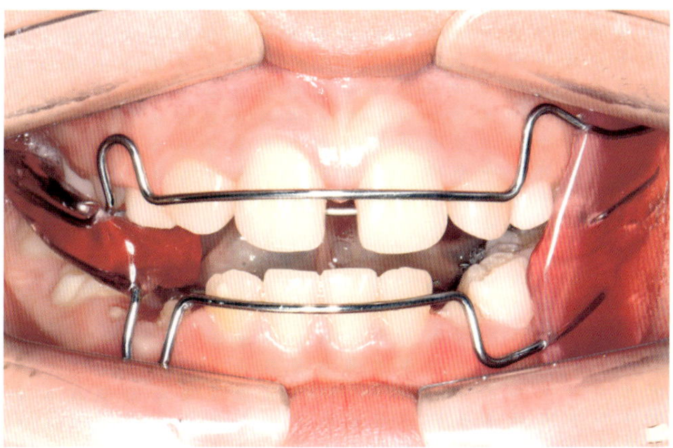

그림 14-22. Hybrid appliance를 장착한 모습. 하악 치열의 정중선은 과수정되었다.

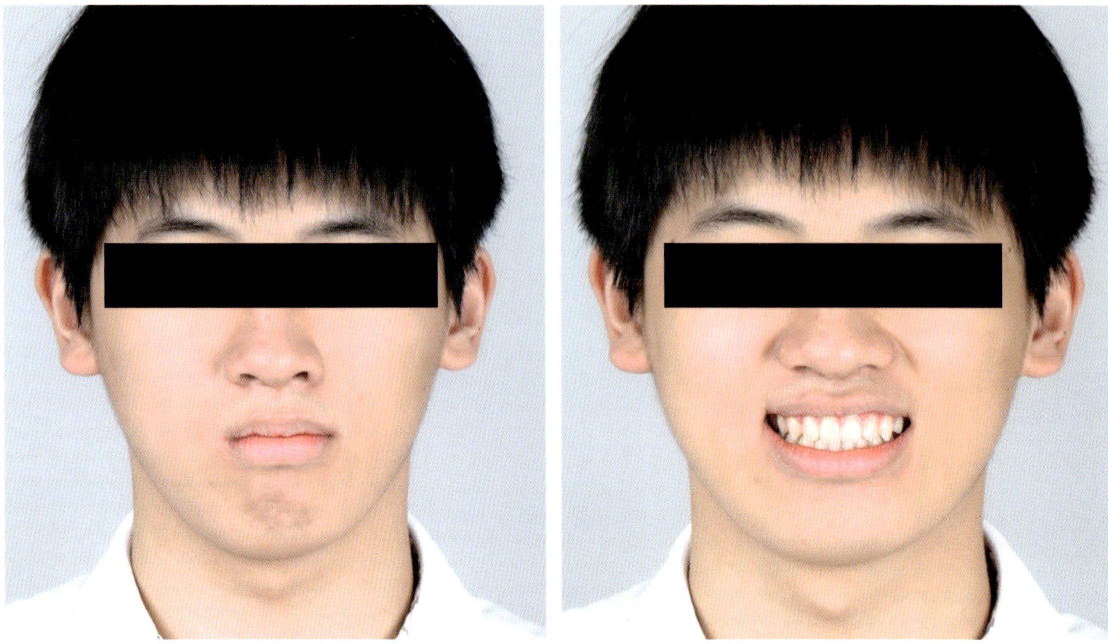

그림 14-23. A, B, 치료 종료 후의 구외 사진.

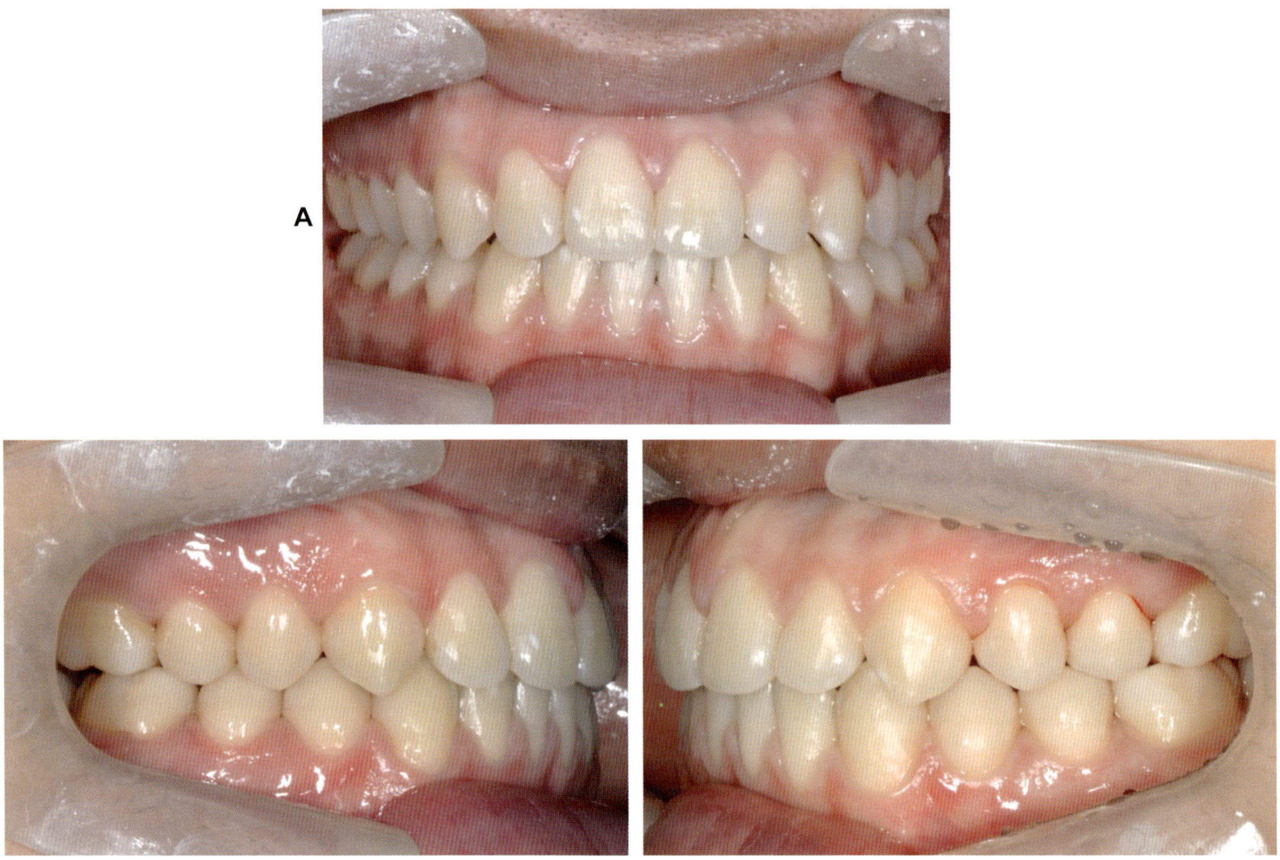

그림 14-24. A~C, 2차 치열교정 치료 후의 구내 사진. *(계속)*

D 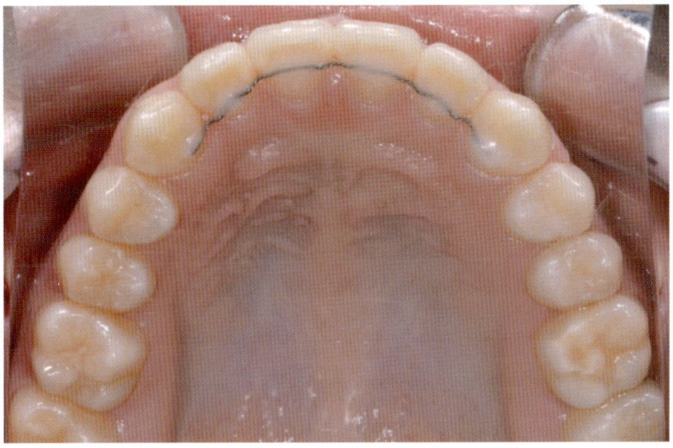 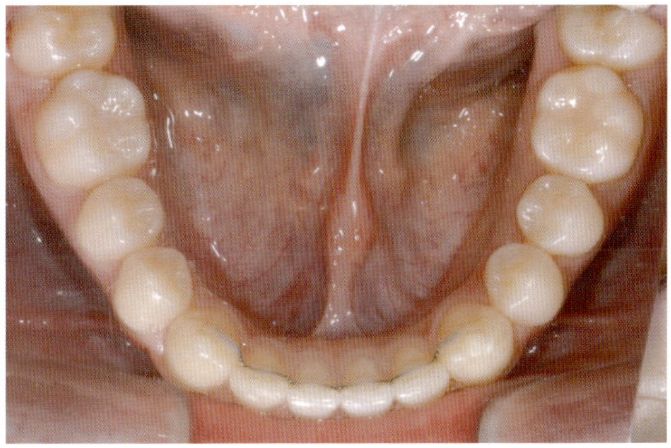 E

그림 14-24. *(계속)* D, E, 치료 후의 구내 사진.

A 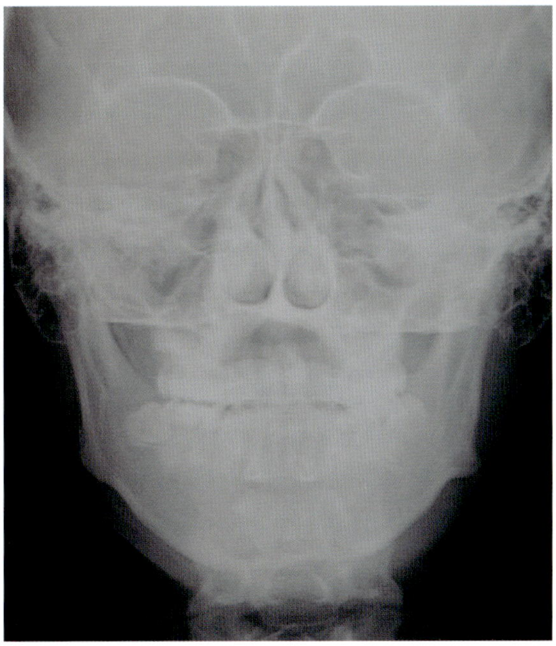 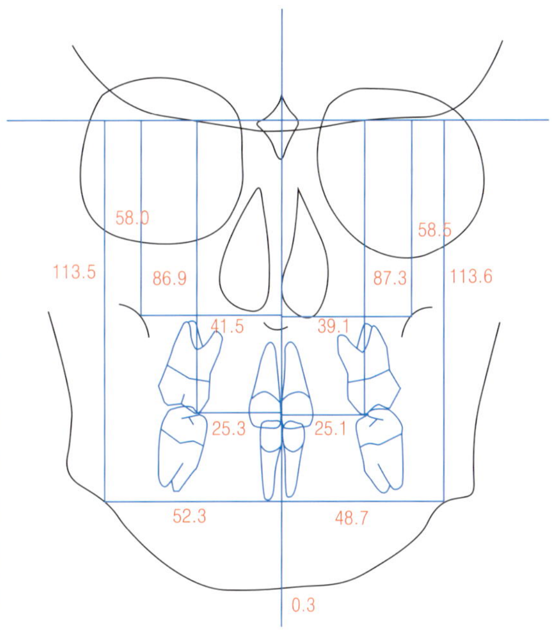

B

그림 14-25. A, B, 치료 후 정모 두부 방사선사진 및 트레이싱.

참고문헌

- 유영규 등: 치과 교정 임상 시리즈 1,2,3,4. 대림출판사, 1988.
- 유영규 등: Removable Orthodontic Appliances. 대림출판사, 1983.
- 이동주: 가철식 치과교정장치. 이화출판사, 1989.
- 이종갑 등: 소아치과 기초 및 임상실습. 나래출판사, 1996.
- 전국 치과대학교정학교수협의회: 치과교정학 제3판. 지성출판사, 2014.
- 차봉근 역: II급, III급 부정교합 어떻게 치료할 것인가? 액티베이터를 이용한 치료의 임상 술식. 지성출판사, 1997.
- Adams CP: The design, construction & use of removable orthodontic appliances. Wright, 1984.
- Ahlin JH et al: Maxillofacial orthopedics. Quintessence, 1984.
- Baik HS et al: Treatment effects on Fräkel functional regulator Ⅲ in children with class Ⅲ malocclusions Am. J orthod Dentofaci orthop 125:294-301, 2004.
- Bastien GB: Applied functional orthopedic and orthodontic therapy. Ortho organizers, 1983.
- Clark, WJ: Twin Block Functional Therapy, 2nd. Mosby, 2002.
- Graber TM, Rakosi T, Petrovic AG: Dentofacial orthopedics with functional appliances. Mosby, 1997.
- Graber TM: Orthodontics: principles and practice. Saunders, 1972.
- Graber TM, Vanarsdall RL: Orthodontics: Current principles and techniques. Mosby, 1994.
- Graber TM, Neumann B: Removable orthodontic appliances. Saunders, 1984.
- Harry S, Orton OBE: Functional appliances in orthodontic treatment. Quintessence, 1990.
- Hüsl E, Baldauf A: Mechanical and Biological Basics in Orthodontic Therapy. Hüthig, 1991.
- McNamara JA, Brudon WL: Orthodontic and orthopedic treatment in the mixed dentition. Needham Press, 2001.
- Melsen B: Current controversies in orthodontics. Quintessence, 1991.
- Muir JD, Reed RT: Tooth movement with removable appliances. Mosby, 1979.
- Proffit WR: Contemporary orthodontics. Mosby, 2012.
- Rakosi T: Functional orthodontic appliances course manual. Univ. of Chicago, 1981.
- Witzig JW, Spahl TJ: The clinical management of basic maxillofacial orthopedic appliances. Year Book Medical Publishers, 1986.

찾아보기

찾아보기

저자 약력

백 형 선 교수 (대표 저자)

- 연세대학교 치과대학 졸업 및 교정과 수련
- 연세대학교 치의학 박사
- 미국 UNC, USC 치과대학 교정과 방문교수
- 연세대학교 치과대학 교정과 과장 겸 주임교수, 치과병원 병원장
- 대한치과교정학회 회장
- Editorial Board Member of WJO
- 대한구순구개열학회 회장, 전국치과대학 교정학 교수협의회 회장
- (현) 연세대학교 치과대학 교정과 교수
  대한치과교정학회 평의원 의장
  대한치과교정학회지(KJO) Editor in Chief
  미국 교정학회지(AJO/DO) Editorial Review Board

유 형 석 교수

- 연세대학교 치과대학 졸업 및 교정과 수련
- 연세대학교 치의학 박사
- 미국 Ohio State Univ. 치과대학 교정과 방문교수
- 대한치과교정학회 학술이사
- (현) 연세대학교 치과대학 교정과 과장 겸 주임교수
  대한치과교정학회 총무이사

황 충 주 교수

- 연세대학교 치과대학 졸업 및 교정과 수련
- 연세대학교 치의학 박사
- 미국 UCSF, UOP 치과대학 교정과 방문교수
- 연세대학교 치과대학 교정과 과장 겸 주임교수
- 대한치과교정학회 회장
- (현) 연세대학교 치과대학 교정과 교수
  대한치과교정학회 명예회장
  연세대학교 치과대학 두개안면기형연구소 소장
  미국 교정학회지(AJO/DO) Editorial Review Board

김 태 경 외래교수

- 연세대학교 치과대학 졸업 및 교정과 수련
- 연세대학교 치의학 박사
- 연세대학교 치과대학 교정과 임상연구조교수
- (현) 연세대학교 치과대학 교정과 외래교수
  연세G 교정치과 원장

김 경 호 교수

- 연세대학교 치과대학 졸업 및 교정과 수련
- 연세대학교 치의학 박사
- 미국 UPEN 치과대학 교정과 방문교수
- 연세대학교 치과대학 교정학교실 주임교수
- 대한치과교정학회 총무이사
- (현) 연세대학교 치과대학 교정과 교수
  강남세브란스 치과전문병원 교정과 과장

김 성 진 강사

- 연세대학교 치과대학 졸업 및 인턴 과정 수료
- 연세대학교 치과대학 부속병원 레지던트 과정 수료
- 연세대학교 치과대학 치의학 석사
- 연세대학교 치과대학 교정과학교실 임상연구강사
- 연세대학교 치과대학 교정과학교실 임상연구조교수
- (현)연세대학교 치과대학 약리학교실 연구원

3rd edition

최신 가철식 교정치료학

Contemporary Removable Orthodontics

발행일 2015년 7월 5일
저 자 백 형 선 외
발행인 최 용 원
편 집 김 애 선
표 지 김 애 선
발행처 **대한나래출판사**
등 록 제2012-000051호(1994. 12. 14)

주 소 서울특별시 성동구 성수2로 147 (성수동2가 289-319번지)
아이에스비즈타워 903호
전 화 (02) 922-7080
팩 스 (02) 922-0841
이메일 nrpub@naver.com

Copyright © 2015 DaehanNarae Publishing, Inc.

ISBN 978-89-5741-369-2 정가 80,000원

본서는 저자와의 계약에 의해 **대한나래출판사**에서 발행합니다. 본서의 내용 중 본사의 서면동의 없이 일부 또는 전부를 무단으로 복제하는 것은 법으로 금지되어 있습니다.

* 파본은 교환해 드립니다.

www.dhpub.com